Peter S. Harper

Humangenetische Beratung

Aus dem Englischen übersetzt und herausgegeben von H.-A. Freye und K. Zernahle

Springer-Verlag Wien New York

Titel der Originalausgabe: Practical Genetic Counselling, Second Edition.
Bristol: Wright. © John Wright & Sons Ltd. 1984.

Verfasser: Peter S. Harper, MA, DM, FRCP
Professor of Medical Genetics, Welsh National School of Medicine;
Consultant in Medical Genetics and Consultant Physician,
University Hospital of Wales, Cardiff, UK

Übersetzung: Dr. sc. nat. Klaus Zernahle
Institut für Biologie des Bereichs Medizin
der Martin-Luther-Universität Halle-Wittenberg, Halle/S.

Wissenschaftliche Redaktion: Prof. Dr. sc. nat. Hans-Albrecht Freye
Direktor des Instituts für Biologie des Bereichs Medizin
der Martin-Luther-Universität Halle-Wittenberg, Halle/S.

Vertriebsrechte für alle Staaten
mit Ausnahme der sozialistischen Länder:
Springer-Verlag Wien – New York
Vertriebsrechte für die sozialistischen Länder:
VEB Gustav Fischer Verlag Jena

Mit 51 Abbildungen und 102 Tabellen

CIP-Titelaufnahme der Deutschen Bibliothek
Harper, Peter S.:
Humangenetische Beratung / Peter S. Harper. Aus d. Engl.
übers. u. hrsg. von Hans-Albrecht Freye u. Klaus Zernahle. –
Wien ; New York : Springer ; Jena : Fischer, 1988
Einheitssacht.: Practical genetic counselling (dt.)

Softcover reprint of the hardcover 1st edition 1988

Satz und Reproduktion: Druckerei Neues Deutschland, Berlin
Druck und Bindearbeit Druckhaus Aufwärts, Leipzig

ISBN-13:978-3-7091-8974-0 e-ISBN-13:978-3-7091-8973-3
DOI: 10.1007/978-3-7091-8973-3

Vorwort zur zweiten Auflage der englischsprachigen Ausgabe

Die großen Fortschritte während der letzten drei Jahre in Verbindung mit der ermutigenden Aufnahme, die der ersten Auflage dieses Buches sowohl durch Kollegen als auch von den Rezensenten entgegengebracht wurde, haben mich zu dieser zweiten Auflage bewogen. Das detaillierte Material der zweiten Hälfte des Buches ist umfassend überarbeitet und modernisiert worden, wie auch die vorherigen Kapitel über pränatale Diagnose und Chromosomenaberrationen. Ich habe jedoch der Versuchung widerstanden, die allgemeineren Teile stärker zu verändern; sie scheinen von ihrer urspünglichen Aussagekraft nichts verloren zu haben. Auf diese Weise, so hoffe ich, wird das Buch sowohl anregender Lesestoff sein als auch als nützliches Nachschlagewerk dienen.

Einige Leser könnten die Notwendigkeit für das neue eigenständige Kapitel der rekombinanten DNA-Technik in diesem Stadium in Frage stellen. Ich zweifle aber nicht daran, daß dieses Gebiet schnell zu einem Teil der genetischen Beratung und der Praxis der klinischen Genetik werden wird, wie es die zytogenetischen Methoden heute schon sind.

Viele Freunde und Kollegen gingen auf die Bitte um Korrekturen und Anregungen in der ersten Auflage ein, und ich hoffe, daß sich diese wertvolle „Rückkopplung" fortsetzen wird. Besonders halfen bei der Durchsicht der Kapitel Dr. V. Cowie, Dr. S. Roberts, Dr. M. Vowles, Dr. R. Winter und Dr. J. Young. Großer Dank gebührt all meinen Kollegen aus Cardiff für ihre Ratschläge und Unterstützung, wie auch Frau Gill Gulliford für das Organisieren und Schreiben der Überarbeitung und dem Verlag John Wright & Sons für die Geduld und das Interesse am Werk.

P. S. Harper

Vorwort zur deutschsprachigen Ausgabe

Die moderne Humangenetik ist als genetische Beratung zu einem wesentlichen Bestandteil der heutigen Patientenbetreuung und Familienführung geworden. Sie nimmt daher einen wichtigen Platz in der Aus- und Weiterbildung der Humanmediziner ein. Der unverkennbar große Fortschritt, der in der Entwicklung der Humangenetik stets zu registrieren und gerade in den letzten drei Jahren besonders explosiv war, macht ein ständiges Hinzulernen und in mancher Hinsicht auch eine Revision bisheriger Auffassungen notwendig.

Waren es zunächst z. B. die spezifischen Bandingmethoden in der Humanzytogenetik, so sind es gegenwärtig vor allem die biochemischen und die DNA-Techniken, die unser Verständnis genetischer Krankheiten nachhaltig beeinflussen und einen neuen Zugang zur Erkennung und eventuellen Prävention erbbedingter Fehlentwicklung ermöglichen. Sie sind somit in hohem Maße verantwortlich für den Entwicklungsstand und hohen Stellenwert der pränatalen Diagnostik von Erbkrankheiten, wie auch z. B. für die Aussichten, die sich daraus für die moderne Tumorforschung ergeben.

Humangenetik im allgemeinen und die genetische Beratung im besonderen stehen im Dienst des Menschen, des Patienten, und sind somit als Teil der medizinischen Betreuung und Patientenführung zu verstehen. In diesem Zusammenhang kann man an Immanuel Kant erinnern, der 1799 erläuterte, daß unsere Vernunft um drei Fragen kreise:

Was kann ich wissen?
Was soll ich tun?
Was darf ich hoffen?

Ohne Kant zu apostrophieren, sind diese Fragestellungen Grundlage des vorliegenden Buches. Es lebt von dem reichen Erfahrungsschatz des langjährigen Praktikers, seiner Sorge um Patienten und Familie, seiner Hoffnung auf weitere Erkenntnisse der Humangenetik. Es besticht durch seine langjährige Praxisverbundenheit und läßt in jeder Aussage und Einschätzung, die auch heute noch zunächst einmal Risikoangaben sind, den versierten und verantwortungsbewußten Arzt spüren. Das Buch legt Wert auf die Vermittlung des aktuellen Kenntnisstandes und der gegenwärtigen diagnostischen Möglichkeiten.

Selbstverständlich verdeutlichen Veränderungen der nun ins Deutsche übersetzten zweiten Auflage gegenüber der Erstauflage sowie Korrekturen und Ergänzungen des Autors für die deutschsprachige Ausgabe die „Schnellebigkeit" des Faches, und sicher wird der Fachmann die eine oder andere Lücke finden. Damit wird aber unseres Erachtens die Aktualität eines solchen Buches keineswegs eingeschränkt.

Unter Beibehaltung des Duktus der Originalarbeit haben die Herausgeber an einigen Stellen Kürzungen und Streichungen vorgenommen. Dies trifft insbesondere für die Passagen zu, die lediglich im Wirkungsbereich des Autors von Interesse sind. Auch da, wo wir fachlich anderer Meinung waren, haben wir nichts geändert; die Originalität soll man nicht nivellieren, gerade auch dann nicht, wenn sie zu Diskussionen herausfordert. Mit wenigen Ausnahmen hat der Autor nur aus den englischen Quellen geschöpft. Für die Übersetzung haben wir in den kapitelweise aufgeführten Literaturübersichten auf deutschsprachige Literatur aufmerksam gemacht. So haben wir die Hoffnung, daß dieses Buch den ihm zugedachten Interessenkreis findet und seinem Anliegen gerecht wird.

H.-A. Freye
K. Zernahle

Inhaltsverzeichnis

I. Allgemeine Aspekte der genetischen Beratung

Kapitel 1

Genetische Beratung – eine Einführung

Obgleich die Mehrzahl der im Gesundheitswesen Tätigen mit dem Terminus „Genetische Beratung" vertraut ist und auch Vorstellungen darüber hat, was dieser Begriff beinhaltet, ist bislang kaum versucht worden, den Begriff wirklich zu definieren. Manche sehen darin eine notwendige Hilfe, ähnlich den Beratungsvorgängen in sozialen Bereichen oder einer psychotherapeutischen Sprechstunde, andere sehen die genetische Beratung primär als den Einsatz diagnostischer Tests bei erblichen Erkrankungen an. Wieder andere betrachten sie als einen Komplex der mathematischen Statistik zur Ausarbeitung von familiären Risiken.

Alle diese Betrachtungen über die genetische Beratung enthalten zwar einen Teil der Wahrheit, doch sind alle weit entfernt davon, exakt zu sagen, was die genetische Beratung tatsächlich beinhaltet. Unter den Fachleuten gibt es mannigfaltige Meinungen hinsichtlich der besonderen Rolle und des Betätigungsfeldes der humangenetischen Familienberatung. Die nachfolgende Definition aber enthält die charakteristischen Merkmale, von denen der Autor glaubt, daß sie wesentlich sind.

„Genetische Beratung ist ein Vorgang, bei dem Patienten oder Verwandte mit einem Risiko für eine Erbkrankheit, über die Folgen der Erkrankung, die Wahrscheinlichkeit ihres Verlaufes und über deren Weitergabe sowie über Wege der Prävention oder Korrektur beraten werden".

Man sieht, daß in dieser Definition alle drei einleitend genannten Aspekte tatsächlich enthalten sind: Ein diagnostischer Aspekt, ohne den alle Ratschläge keine sichere Grundlage haben; die eigentliche Bestimmung der Risiken, die in einigen Situationen einfach sein mögen, in anderen eher komplizierter, sowie eine helfende Rolle, die sicherstellt, daß den Ratsuchenden Aufklärung und Hinweise auf zur Verfügung stehende präventive Maßnahmen gegeben werden. Dieses Einleitungskapitel skizziert die Hauptschritte in diesem Prozeß, mit denen sich dann detailliert die folgenden Abschnitte des Buches beschäftigen. Die Synthese dieser verschiedenen Aspekte gestaltet die genetische Beratung zu einem spezifischen Prozeß.

Aufstellung eines Familienstammbaumes

Das Zusammentragen genetischer Informationen ist der erste und bedeutsamste Schritt in der genetischen Beratung und am besten durch Aufzeichnung eines Stammbaumes auszuführen. Der Gebrauch eindeutiger und einheitlicher Symbole gestattet, die genetische Information um vieles klarer auszudrücken, als es eine lange Liste der Verwandten tun würde. Es ist nicht schwierig, einen zufrie-

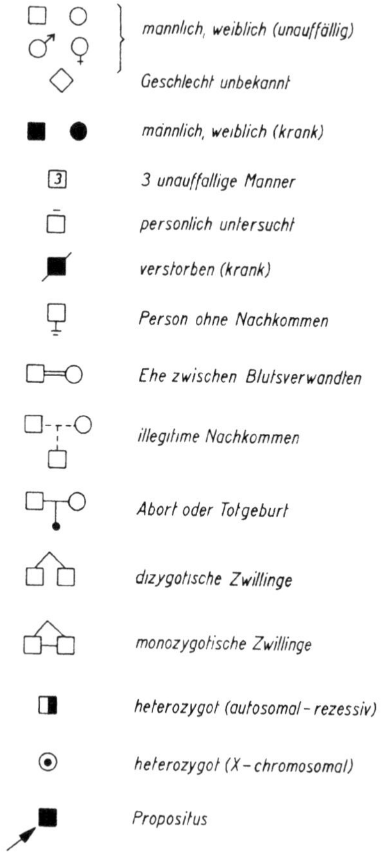

Abb. 1.1.
Die für die Darstellung eines Stammbaumes verwendeten Symbole

denstellenden Stammbaum zu zeichnen, obgleich es bemerkenswert ist, wie selten Ärzte dies tun, die kein genetisches Interesse haben. Ein klar gezeichneter Stammbaum hat ein bestimmtes ästhetisches Aussehen, aber sein hauptsächlicher Wert besteht darin, eine zweifelsfreie genetische Information über eine einzelne Familie zu liefern.

Abbildung 1.1. zeigt die wichtigsten gebräuchlichen Symbole für die Aufstellung eines Stammbaumes, von denen einige schnell erklärt sind. Die das Ge-

---

Abb. 1.2. Zwei Beispiele für einen „Arbeitsstammbaum“. Diese beiden Stammbäume, ein einfacher und ein ausgedehnter, zeigen, wie leicht und dabei doch übersichtlich Familiendaten während des Gespräches aufgezeichnet werden können. Dazu kann man ein normales Blatt Papier nehmen. Weitere detaillierte Information über Personen sollte man unten auf dem Stammbaumblatt oder auf dessen Rückseite vermerken.

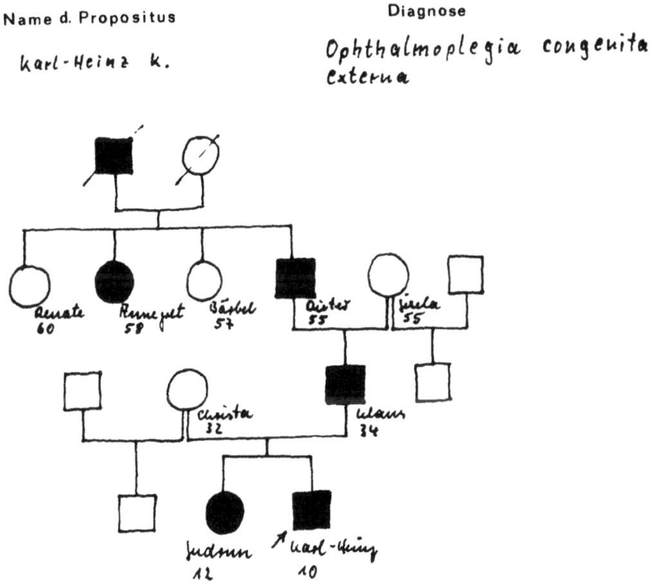
Name d. Propositus
Karl-Heinz K.
Diagnose
Ophthalmoplegia congenita externa

a

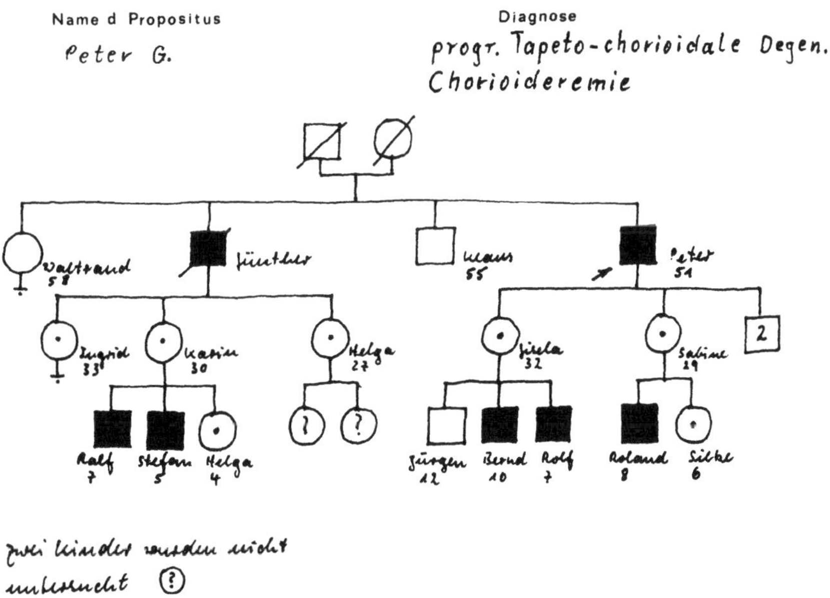
Name d Propositus
Peter G.
Diagnose
progr. Tapeto-chorioidale Degen.
Chorioideremie

b

schlecht darstellenden Symbole (□, ○) sind den alternativen Zeichen für ♂ und ♀ vorzuziehen, die aus der Distanz verwirren. Heterozygote Träger können durch halbschattierte Symbole oder im Falle einer X-chromosomal gebundenen Erkrankung durch einen zentralen Punkt bezeichnet sein. Obwohl das Zeichen für einen Frühabort auch für eine Totgeburt benutzt werden kann, ist es wünschenswert, das Geschlecht mit einem passenden Symbol zu kennzeichnen und anzuzeigen, daß es eine Totgeburt war. Der Proband oder Propositus (weiblich Proposita) sollte deutlich durch einen Pfeil gekennzeichnet sein. Der Proband ist die Person, durch den die Familie ermittelt wurde. Große Familien werden gewöhnlich mehrere Probanden haben. Der Proband ist meistens ein auffälliges Individuum, doch kann die Person, die primär um Rat nachsucht, natürlich auch unauffällig sein. Für dieses Individuum ist der Terminus „Konsultant" gebräuchlich.

Mehrfach-Ehen und komplizierte Blutsverwandtschaftsverhältnisse können bei der Aufstellung eines Stammbaumes Probleme verursachen. In der Regel ist es angebracht, nahe der Mitte seines Stammbaumblattes zu beginnen und mehr Raum zu lassen als man zu benötigen glaubt, so daß auch einzelne fruchtbare Familienzweige mitskizziert werden können.

Abbildung 1.2. zeigt Beispiele für einen einfachen und einen komplizierteren „Arbeitsstammbaum".

Die nachfolgenden praktischen Hinweise sollen hervorgehoben werden:

1. Frage speziell nach Kindersterblichkeit, Totgeburten und Aborten. Dies kann von großer Wichtigkeit sein, und die Tatsache, daß die Antwort oft nicht ohne weiteres gegeben wird, könnte zum Nachdenken zwingen. So hatte die Mutter einer ratsuchenden Frau zwei Kinder bei der Geburt verloren, die beide nachgewiesenermaßen eine Spina bifida gehabt hatten. Dies ist aber ein Tatbestand, der das Risiko beträchtlich vergrößert.
2. Blutsverwandtschaft sollte sofort erfragt werden; sie könnte der Schlüssel sein, der einen autosomal-rezessiven Erbgang nahelegt.
3. Außereheliche Kinder müssen berücksichtigt werden, besonders bei problematischen Familiensituationen. Der Hausarzt oder eine Schwester ist häufig in der Lage, diese Möglichkeit zu klären, besonders in einer kleinen Gemeinde. Nicht Illegitimität ist dabei das Problem, sondern eine falsche Vaterschaft.
4. Nimm stets zumindest Grunddetails über beide Seiten der Familie auf, selbst bei einer dominant-erblichen Erkrankung, die sich eindeutig von einer Seite herleitet. Unvermutete Ergebnisse können dabei zum Vorschein kommen. Die Familie, die darauf beharrt, dort sei „nichts in unserer Linie", sollte mit Vorbehalt betrachtet werden, bis dies bestätigt ist. Indem man Daten über beide Linien zusammenträgt, kann dies auch Gefühle von Schuld oder Verantwortung bei ausschließlich einem Ehepartner vermeiden helfen.
5. Sofern möglich, verzeichne eher Daten der Geburt als das Alter. Notiere die Daten, wenn der Stammbaum aufgezeichnet ist.
6. Schreibe den Geburtsnamen der Frau auf; dies ist besonders bei X-chromosomal gebundenen Krankheiten bedeutsam, bei denen der Familienname der auffälligen Familienmitglieder wahrscheinlich mit jeder Generation wechselt.

7. Notiere die Adressen der wichtigen Angehörigen – dies kann sich für das Erlangen klinischer Unterlagen oder beim späteren Kontakt mit Verwandten als wertvoll erweisen.

Die meisten der oben angeführten Punkte sind einleuchtend, dennoch ist es erstaunlich, wie häufig wesentliche Informationen nicht erhältlich sind, wenn man nicht systematisch vorgeht.

Diagnostische Information

Eine klare Diagnose ist die erforderliche Grundlage für eine sorgfältige genetische Beratung. Sie muß so solide wie möglich aufgestellt werden, bevor den Ratsuchenden Risikoeinschätzungen gegeben werden. Häufige Ursachen für Diagnosemängel sind folgende Punkte:

1. *Das erkrankte Individuum hat zu einer Zeit gelebt, als wesentliche diagnostische Untersuchungen nicht verfügbar waren.* Es ist erstaunlich, wieviel detaillierte Information man dann durch die Befragung naher Verwandter, die in die Pflege des Patienten einbezogen waren, erhalten kann. Auch wenn eine exakte Diagnose nicht aufgestellt werden konnte, ist es mitunter möglich, eine Erkrankung *auszuschließen.* Ein Mann mit Muskeldystrophie, der bis zum 40. Lebensjahr lebte, kann ganz eindeutig nicht den Typ Duchenne gehabt haben.
2. *Das erkrankte Individuum kann verstorben sein, ohne daß notwendige Untersuchungen oder eine Autopsie durchgeführt wurden.* Dies ist allzu oft der Fall. Die tragischen Konsequenzen einer versäumten Untersuchung werden dann offensichtlich, wenn sich die Frage nach dem Risiko für weitere Familienangehörige ergibt.
3. *Eine sichere Diagnose kann nicht gestellt werden, auch wenn der Erkrankte lebt.* Dies ist oft so, weil unsere Kenntnisse über viele genetische Krankheiten sehr unvollständig sind. Wesentliche Hilfe kann durch die Unterstützung von spezialisierten Kollegen erreicht werden. Fotografien, Röntgenaufnahmen, Urin- und Blutproben und kultivierte Hautfibroblasten lassen sich auch über größere Entfernungen an Experten verschicken.
4. *Die Diagnose könnte ein Irrtum sein.* Dies ist eine weitaus gefährlichere Situation als eine unsichere Diagnose, ungerechtfertigte Zuversicht wäre die Folge. Es ist klar, daß weder ein medizinisch orientierter Genetiker noch ein Kliniker ein in jeder Hinsicht erfahrener Diagnostiker sein kann.

Wie kann unter Berücksichtigung der geschilderten Probleme der in die genetische Beratung einbezogene Kliniker sicher sein, daß seine Diagnose so umfassend und sorgfältig wie möglich ist? Es gibt darauf keine einfache Antwort, vielleicht aber können folgende Punkte hilfreich sein:

1. Die Patienten sind, sofern es möglich ist, selbst zu sehen, auch wenn eine vollständige Untersuchung bereits erfolgt ist. Wie detailliert eine Untersuchung sein muß, wird immer von den Beratungsumständen abhängen.
2. Asymptomatische Angehörige mit Risikofaktoren sind zu untersuchen, um eine leichte oder frühzeitige Erkrankung auszuschließen. Das ist besonders bei variabel vererbten dominanten Erkrankungen wichtig oder wenn die Möglichkeit für eine Neumutation besteht.

3. Die Familie muß unterrichtet werden, daß bei der ersten Konsultation noch keine Problemlösung möglich ist, sie aber durch Bereitstellen jeglicher verfügbarer Information über den erkrankten Familienangehörigen einen Beitrag leisten kann, besonders bei getrennten Haushalten.
4. Ältere oder entferntere Verwandte, die möglicherweise wichtige Informationen über verstorbene Angehörige besitzen, müssen befragt werden. In der Regel ist die Hilfsbereitschaft groß. Bevor dieser Personenkreis zu Rate gezogen wird, sollten aber in jedem Fall die betroffenen Familienmitglieder selbst konsultiert werden.
5. Für jede Zusammenkunft in der Beratungsphase ist ein angemessener Zeitraum hinsichtlich der Effektivität von Berichten und Informationen einzuplanen.
6. Eine Vielzahl von speziellen Untersuchungen einschließlich radiologischer, biochemischer und zytogenetischer Studien, manchmal auch eine Biopsiediagnostik, können sich als notwendig erweisen. Die meisten dieser Untersuchungen können ambulant durchgeführt werden.

Risiken und Wahrscheinlichkeiten

Nachdem ein gründlicher Stammbaum aufgestellt wurde, die verschiedenen Details der auffälligen Individuen dokumentiert und wichtige Familienangehörige untersucht worden sind, ist man in der Lage, tatsächlich zur Problemuntersuchung zu kommen. Zunächst gilt es die Fragen abzuschätzen, die den Anlaß geben, die genetische Beratung aufzusuchen: nämlich das Risiko für die Ausbildung der entsprechenden Krankheit für bestimmte Familienmitglieder (geboren oder ungeboren). Die Tatsache, daß der Prozeß der Informationsaufnahme zumeist eine beträchtliche Zeit in Anspruch nimmt, ist für die Beratung von Vorteil: Aus der Auskunftsbereitwilligkeit und der Reaktion auf Fragen kann man eine Menge über allgemeine Verhaltensweisen der über die Krankheit zu beratenden Personen erfahren: Initiierten sie selber die Konsultation oder nicht? Gibt es eine unausgesprochene und vielleicht übertriebene Furcht vor der Krankheit? Bestehen Gefühle der Schuld oder Spannung bei den Eltern? Ist die übrige Familie hilfsbereit oder hat sie die Situation erschwert? Wird ein erkranktes Kind angenommen und geliebt oder als eine nicht zu tolerierende Last angesehen?

Einige Ehepartner sind unfähig, mehr zu erfassen als die einfache Vorstellung von einem hohen oder geringen Risiko, während andere wiederum präzise Risikoziffern und sogar eine detaillierte Erklärung über den Erblichkeitsmodus verlangen. Man kann selten über genetische Risiken mit einem absoluten „Ja" oder „Nein" Auskunft geben. Daher denkt und arbeitet man in der medizinischen Genetik mehr als auf anderen medizinischen Gebieten zumeist mit dem Begriff der *Probabilität* oder *Wahrscheinlichkeit.* Risikowerte können in der genetischen Beratung entweder als Wahrscheinlichkeiten oder als Prozentwerte gegeben werden. Einige Kollegen bevorzugen Wahrscheinlichkeiten und geben das Risiko als eins zu zehn an, eins zu fünfzig, eins zu hundert usw. Andere gebrauchen Werte wie 10 %, 2 % oder 1 %. Der Autor gesteht, in dieser Hinsicht inkonsequent zu sein, sowohl in der Praxis als auch in diesem Buch. Aus diesem Grund wurde eine Tabelle mit den Konversionszahlen aufgenommen (Tab. 1.1.).

Tabelle 1.1. Risikoeinschätzung. Umrechnungstabelle für die Wahrscheinlichkeiten und Prozentwerte

Ereignishäufigkeit		%	%	Ereignishäufigkeit	
1 mal unter	2	50	50	1 mal unter	2
	3	33	40		2,5
	4	25	30		3,3
	5	20	25		4
	6	17	20		5
	7	14	15		6,7
	8	12	12		8,3
	9	11	10		10
	10	10	9		11
	12	8	8		12,5
	14	7	7		14
	16	6	6		17
	18	5,5	5		20
	20	5,0	4		25
	25	4,0	3		33
	30	3,3	2		50
	35	2,9	1		100
	40	2,5	0,5		200
	50	2,0	0,25		400
	60	1,7	0,1		1 000
	70	1,4			
	80	1,3			
	90	1,1			
	100	1,0			

Sie erlaubt es, schnell zwischen den beiden Näherungen auszutauschen. Oft ist es notwendig, den verwendeten Wert einer bestimmten Beratungssituation anzugleichen, denn einige Konsultanten haben keine Vorstellung von Wahrscheinlichkeit, andere werden durch Prozentwerte verwirrt.

Welche Methoden man auch immer benutzt, bei der Interpretation gibt es Fallen, die vermieden werden müssen, und dies kann viel Geduld verlangen.

1. Wahrscheinlichkeiten zielen auf die Zukunft ab und nicht auf die Vergangenheit. Daher bedeutet in der Interpretation eines Risikos von eins zu vier, wie beim autosomal-rezessiven Erbgang, nicht, daß im Falle eines bereits vorhandenen erkrankten Kindes die nächsten drei normal sein werden. Bei zwei erkrankten Kinder in Folge ist es mehr oder weniger wahrscheinlich, daß das nächste Kind belastet ist. Daß „die Chance kein Gedächtnis hat", verlangt immer wieder eine Erklärung.
2. Es ist außerordentlich leicht, die Wahrscheinlichkeit „zu verdrehen". So sah der Autor eine Patientin, deren Kind eine Spina bifida hatte und die durch ihren Gynäkologen dahingehend korrekt beraten wurde, daß ein Wiederholungsrisiko von 1 zu 20 besteht. Sie kam mit der Bitte um Schwangerschafts-

abbruch, weil sie der Meinung war, daß eine Chance von 1 zu 20 für ein normales Kind viel zu gering sei.

3. Wahrscheinlichkeiten von 1/2 (eins unter zweien) sind nicht die gleichen wie 1 zu 2. Dies wird oft von jenen falsch interpretiert, die viel wetten. Glücklicherweise ist der Unterschied nur für das höchste Risiko in Betracht zu ziehen.
4. Viele Menschen haben keine klare Vorstellung, was ein „hohes" oder „geringes" Risiko ausmacht. Folglich sind einige Ehepaare, denen ein geringes Risiko (z. B. 1 zu 200) genannt wurde, der Ansicht, daß dies zum Akzeptieren viel zu hoch sei, wohingegen andere vom Autor betreute Paare bei der Risikoangabe von 50 % höchst beruhigt waren. Einige nützliche Daten dieser Art sind in Tabelle 1.2. zusammengestellt.

Tabelle 1.2. Risiko für Anomalien in der Normalpopulation

Risiko für die Geburt eines Kindes mit angeborener Fehlbildung	1 von 30
Risiko für die Geburt eines Kindes mit schwerer körperlicher oder geistiger Behinderung	1 von 50
Risiko für eine Schwangerschaft mit Spontanabort	1 von 8
Risiko für perinatale Sterblichkeit*	1 von 30 – 1 von 100
Risiko für Säuglingssterblichkeit nach den ersten Lebenswochen*	1 von 150
Risiko für sterile Ehe	1 von 10

*Werte für entwickelte Länder; große regionale Variation

Risikoeinschätzung

Die Methoden und Ergebnisse der Risikoeinschätzung gestalten die Grundlage dieses Buches und werden im Detail in späteren Abschnitten besprochen.

Es ist wichtig, von Anfang an zu erkennen, daß nicht alle Risikoeinschätzungen vom gleichen Typ sind. Sie können auf unterschiedlichen Arten von Informationen basieren und auch von größerer oder geringerer Zuverlässigkeit sein. Folgende Hauptgruppen sind zu beachten:

1. *Empirisches Risiko* (Abb. 1.3., s. Kap. 3)

   Hier basieren die Einschätzungen eher auf beobachteten Daten als auf theoretischen Vorhersagen. Das ist eine Form der Risikoeinschätzung, die für die meisten häufigeren nichtmendelnden oder chromosomalen Erkrankungen gültig ist. Die Information ist zumeist zuverlässig, vorausgesetzt, sie wurde in einer objektiven Weise zusammengestellt (häufig nicht leicht) und vorausgesetzt, daß die Bevölkerungsschicht, aus der der Ratsuchende kommt, mit der vergleichbar ist, auf die sich die Daten beziehen.

2. *Mendelsches Risiko* (Abb. 1.4., s. Kap. 2)

   Dies kann nur angegeben werden, wenn der mendelnde Erbgang einer Krankheit klar erkannt werden kann. Es sind vielleicht die zufriedenstellend-

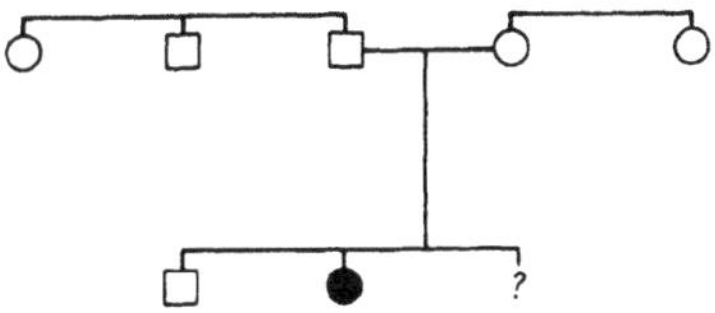

Abb. 1.3.
Empirische Risikoeinschätzung. Ein Kind ist durch eine Spina bifida auffällig. Das Risiko, daß ein nachfolgendes Kind an einem Neuralrohrdefekt erkranken wird, ist 1:20 für ein „High-risk"Gebiet (z. B. Südwales) und ohne weitere kranke Familienangehörige. Die Risikoeinschätzung wäre aber abweichend für ein Gebiet mit niedriger Inzidenz und gleichfalls verändert, wenn ein weiterer kranker Verwandter vorhanden wäre.

sten Formen von Risikoeinschätzungen, da sie ja meistens eine klare Unterscheidung von einem zu vernachlässigenden Risiko (z. B. Nachkommenschaft von gesunden Angehörigen bei einer autosomal-rezessiv erblichen Krankheit) und einem hohen Risiko (Nachkommenschaft von einem Individuum mit einer autosomal-dominant vererbten Krankheit) erlaubt. Oft besteht das Problem, bei High-risk-Personen (z. B. eine Person mit 50 % Risiko für die Ausprägung der Chorea Huntington), eine größere Sicherheit zu erlangen. Informationen der nächsten zwei Kategorien sind in dieser Situation hilfreich.

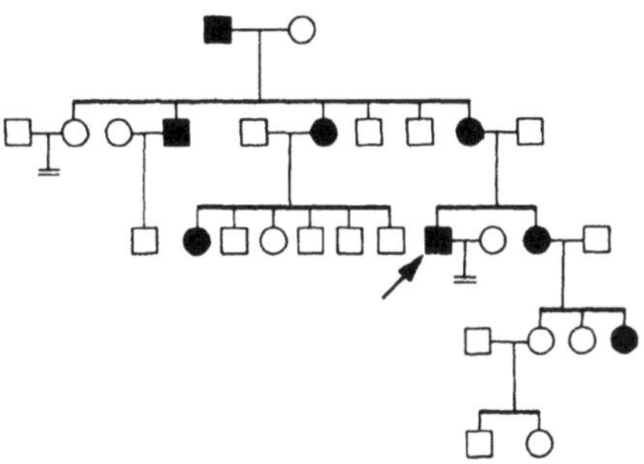

Abb. 1.4.
Risikoeinschätzung bei einem mendelndem Erbgang. Eine Familie mit myotoner Dystrophie (autosomal-dominant). Das Risiko für die Nachkommen erkrankter Personen beträgt 50 %, unabhängig von der Inzidenz der Krankheit und der Anzahl kranker Personen in der Familie.

3. *Das modifizierte genetische Risiko* (Abb. 1.5.)

Nicht-Genetiker finden diesen Typ der Einschätzung schwierig. Er ist hauptsächlich bei X-chromosomal rezessiver Vererbung anwendbar, wofür ja völlig ausgearbeitete Beispiele bekannt sind (s. Kap. 2 und 6). Das wichtigste Merkmal ist, daß ein genetisches Grundrisiko gewöhnlich auf mendelnder Erblichkeit basierend durch konditionelle Informationen modifiziert sein kann. Diese sind gewöhnlich genetischen, manchmal aber auch anderen Ursprungs. Daher ist das modifizierte Risiko eines Mannes, dessen Großeltern belastet waren, eine Chorea Huntington auszubilden, nicht gleich dem Grundrisiko von 1 zu 4, sondern infolge seines eigenen Alters und durch das der dazwischenstehenden unauffälligen Eltern vermindert. Es kann auch durch die Zahl der unauffälligen Angehörigen reduziert sein, sofern diese ein fortgeschrittenes Alter erreicht haben. Solch modifizierende Information vermag

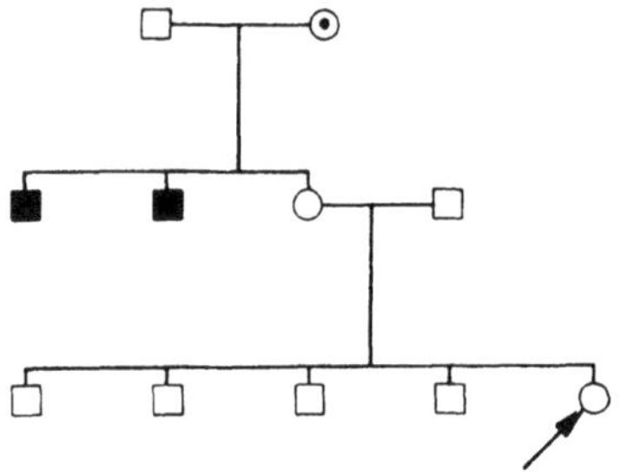

Abb. 1.5.
Modifizierte Risikoeinschätzung. Muskeldystrophie Duchenne. Die Großmutter der Ratsuchenden (Konsultant) ist eine obligate Carrierin, und die Grundrisiken für die Mutter und die Konsultantin betragen daher 50 % bzw. 25 %. Die Risiken sind jedoch erheblich reduziert durch die Tatsache, daß die Mutter 4 gesunde und nicht auffällige Söhne hat (für weitere Details s. Kap. 2).

die Risikoeinschätzung drastisch zu verändern. Sie sollte immer genutzt werden, wenn sie verfügbar ist.

4. *Risikoeinschätzung von unabhängiger Evidenz*
Wo spezielle Untersuchungen verwertet werden, können diese die Risikobestimmung beträchtlich verändern. So wird ein *normaler* AFP-Wert im Fruchtwasser einer schwangeren Frau, die bereits ein Kind mit einem Neuralrohrdefekt hat, das Risiko für ein weiteres auffälliges Kind von 1 zu 20 auf etwa 1 zu 200 reduzieren. Die Carrier-Diagnostik bei solchen Krankheiten wie Hämophilie und Muskeldystrophie Duchenne schafft vergleichbare Information. Dennoch muß eine deutliche Warnung an dieser Stelle ausgesprochen werden: Die Ergebnisse dieser Untersuchungen sind selten so klar formuliert, daß sie getrennt voneinander verwendet werden können. Sie verlangen vielmehr die Kombination mit dem genetischen Grundrisiko, zusammen mit anderen modifizierenden Hinweisen. Hierfür sind Beispiele im Kapitel 6 aufgeführt.

5. *Zusammengesetzte Risiken*
Die meisten empirischen Risiken fallen tatsächlich in diese Kategorie, und an einigen Beispielen ist unverkennbar, daß man es mit einer Mischsituation zu tun hat. Eine Krankheit, wie z. B. die Osteogenesis imperfecta congenita kann in einer großen Anzahl von Fällen auf Neumutationen mit einem zu vernachlässigenden Wiederholungsrisiko für Angehörige beruhen, während eine kleine Zahl autosomal-rezessive Fälle mit dem Wiederholungsrisiko 1 zu 4 darstellt. Da die beiden Formen gegenwärtig nicht eindeutig unterschieden werden können, arbeitet man mit einem intermediären Risiko, das von der relativen Häufigkeit beider Gruppen abhängt. Diese intermediären Risiken existieren tatsächlich nicht überall – eine bestimmte Familie muß immer die eine oder andere extreme Position repräsentieren. Die Bestimmung eines solchen zusammengesetzten Risikos ist unbefriedigend und sollte daher nur als eine vorläufige Methode angesehen werden. Mit verbesserter Auflösung der genetischen Heterogenität wird es möglich sein, die individuellen Komponenten zu unterscheiden, während sogar innerhalb einer einzelnen Familie zusätzliche Informationen die Situation klären könnten. So würde die Geburt eines weiteren auffälligen Kindes in dem genannten Beispiel der Osteogene-

sis imperfecta es fast als sicher erscheinen lassen, daß eine autosomal-rezessive Vererbung in dieser Familie mit einem Risiko von 1 zu 4 für weitere Kinder vorliegt.

„Direktive" genetische Beratung

Es mag den Leser überraschen, daß der Autor, in Übereinstimmung mit den meisten in der genetischen Beratung tätigen Ärzten, selten einen „anweisenden" Weg benutzt. Viele Mediziner mit wenig Erfahrung in der Genetik beraten dagegen häufig „direktiv". Bemerkungen wie „man sagte uns, daß wir keine weiteren Kinder bekommen sollten" oder „der Doktor sagte, daß ich die Schwangerschaft beenden soll", sind häufig in der genetischen Beratungseinrichtung zu hören. In vielen Fällen ist den betroffenen Ehepaaren dadurch großer Schmerz verursacht worden, besonders wenn der Rat nicht mit einer ursächlichen Erklärung verbunden war und keine reale Risikoeinschätzung gegeben wurde. Es ist die Ansicht des Autors, daß es nicht die Pflicht des Arztes sein kann, über das Leben anderer Anweisungen zu erteilen. Er sollte vielmehr sicherstellen, daß die Ratsuchenden Tatsachenmaterial in die Hand bekommen, das sie zu eigenen Entscheidungen befähigt. Das schließt nicht nur Kenntnisse über genetische Risiken ein, sondern auch eine klare Abschätzung der lang- und kurzfristigen Konsequenzen, die sich aus einer ungewöhnlichen Maßnahme ergeben können. In jedem Fall scheint, obwohl nicht bewiesen, eine „direktive" Beratung unproduktiv zu sein. Intelligente Ehepaare können es übelnehmen, wenn man ihnen sagt, was in einer Situation, deren Alternativen sie bereits durchdacht haben, zu tun ist.

Die Erfahrungen des Autors mit der Chorea Huntington zeigen, daß sich einige Personen in solchen Situationen als eine Art von Herausforderung auf eine Schwangerschaft einlassen. Im Gegensatz dazu plädieren einige Ehepaare für Anweisungen in der Beratung: „Was würden Sie tun, wären Sie an meiner Stelle?". Es ist verlockend, in dieser Situation eine direkte Anweisung zu geben, aber häufig sind das gerade die Paare, bei denen es am wenigsten ratsam ist. Die Verantwortung zu übernehmen, die nur durch das Paar selbst getragen werden kann, könnte für den Arzt ernsthafte, langfristige Konsequenzen haben. Es wäre falsch zu behaupten, daß diejenigen, die in der genetischen Beratung engagiert sind, niemals direkte Ratschläge erteilen sollen. Die eigenen Ansichten müssen aber überzeugend ausgedrückt und protokolliert werden. Selbst die Art, mit der man eine Risikoeinschätzung in Worten ausdrückt, kann variieren: In einer autosomal-rezessiven Situation mit einem Wiederholungsrisiko von 1 zu 4 ist es möglich, so zu verfahren, daß es ganz ermutigend erscheint, wenn man darlegt, daß es 3 Chancen von 4 für ein gesundes Kind gibt.

Genetische Beratung in Abwesenheit

Je weniger man in der Lage ist, eine Situation nachzuempfinden, um so größer ist die Möglichkeit eines Irrtums. Zweifellos ist es eine wichtige Aufgabe des klinischen Genetikers – und das gilt für jeden Arzt mit Interesse an einer genetischen Beratung –, als Informationsquelle für Kollegen der verschiedensten Fachgebiete zu dienen, die jemanden benötigen, an den sie sich um Rat wenden können. Dabei steht der direkte Bezug auf einen Patienten nicht im Vorder-

grund. Häufig wird lediglich eine Bestätigung bereits vorhandener Kenntnisse über den Fall vorgenommen.
Bei einigen Fällen wird man zur pränatalen Diagnostik oder anderen speziellen Untersuchungen raten.

Eine zuverlässige Beratung kann aber nur nach eigener Ansehung des Patienten gestellt werden.

Auch Nachfragen bei Fürsorgerinnen, Sozialarbeitern u. a. halbmedizinischen Personal allein genügen nicht. Ohne die Ratsuchenden persönlich zu sehen, ist es oft unmöglich zu entscheiden, worin bei ihnen das wahre Problem liegt.

Hintergrund der genetischen Beratung

Es wurde bereits betont, daß genetische Beratung nicht einfach darin besteht, Risikowerte anzugeben, sondern daß dabei oft bedeutende diagnostische Anstrengungen vorausgegangen sind. Im Vergleich dazu kann die Bestimmung des Risikos verhältnismäßig einfach sein. Soll die genetische Beratung effektiv sein, darf sie nicht mit der Bekanntgabe des Risikos enden, sondern muß verschiedene andere Maßnahmen einschließen.

In erster Linie muß gewährleistet sein, daß der Konsultant tatsächlich verstanden hat, was ihm gesagt wurde. Dies schließt nicht nur die Risikobestimmung ein, sondern auch die Natur der Erkrankung und die Maßnahmen für Prävention und Behandlung. Dabei findet man überraschend oft, daß Teile der Information oder alles vergessen oder falsch interpretiert wurde, noch bevor das Paar die Klinik verlassen hat. Ein System regelmäßiger Nachbetreuung ist hier hilfreich. Es kann auch notwendig sein, dem Ehepaar eine Zusmmenfassung oder ein Diagramm zur Verdeutlichung der Risiken mitzugeben.

Wenn Informationen ernsthaft falsch interpretiert oder vergessen wurden, kann das verschiedene Gründe haben. Einige Personen besitzen ein schlechtes Erinnerungsvermögen, andere mögen zu einer ungünstigen Zeit zur Beratung erschienen sein, z. B. bald nach dem Tode des Kindes. Wieder andere sind in die Klinik gekommen, belastet mit kleinen und lebhaften Kindern und mehr vor ihnen in Anspruch genommen, als den Worten des Arztes zuhören zu können. Meist mangelt es an Zeit und Mühe, sich zu vergewissern, ob die Information auch wirklich aufgenommen wurde.

Ein notwendiges Zubehör zur genetischen Beratung ist, den Ratsuchenden umfangreiche und genaue Kenntnis von den verschiedenen Präventivmaßnahmen zu vermitteln. „Unterstützende" Maßnahmen sind hierbei Wissensvermittlung über Kontrazeption und Sterilisation, und die Förderung anderer Möglichkeiten, wie z. B. Adoption und artifizielle donogene Insemination. Diese Aspekte werden später diskutiert (Kap. 9), aber es kann nicht nachdrücklich genug betont werden, daß ihre Berücksichtigung ebenfalls wesentlicher Teil der genetischen Beratung ist.

Literatur

Becker, P. (Hrsg.): Humangenetik. 11 Bände. Thieme, Stuttgart 1964–1976.

Fuhrmann, W., und Vogel, Fr.: Genetische Familienberatung. Ein Leitfaden für Studenten und Ärzte. 2. Aufl. Springer, Berlin–Heidelberg–New York 1975.

Göhler, W. (Hrsg.): Medizinische und gesellschaftliche Probleme der Humangenetik. In: Ergebnisse der exp. Medizin Bd. 45. Verlag Volk und Gesundheit, Berlin 1985.
Lubs, H. A., und De La Cruz, F. (Hrsg.): Genetic Counseling. Raven Press, New York 1977.
McKusick, V. A.: Mendelian Inheritance in Man. Catalogs of autosomal dominant, autosomal recessive, and X-linked phenotypes. 6. Ed. Johns Hopkins Univ. Press, Baltimore–London 1983.
Moser, H.: Genetische Beratung und Familienplanung. Huber, Bern–Stuttgart–Wien 1980.
Witkowski, R., und Prokop, O.: Genetik erblicher Syndrome und Mißbildungen. Wörterbuch für die Familienberatung. 3. Aufl. Akademie-Verlag, Berlin 1983.

Allgemeine Einführungen in die Humangenetik

Autrum, H., und Wolf, U. (Hrsg.): Humanbiologie. 2. Aufl. Springer, Berlin–Heidelberg–New York–Tokyo 1983.
Bergsma, D. (Hrsg.): Birth Defects Atlas and Compendium. Williams a. Wilkins, Baltimore 1979.
Clarke, C. A.: Humangenetik und Medizin. Teubner, Stuttgart 1980.
Eberle, P., und Reuer, E.: Kompendium und Wörterbuch der Humangenetik. Fischer, Stuttgart–New York 1984.
Emery, A. E. H.: Methodology in Medical Genetics. Churchill Livingstone, London 1976.
– Elements of Medical Genetics. Churchill Livingstone, London 1983
–, und Rimoin, D. L.: Principles and Practice of Medical Genetics. Churchill Livingstone, London 1983.
Fraser, R., und Pembrey, M. E.: An Introduction to Medical Genetics. 8. Ed. Oxford Univ. Press, Oxford–New York–Tokyo 1985.
Freye, H.-A.: Humangenetik. Eine Einführung in die Erblehre des Menschen. 5. Aufl. Verlag Volk und Gesundheit, Berlin 1986.
– Spur der Gene. Humangenetik. Edition Leipzig, Leipzig 1980.
Holzner, J. H., und Hübner, K. (Hrsg.): Die heutige Rolle der Genetik in der Krankheitsätiologie. Hauptthema der 66. Verhandlung der Deutschen Gesellschaft für Pathologie 1982. Fischer, Stuttgart–New York 1983.
Knussmann, R.: Vergleichende Biologie des Menschen. Lehrbuch der Anthropologie und Humangenetik. Fischer, Stuttgart–New York 1980.
Lenz, W.: Medizinische Genetik. 6. Aufl. Thieme, Stuttgart 1983.
Muench, K. H.: The Genetic Basis for Human Disease. Elsevier, New York–Oxford 1979.
Murken, J.-D., und Cleve, H. (Hrsg.): Humangenetik. 3. Aufl. Enke, Stuttgart 1984.
Passarge, E.: Elemente der klinischen Genetik. 2. Aufl. Fischer, Stuttgart–New York 1985.
San Roman, C., und McDermott, A. (Eds.): Aspects of Human Genetics. With special Reference to X-linked Disorders. Karger, Basel 1984.
Smith, D. W.: Recognizable Patterns of Human Malformation. Saunders, Philadelphia 1982.
Stanbury, J. B., Wyngaarden, J. B., und Fredrickson, D. S. (Eds.): The Metabolic Basis of Inherited Disease. 4. Ed. McGraw–Hill Book Comp., New York u. a. 1978.
Stengel, H.: Grundriß der menschlichen Erblehre. Einführung in die Genetik des Menschen. Wiss. Verlagsgesellschaft, Stuttgart 1980.
Stern, C.: Grundlagen der Humangenetik. Fischer, Jena 1968.
Thompson, J. S., und Thompson, M. W.: Genetics in Medicine. Saunders, Philadelphia 1980.
Tolksdorf, M., und Spranger, J. (Hrsg.): Klinische Genetik in der Pädiatrie, Thieme, Stuttgart 1979.

Vogel, Fr., und Motulsky, A. G.: Human Genetics. Problems and Approaches. 2. Ed. Springer, Berlin–Heidelberg–New York 1986.

Witkowski, R., und Herrmann, F. H.: Einführung in die klinische Genetik. 3. Aufl. Akademie-Verlag, Berlin 1982.

Wolf, U., und Winkler, U. (Hrsg.): Humangenetik. Praktikum der Genetik Bd. 3. Springer, Berlin–Heidelberg–New York–Tokyo 1985.

Kapitel 2

Genetische Beratung bei mendelnden Krankheiten

Wenn es gilt, die klinischen und genetischen Hinweise einzuschätzen, die für eine Familie mit einer bestimmten Erkrankung verfügbar sind, ist die primäre Frage: Folgt die Krankheit einem Mendelschen Erbgang? Wenn die Antwort „Ja“ ist, dann ist es wahrscheinlich, daß genau und gut gesicherte Risikowerte bezüglich des Auftretens auch anderen Familienangehörigen gegeben werden können. Wenn allerdings die Antwort „Nein“ ist, dann sind die Hinweise gewöhnlich weniger sicher. Allerdings sind zum Glück die Risiken ähnlich niedrig wie bei Mendelscher Vererbung. Ist, wie so oft der Fall, die Antwort unklar, dann sollte man versuchen, beim ersten Gespräch weitere Beweise zu erhalten, bevor ein Risiko genannt wird, das dann eine radikale Überprüfung verlangt.

Eine Mendel-Vererbung kann auf verschiedene Weise gesichert werden. Je mehr voneinander unabhängige Beweise zur Bekräftigung der gleichen Schlußfolgerung vorliegen, desto zuversichtlicher kann man sein, daß die aufgezeigten Risiken korrekt sind.

In einigen Fällen können Schlußfolgerungen bezüglich des Übertragungsmodus der Erkrankung gezogen werden, auch wenn die Diagnose unbekannt oder falsch ist.

So kann man die in Abbildung 2.1. und 2.2. gezeigten Stammbäume unschwer als autosomal-dominant und X-chromosomal rezessiv erkennen. Trotzdem sind Irrtümer sogar in Fällen mit dem klassischen Modus möglich, wie z. B. in Abbildung 2.3., in denen eine Infektion sich als anscheinend typisch mendelnden Stammbaum darstellt.

Allgemein ausgedrückt, eine Mendelsche Vererbung ist durch Kombination von klinischer Diagnose mit einem passenden, aber nicht in sich geschlossenen Stammbaum zu begründen.

So läßt der in Abbildung 2.4. dargestellte Stammbaum eine autosomal-dominante Vererbung vermuten, könnte aber auch eine zufällige Konzentration von Fällen einer nichtmendelnden oder sogar nichtgenetischen Erkrankung sein. Die Kenntnis, daß in der Familie die Diagnose Chorea Huntington besteht, würde alle Zweifel beseitigen und folglich die genetische Beratung erlauben.

Nicht selten ist die Stammbaum-Information gänzlich nutzlos, so daß man völlig von der klinischen Diagnose abhängig ist. Dies ist nirgends so gut zu sehen wie bei den „sproradischen Fällen“. In Abbildung 2.5. z. B. bestehen folgende Möglichkeiten:

1. Die Erkrankung ist weitgehend oder völlig nichtgenetisch bedingt mit unbedeutendem Wiederholungsrisiko.

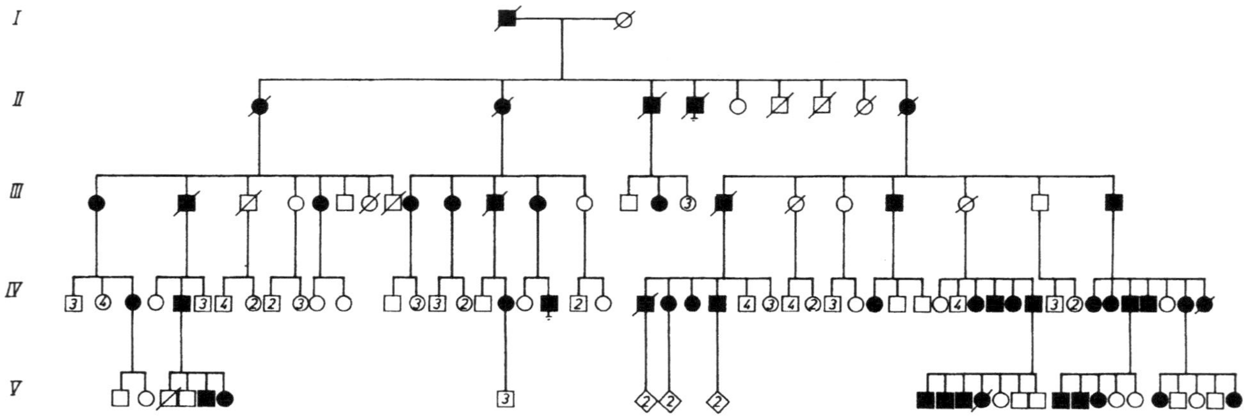

Abb. 2.1. Ein typischer autosomal-dominanter Erbgang (Stammbaum mit Chorea Huntington aus Südwales). Die Krankheit wird durch belastete Personen zu 50 % auf die Nachkommen vererbt. Beide Geschlechter vererben und entwickeln die Krankheit ohne Unterschied. Die einzige nicht erkrankte Person, die das Leiden vererbte, verstarb bereits in jungen Jahren, hätte aber die Krankheit vermutlich später selber entwickelt (nach Harper 1976).

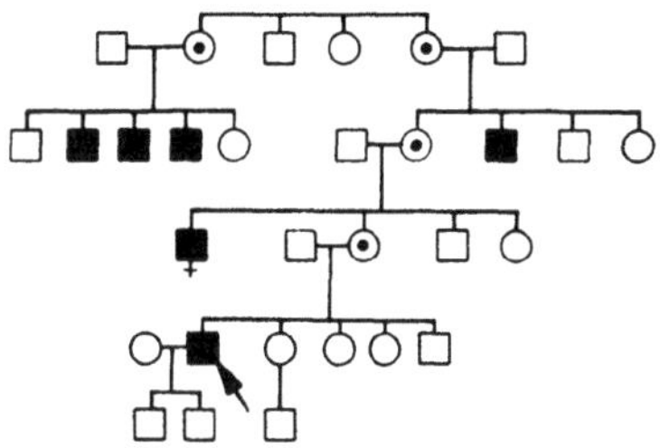

Abb. 2.2.
Typisch X-chromosomal rezessiver Erbgang. (Verwandtschaft aus Südwales mit Muskeldystrophie Becker, späte Manifestation und X-chromosomal). In jeder Generation wird die Krankheit zwar durch gesunde Frauen übertragen, aber nur Männer sind krank. Der Propositus hat die Krankheit seinen Söhnen *nicht* vererbt.

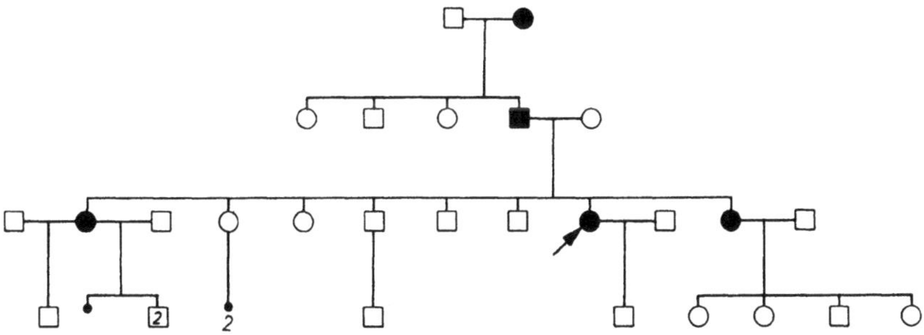

Abb. 2.3. Stammbaum, der einen autosomal-dominanten Erbgang vortäuscht (familiäre Alzheimersche Krankheit). Obwohl dieser Stammbaum eine autosomal-dominante Vererbung in der Generationenfolge fast zwingend nahelegt, wurde im Gehirn der Proposita ein übertragbares Agens isoliert (nach Harper 1977).

2. Die Erkrankung hat eine polygene oder chromosomale Basis mit einem bestimmten (gewöhnlich geringem bis mäßigem) Wiederholungsrisiko, das von der Krankheit abhängt.
3. Die Erblichkeit kann autosomal-rezessiv sein mit einem 1:4-Wiederholungsrisiko für weitere Kinder beiderlei Geschlechts.
4. Die Krankheit kann eine Neumutation darstellen mit einem zu vernachlässigenden Wiederholungsrisiko.
5. Die Erkrankung kann X-chromosomal rezessiv sein, die Mutter ist Überträgerin oder nicht.

Ohne Zweifel wird die erzielte Schlußfolgerung (wenn überhaupt) von der Genauigkeit der Diagnose abhängen und davon, ob die Erkrankung bekanntermaßen einem Modus Mendelscher Vererbung folgt. Wenn also die Diagnose „Klassische Achondroplasie" wäre, kann man schlußfolgern, daß der Fall eine dominante Neumutation darstellt, während bei einem komplexen und atypischen Fehlbildungssyndrom keine endgültige Schlußfolgerung möglich wäre. Obgleich ein derartiges Beispiel als extrem anzusehen ist, bewirkt die Verringerung der Familiengröße, daß „isolierte Fälle" das Typische in der genetischen Beratung

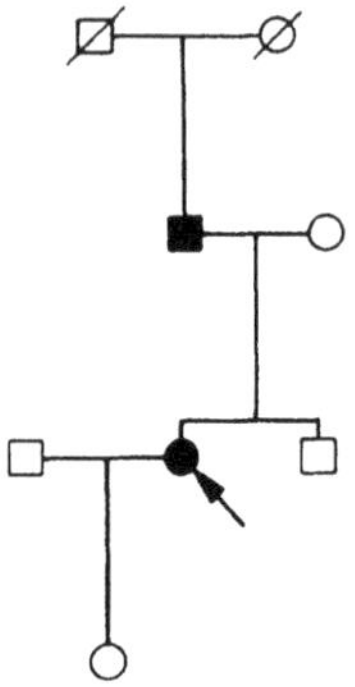

Abb. 2.4.
Stammbaum, der mit der Annahme einer autosomal-dominanten Vererbung (ohne aber zu überzeugen) vereinbar ist. Ohne spezielle Diagnose würde es schwer sein, in dieser Situation mehr als ein annäherndes Risiko anzugeben. Tatsächlich ist das der Stammbaum einer Familie mit Chorea Huntington, so daß sichere Ratschläge wie bei autosomal-dominanter Vererbung möglich sind.

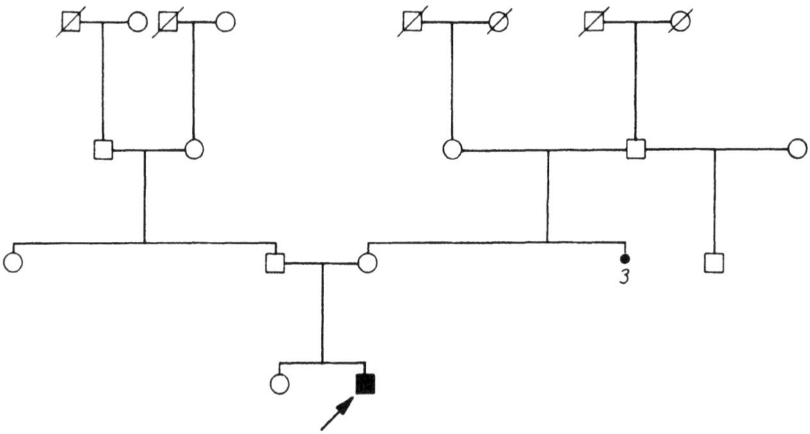

Abb. 2.5. Ein „sporadischer Fall" für eine Erkrankung – die häufigste Form eines Stammbaumes, die in der genetischen Beratung anzutreffen ist. Die auffällige Person könnte das Ergebnis eines nichtgenetischen Vorganges sein. Andererseits könnte die Familie aber auch autosomal-dominante, autosomal-rezessive oder X-chromosomal gekoppelte Vererbung repräsentieren, oder eine chromosomale bzw, polygen bedingte Erkrankung aufweisen. Das Fehlen weiterer kranker Familienmitglieder bedeutet keineswegs, daß die Erkrankung keine genetische Grundlage hat.

darstellen werden, ein Trend, der sich gewiß fortsetzt. Es ist ebensowenig logisch, in einer Familie das Vorkommen klassischer Stammbaummuster zu erwarten, wie die Diagnose einer Erkrankung solange hinauszuzögern, bis sich das klinische Bild voll ausgeprägt hat.

Autosomal-dominante Vererbung

Theoretisch ist dieser Vererbungsmodus der einfachste für die genetische Beratung, jedoch gibt es gerade hier in der Praxis immer wieder große Probleme.

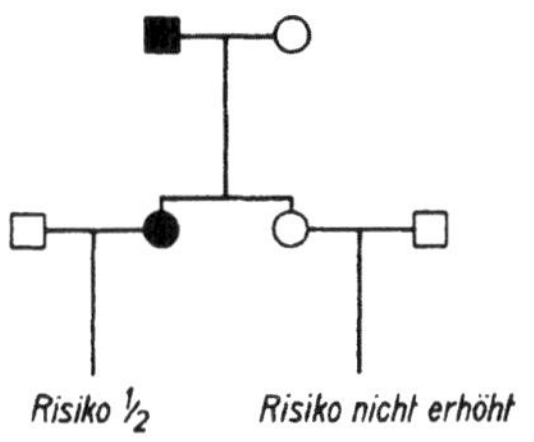

Abb. 2.6.
Genetische Risiken bei klassischer autosomal-dominanter Vererbung

Eine autosomal-dominante Erkrankung oder ein Merkmal kann im heterozygoten Zustand in hohem Maße oder vollständig ausgeprägt sein. Der homozygote Status dagegen ist für dominant erbliche Erkrankungen entweder unbekannt oder ausgesprochen selten. Sofern er aber vorkommt, ist er gewöhnlich ernster zu nehmen als die heterozygote Form (z. B. familiäre Hypercholesterolämie) oder letal (z. B. Achondroplasie).

In seiner voll entwickelten Form gestattet der Erbgang für autosomal-dominante Vererbung (Abb. 2.1.), ein genaues Risiko anzugeben, wie in Abbildung 2.6. illustriert. Das Risiko für die Nachkommenschaft von belasteten Familienangehörigen wird 1/2 sein, ohne Rücksicht auf das Geschlecht und den Entwicklungsstand der Krankheit. Das Risiko für Nachkommen und entferntere Verwandte unauffälliger Familien ist gegenüber dem allgemeinen Bevölkerungsrisiko nicht vergrößert, sofern man sicher sein kann, daß die Personen tatsächlich unauffällig sind.

Probleme resultieren aber aus der variablen Genexpressivität, die bei vielen dominant erblichen Krankheiten zu beobachten ist. Sie ergibt sich aus dem Einfluß des normalen Allels, das ja heterozygot gleichfalls vorhanden ist.

1. Später oder variabler Krankheitsausbruch

Dies kann ein großes Problem bei Beratungen sein hinsichtlich solcher Krankheiten wie der Chorea Huntington oder der adulten polyzystischen Nierenerkrankung. Hier liefert die genetische Beratung für eine auffällige Person in der Risikoeinschätzung keine Probleme. Aber die Frage, wie alt der Proband sein muß, um sicher zu gehen, daß sich keine Krankheit mehr entwickelt, kann ausgesprochen schwierig zu beantworten sein. Der beste Lösungsweg besteht im Gebrauch eines Diagramms für Erkrankungswahrscheinlichkeit, wie sie für die Chorea Huntington auf S. 151 angegeben ist. Unglücklicherweise gibt es für die meisten Krankheiten entweder nur unvollständige Informationen oder zu viele Unterschiede in den Familien, während für einige, wie z. B. die myotone Dystrophie, die Diskrepanz zwischen dem Alter beim Krankheitsausbruch und dem ersten Nachweis der Erkrankung extrem sein kann. Weitere prospektive Daten müssen gesammelt werden, um diese Frage für autosomal-dominante Krankheiten mit später Manifestation zu beantworten.

2. Unvollständige Penetranz

Bei einer kleinen, aber wichtigen Gruppe dominant erblicher Krankheiten muß kein Hinweis auf die Erkrankung eines Individuums gegeben sein, obwohl auf

Tabelle 2.1. Autosomal-dominant vererbte Krankheiten mit fehlender Penetranz – einige Beispiele (in Klammern die Werte für die Penetranz)

Erbliche Pankreatitis (80 %)	Otosklerose (40%)
Gardner-Syndrom (84%)	Von-Hippel-Lindau-Syndrom
Retinoblastom (80%)	

Grund auffälliger Eltern und Nachkommen anzunehmen ist, daß es die Erbinformation besitzt. Tabelle 2.1. enthält einige dieser Krankheiten, während Abbildung 2.7. ein Beispiel fehlender Penetranz bei erblicher Pankreatitis zeigt. Teilweise ist das von der Genauigkeit abhängig, mit der man geringfügige oder subklinische Merkmale sucht und davon, welche biochemischen und diagnostischen Tests verfügbar sind. So wird eine sorgfältige biochemische Untersuchung von Familienmitgliedern bei akuter Porphyrie zeigen, daß einige von ihnen, die niemals klinische Anzeichen hatten, biochemisch auffällig sind. Das Alter ist ebenfalls ein relevanter Faktor; so sind die Gene für die Chorea Huntington im Alter von 70 Jahren 100 %ig penetrant, aber nur etwa 50 %ig bei Vierzigjährigen (s. Kap. 11). Umgekehrt kann sich die Penetranz mit dem Alter verringern, wie bei der Petit-mal-Epilepsie, bei der sich der Anteil von im EEG oder klinisch auffälligen Familienmitgliedern nach der Adoleszenz vermindert. Einige Krankheiten, von denen das Retinoblastom die bemerkenswerteste ist, zeigen häufig fehlende Penetranz ohne Bezug zum Alter oder zu anderen nachweisbaren Faktoren.

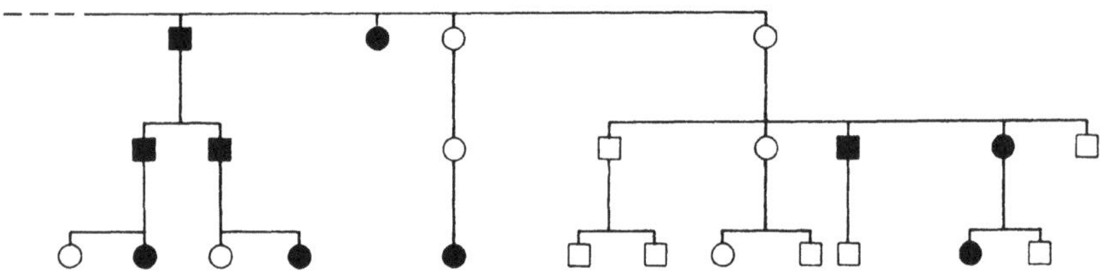

Abb. 2.7. Fehlen von Penetranz bei autosomal-dominanter Vererbung. Teil einer großen Verwandtschaft mit erblicher Pankreatitis. Drei anscheinend normale Personen haben die Krankheit ihren Nachfahren vererbt (Dank gebührt Dr. J. Sibert für die Überlassung der Angaben).

Gegenwärtige Studien haben den Grad der Penetranz in ein bestimmtes Verhältnis zu den Risiken für die Nachkommen eines wahrscheinlich gesunden Probanden gesetzt: Das Risiko für Kinder eines gesunden Blutsverwandten übersteigt niemals 10 %, selbst bei einem Grad von 60 % Penetranz (Pauli und Motulsky 1981). Der Grund hierfür ist, daß es bei hoher Penetranz unwahrscheinlich ist, daß gesunde Verwandte das Gen besitzen. In Übereinstimmung damit steht, daß bei geringer Penetranz die Wahrscheinlichkeit, tatsächlich auffällig zu sein, gering sein wird, selbst wenn das Gen vorhanden ist.

3. Variable Expressivität

Im Unterschied zur Penetranz, die ja einen Index für den Anteil auffälliger genetisch Belasteter darstellt, bezieht sich die Expressivität auf den Grad, in dem eine Krankheit bei einem Individuum ausgeprägt ist. Obgleich einige Krankheiten (z. B. Achondroplasie) nur mit geringen Variationen auftreten, ist das eher die Ausnahme als die Regel für dominant erbliche Störungen. Es wäre daher unklug, ohne vorherige sorgfältige Untersuchungen anzunehmen, ein Familienmitglied sei unauffällig. Bei einigen Krankheiten ist die Variabilität so markant, daß spezielle Sorgfalt nötig ist und radiologische und andere Tests erforderlich machen: Tuberöse Sklerose und myotone Dystrophie sind hier hervorzuhebende Beispiele. Scheinbare Ungereimtheiten, wie z. B. „Übersprungene Generationen", können in dieser Weise erklärt werden (Abb. 2.8.), und eine scheinbare Neumutation kann sich als vererbter Fall erweisen (Abb. 2.9.).

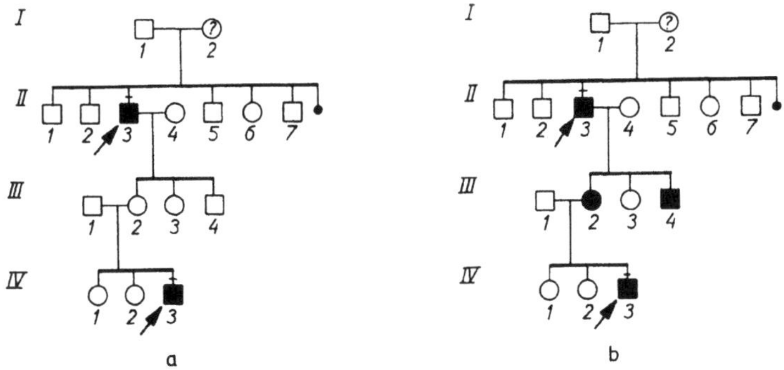

Abb. 2.8. Scheinbar „übersprungene Generation" bei myotoner Dystrophie.
a) Stammbaum vor der Untersuchung der 3. Generation.
b) Stammbaum nach vollständiger Untersuchung. Kein Überspringen von Generationen, und der Modus der Weitergabe steht in Einklang mit der Annahme einer autosomal-dominanten Vererbung (Harper 1979).

Variable Expressivität kann auch andere Probleme in der genetischen Beratung verursachen. Da die Personen, die Nachkommen zeugen, keineswegs dazu tendieren, besonders auffällig zu sein, wird der Schweregrad einer variablen Krankheit wahrscheinlich beim Kind größer sein als bei den Eltern, denen dies verdeutlicht werden muß. Die tuberöse Sklerose ist ein treffendes Beispiel dafür. Außerdem wäre der Einfluß des mütterlichen intrauterinen Milieus zu bedenken, der die Stärke der Expression bei myotoner Dystrophie und möglicherweise bei der Neurofibromatose mit beeinflußt.

4. Andere modifizierende Einflüsse

Wenn die Variation der Penetranz und Expressivität einen bestimmten Wert überschreitet, wird es sinnlos anzunehmen, die Krankheit folge einem Mendelschen Erbgang. Dennoch gibt es zahlreiche Einflüsse, die das Muster einer auto-

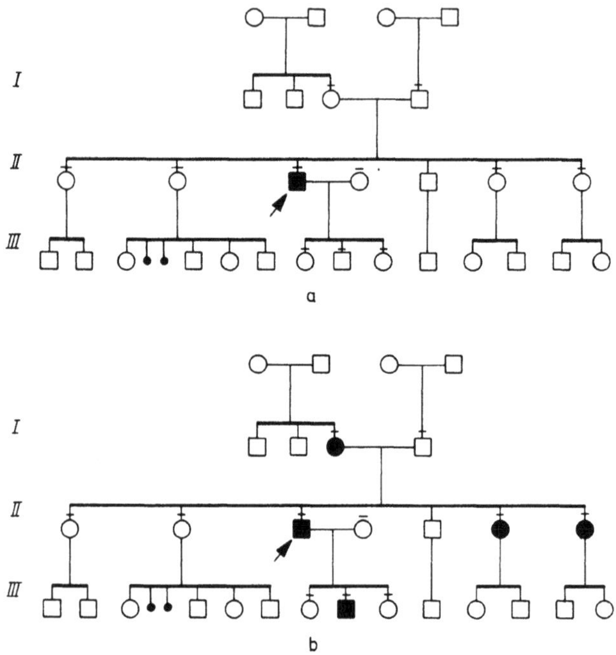

Abb. 2.9. Scheinbare Neumutation in einer Familie mit myotoner Dystrophie.
a) Stammbaum bei der Erstuntersuchung. Der Propositus scheint das Ergebnis einer Neumutation zu sein.
b) Stammbaum nach vollständiger Untersuchung der asymptomatischen Mitglieder (Harper 1979)

somal-dominaten Vererbung modifizieren können, wie Geschlecht (wie bei früher männlicher Kahlheit), Medikamente (wie bei der akuten Porphyrie) und Diät (wie bei der familiären Hypercholesterolämie). Auch die Möglichkeit einer genetischen Heterogenität muß berücksichtigt werden. Allerdings gibt es gegenwärtig wenige dominant erbliche Krankheiten, für die diese auf genetischer oder biochemischer Grundlage angenommen werden kann.

5. Die Neumutation

Die Gefahr zu vermuten, daß ein isolierter Fall einer dominant erblichen Krankheit eine Neumutation darstellt, wurde schon erwähnt. Es ist wichtig, eine solche Annahme sorgfältig zu begründen, da in einem solchen Fall das Wiederholungsrisiko in einer Sippe nicht größer ist als in der allgemeinen Population (Abb. 2.10.). Der Anteil von Fällen einer durch Neumutation bedingten Krankheit steht in direkter Beziehung zum Grad der Reproduktionsstörung durch eine Krankheit, d. h. zu ihrer genetischen Anpassungsfähigkeit. Daher sind fast alle

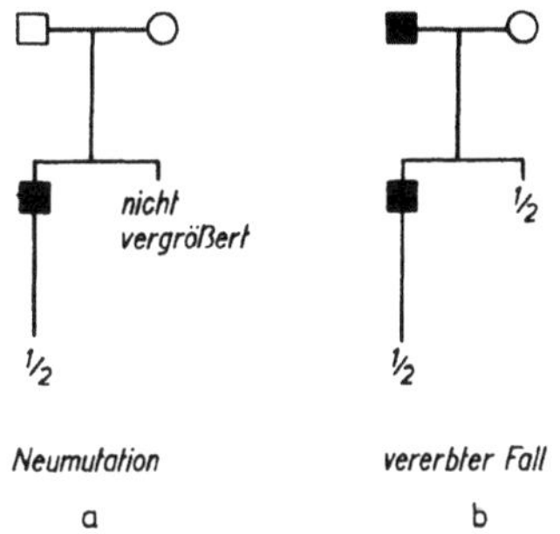

Abb. 2.10.
Autosomal-dominante Vererbung. Das genetische Risiko für Neumutation und für vererbte Fälle

Fälle vom Apert-Syndrom Neumutationen, wohingegen bei der Chorea Huntington dieser Anteil vermutlich nicht mehr als 1 % beträgt.

Wichtig ist es zu erkennen, daß eine Neumutation, kommt sie einmal vor, permanent ist. So hat ein Patient, der eine Neumutation für die Achondroplasie aufweist (Abb. 2.10a), das gleiche Risiko von 50 % für die Weitergabe wie ein Patient mit belasteten Eltern.

Homozygotie bei autosomal-dominanten Krankheiten

Fast alle mit autosomal-dominantem Erbgang bekannten Patienten sind heterozygot und haben ihre Krankheit von nur einer Seite der Familie ererbt – oder stellen eine Neumutation dar. Homozygotie setzt eine Belastung beider Eltern voraus.

Das ist sehr unwahrscheinlich, es sei denn

a) Das Gen ist häufig und von relativ geringer oder später Expressivität oder
b) belastete Individuen heiraten bevorzugt einander.

Die familiäre Hypercholesterolämie liefert ein Beispiel für die erste Situation; die Heterozygotenfrequenz kann mit 1:500 hoch sein, so daß man erwarten könnte, daß die Chance für Eheschließungen zwischen derartigen Partnern mit einer Frequenz von 1:250 000 auftritt. Da nur 1/4 der Nachkommenschaft solcher Ehepaare homozygot wäre, würde man für Homozygotien nur eine Fre-

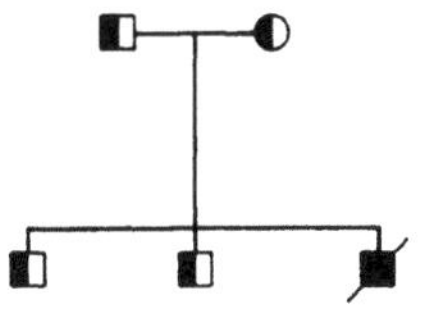

Abb. 2.11.
Homzygotie für die autosomal-dominante Krankheit Achondroplasie. Die Eltern und die beiden überlebenden Kinder haben alle die klassische Achondroplasie; sie sind in der Abbildung durch Halbschattierung dargestellt, wodurch ihre Heterozygotie angezeigt ist. Das dritte Kind empfing die Gene für die Achondroplasie von beiden Eltern, hatte somit die letale, homozygote Form der Achondroplasie und verstarb bald nach der Geburt an respiratorischer Insuffizienz. Man kann sehen, daß der Stammbaum dem einer autosomal-rezessiven Krankheit analog ist, mit der Ausnahme, daß die Heterozygoten krank und keine Carrier sind.

quenz von 1:1 Million erwarten, und die sind tatsächlich ausgesprochen selten. Blutsverwandtschaft würde natürlich die Chance für Homozygotie vergrößern, genau wie bei autosomal-rezessiver Vererbung.

Eine Situation, die häufiger in der Beratung angetroffen wird, ist die, daß zwei Personen mit der gleichen Erkrankung einander heiraten. Dies ist bei der Achondroplasie nicht selten zu sehen (Abb. 2.11.); das Risiko für die Nachkommenschaft in derartigen Fällen ist:

1/4 homozygot, auffällig
1/2 heterozygot, Achondroplasie
1/4 unauffällig.

Bei der Achondroplasie verstirbt gewöhnlich das auffällige homozygote Kind frühzeitig, bedingt durch den eingeengten Brustkorb. Die meisten anderen bekannten Homozygotien dominanter Krankheiten zeigen gleichfalls sehr schwere oder letale Verlaufsformen. Einige (z. B. Chorea Huntington) wurden bislang nicht beobachtet, wenn auch eine Zahl von Ehen zwischen Heterozygoten belegt ist. Hier ist es möglich, daß die Homozygoten spontan abortiert werden oder (weniger wahrscheinlich), daß sie von den Heterozygoten nicht zu unterscheiden sind.

Eine ähnliche Situation (wenn auch selten) ist zu beobachten, wenn verheiratete Partner unterschiedliche, aber allele Krankheiten haben. Dann kann das Kind beide abnormalen Allele erhalten und wird als ein „genetischer Compound" erscheinen. Das ist für die Achondroplasie und die leichte dysplastische Hypochondroplasie belegt. Das betroffene Kind ist viel auffälliger als einer der Eltern, aber weniger auffällig als die Homozygotie der Achondroplasie.

Autosomal-rezessive Vererbung

Die prinzipielle Schwierigkeit bei autosomal-rezessiver Vererbung besteht darin, Sicherheit über den tatsächlichen Erbgang in einer Familie zu erhalten. Die Mehrzahl der Fälle mit einer autosomal-rezessiven Krankheit wird von gesunden heterozygoten Eltern geboren, ohne daß andere auffällige Angehörige da sind. So charakteristisch wie bei dominanter Vererbung ist Erblichkeit in der Generationsfolge selten zu sehen (Abb 2.12.), und bei den kleinen Familien ist es in der gegenwärtigen Zeit ungewöhnlich, mehr als ein, höchstens zwei auffällige Angehörige zu finden. Daher müssen autosomal-rezessive Krankheiten eben mehr als autosomal-dominante vom isolierten Fall her nachgewiesen werden (mit wenig oder keiner weiterhelfenden genetischen Information).
Wo der Erbmodus diagnostisch gesichert ist, bzw. in den wenigen Familien mit einem eindeutigen Erbmuster ist die Risikovorhersage relativ einfach (Abb. 2.13.). In der überwiegenden Mehrzahl der Beispiele besteht eine signifikante Zunahme des Risikos nur für die Geschwister belasteter Personen, mit einem Risiko von 1/4. Sofern die Krankheit nicht besonders häufig ist oder Blutsverwandtschaft besteht, ist das Risiko für Halbgeschwister, Kinder und insbesondere für Kinder gesunder Geschwister nur minimal gegenüber dem der allgemeinen Population erhöht. Das genaue Risiko hängt von der Heterozygotenfrequenz in der Population ab, da es ja notwendig ist, daß beide Eltern das abnorme Gen einem belasteten Kind beisteuern. Es ist daher sowohl für die Fami-

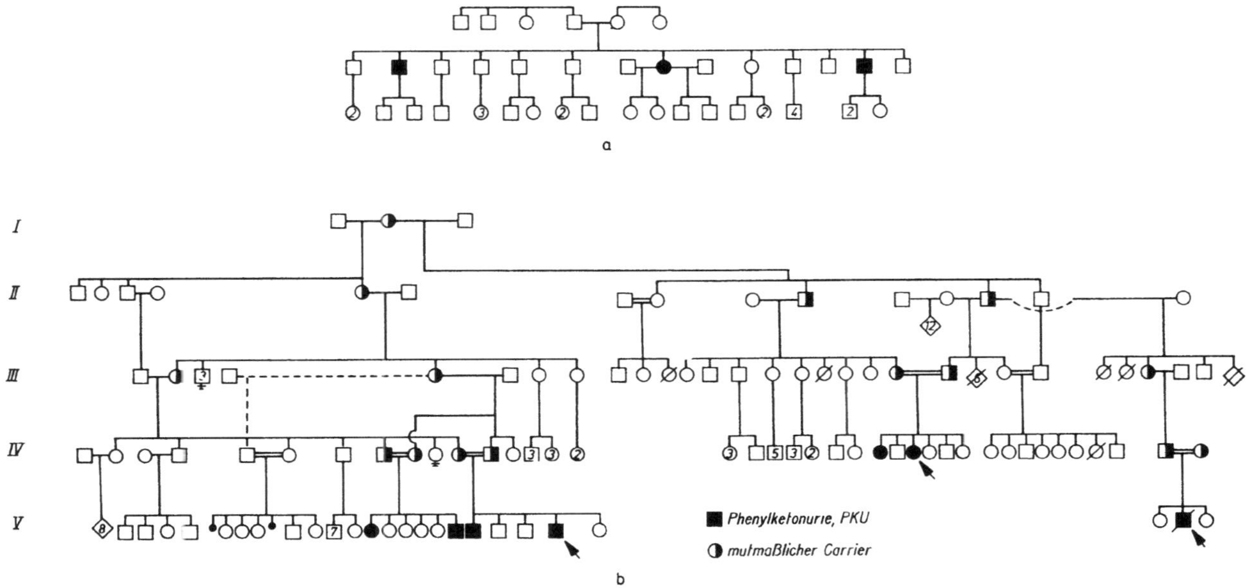

Abb. 2.12. Muster für autosomal-rezessive Vererbung. Obwohl viele Fälle autosomal-rezessiver Erkrankungen isolierte Fälle sind, kann man bei großen oder Inzuchtfamilien einen charakteristischen Stammbaum sehen.
a) Muskeldystrophie (Glieder-Gürtel-Typ) in einer Großsippe aus Südwales. 3 von 12 Geschwistern beiderlei Geschlechts sind krank, aber keiner der Eltern hat Muskelerkrankungen, und die Krankheit wurde durch keines der auffälligen Mitglieder oder deren Geschwister vererbt.
b) Phenylketonurie in einer blutsverwandten Waliser Zigeunerverwandtschaft. Die kranken Personen wurden von gesunden, aber heterozygoten Eltern in dieser hoch-ingezüchteten Verwandtschaft geboren. Das Gen kann bis zum anzestralen Heterozygoten zurückverfolgt werden (Harper 1976).

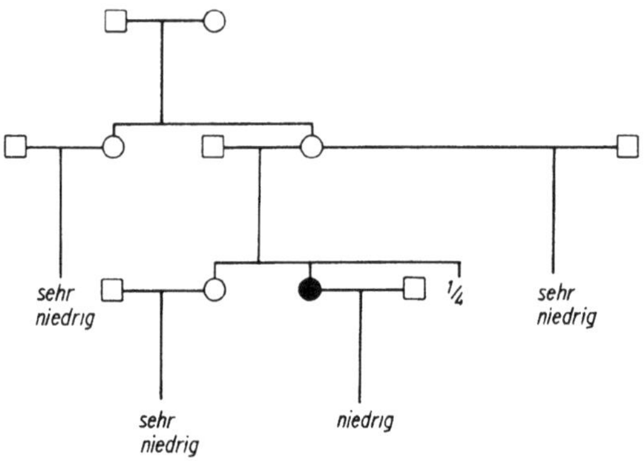

Abb. 2.13. Genetische Risiken bei autosomal-rezessiver Vererbung

lienmitglieder als auch für die allgemeine Population wichtig zu wissen, wie hoch die Chance ist, für eine autosomal-rezessive Krankheit Carrier zu sein. Das ist nachfolgend ausgeführt.

Das Risiko, Carrier zu sein

1. Das Risiko innerhalb einer Familie (Abb. 2.14.). Die Eltern und Kinder eines Patienten mit autosomal-rezessiver Krankheit sind obligate Carrier, während Verwandte 2. Grades (Onkel, Tante, Neffe, Nichte, Halbgeschwister, Großeltern) eine Chance von 1/2 haben, Carrier zu sein. Jeder weitere Verwandtschaftsgrad würde das Risiko um 1/2 reduzieren, so daß es bei Kenntnis des

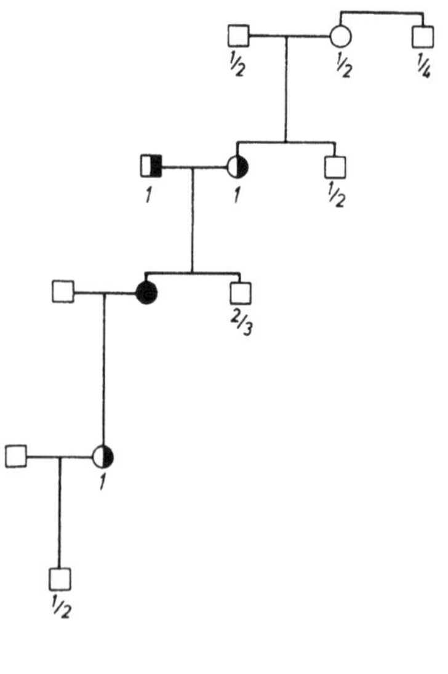

Abb. 2.14.
Risiken, Carrier zu sein, bei autosomal-rezessiver Vererbung (obligate Carrier in Halbschattierung

Verwandtschaftsverhältnisses zum Patienten relativ einfach ist, die Carrier-Chance für eine Person zu bestimmen (s. S. 115).

Geschwister stellen einen speziellen Fall dar: Obwohl die Chance für ein Kind, selber Carrier zu sein, 2:4 ist, wenn beide Eltern Carrier sind, ist die Chance für ein *gesundes* Kind, Carrier zu sein, 2:3, da die erkrankte Gruppe von Individuen bei dieser Betrachtung unberücksichtigt bleibt.

Wenn die Risiken zu veranschlagen sind, ob ein Familienmitglied Carrier ist oder nicht, kann die Möglichkeit einer Neumutation ignoriert werden, da sie in bezug auf die anderen Risiken ausgesprochen gering ist. Obwohl das generelle Populationsrisiko theoretisch zugerechnet werden muß, kann es dennoch gleichermaßen vernachlässigt werden, ausgenommen bei den häufigsten Krankheiten.

2. Populationsrisiko. Bei einer Population kommt es selten vor, daß man die Carrier-Frequenzen für eine autosomal-rezessive Erkrankung durch direkte Beobachtung erkennen kann. Glücklicherweise lassen sich diese aber aus der Erkrankungsfrequenz durch das als Hardy-Weinberg-Gleichgewicht bekannte Verhältnis bestimmen. In den wenigen Fällen, bei denen direkte Beobachtungen verfügbar sind, stimmen sie genau mit den vorhergesagten Frequenzen überein. So scheint es vernünftig zu sein, sie wenigstens als Näherung anzusehen.

Die Grundlagen für das Hardy-Weinberg-Gleichgewicht und die in Betracht kommenden Ursachen für seine Abweichungen werden in Lehrbüchern der Genetik dargestellt und hier nicht wiedergegeben. Was der Kliniker aber wissen muß ist, daß Gen- und Heterozygotenfrequenz vorherbestimmt werden können,

Tabelle 2.2. Risiken für die Vererbung einer autosomal-rezessiven Krankheit in Beziehung zur Inzidenz (es wird angenomen, daß der Ehepartner gesund ist und keine verwandtschaftliche Beziehung besteht)

Krankheits-häufigkeit (auf 10 000)	Gen-frequenz (%)	Carrier-frequenz (%)	Risiko für Nachkommen von homozygot Kranken	Risiko für Nachkommen von gesunden Geschwistern (%)
100	10,0	18,0	9,0	3,0
50	7,1	13,2	6,6	2,2
20	4,5	8,6	4,3	1,4
10	3,2	6,2	3,1	1,0
8	2,8	5,4	2,7	0,9
6	2,4	4,7	2,3	0,78
5	2,2	4,3	2,1	0,72
4	2,0	3,9	2,0	0,65
2	1,4	2,8	1,4	0,46
1	1,0	2,0	1,0	0,33
0,5	0,71	1,4	0,70	0,23
0,1	0,32	0,64	0,32	0,11
0,05	0,22	0,44	0,22	0,07
0,01	0,10	0,20	0,10	0,03

vorausgesetzt, die Frequenz der auffälligen Homozygoten ist bekannt. Für die gewöhnliche Situation mit 2 Allelen gilt:

- Das häufigste „Normal"-Allel hat die Frequenz p und
- das seltenere „Krankheits"-Allel die Frequenz q (deren gemeinsame Frequenz muß gleich 1 sein).
- Die Proportionen für die folgenden Kategorien sind dann: q^2 abnormal homozygot (= Krankheitshäufigkeit)
  p^2 normal homozygot
  2pq heterozygot (Carrier).
- Der Ausgangspunkt ist die Krankheitshäufigkeit, die oft bekannt ist.
- Die Quadratwurzel aus dieser ergibt die „abnormale" Gen-Frequenz q. Hiervon kann man p erhalten, welches 1–q sein muß.
- Dies erlaubt, die Carrier-Frequenz 2pq auszurechnen.
- In der Praxis ist p (die „normale" Genfrequenz) nahe bei 1, bis auf außerordentlich häufige Krankheiten, so daß 2pq nur wenig von 2q differiert.
- Das heißt, für seltene rezessive Krankheiten ist die Carrierfrequenz zweimal die Quadratwurzel der Krankheitshäufigkeit.

Wenn wir uns nun unserer Beratungspraxis zuwenden, so können wir leicht das Risiko für die Nachkommen von Patienten mit rezessiv erblicher Krankheit bestimmen sowie für deren Angehörige u. a. Verwandte. Tabelle 2.2. gibt das Risiko für eine Reihe von Genfrequenzen wieder. Man sieht, daß nur für die häufigsten der rezessiven Krankheiten das Risiko ziemlich groß wird, so daß es nicht von ernster Bedeutung ist, ob ein Verwandter Carrier ist oder nicht, es sei denn, er heiratet einen engen Verwandten (s. Kap. 6.).

Blutsverwandtschaft

Die Bestimmung des genetischen Risikos bezüglich der Blutsverwandtschaft ist in Kap. 8 ausreichend diskutiert. An dieser Stelle ist aber die Krankheitsgruppe mit autosomal-rezessiver Vererbung zu nennen, die von einer Blutsverwandtschaft besonders beeinflußt wird. Verschiedene Punkte müssen betont werden:

1. Blutsverwandtschaft ist nur dann bedeutungsvoll für das genetische Risiko, wenn beide elterlichen Linien einbezogen sind, und nicht nur eine, wie nachstehend gezeigt.

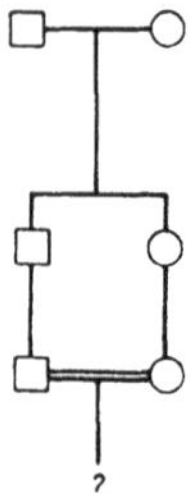

Blutsverwandschaft relevant

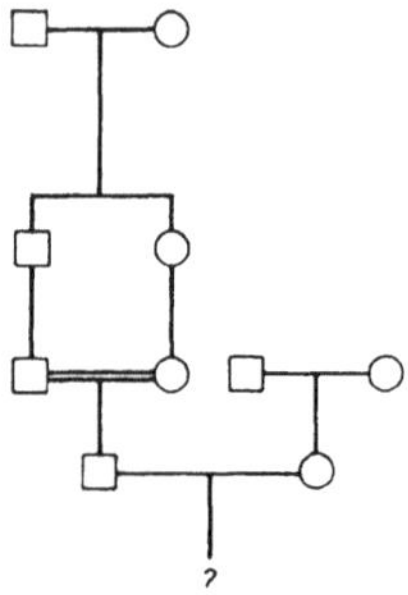

Blutsverwandschaft nicht relevant

2. Zwei Brüder, die zwei Schwestern (oder ähnliche Kombination) heiraten, gehen keine Blutsverwandtschaft ein (siehe Skizze).

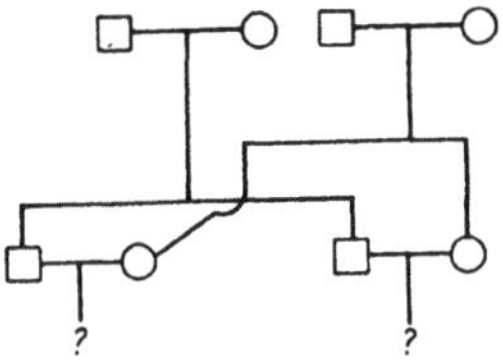

3. Je seltener eine Krankheit ist, um so größer wird der relative Anteil von belasteten Kindern bei Ehen Blutsverwandter sein.
4. Das Vorhandensein von Blutsverwandschaft bei Auftreten eines Syndroms von unbestimmter Erblichkeit läßt zunächst an autosomal-rezessive Vererbung denken, beweist sie aber nicht.
5. Blutsverwandtschaft muß im Zusammenhang mit der einzelnen Population gesehen werden. In einer Population, in der 30 % der Ehen zwischen Vater und Base geschlossen werden, ist nämlich eine scheinbare Korrelation einer bestimmten Krankheit mit Blutsverwandtschaft weitaus weniger sicher als in Populationen, in denen es nur zu 1 % Cousin/Cousine-Ehen gibt.
6. Mehrfache Blutsverwandtschaft kann den Eindruck eines autosomal-dominanten Erbganges mit Vererbung in der Generationsfolge erwecken, wenn eine

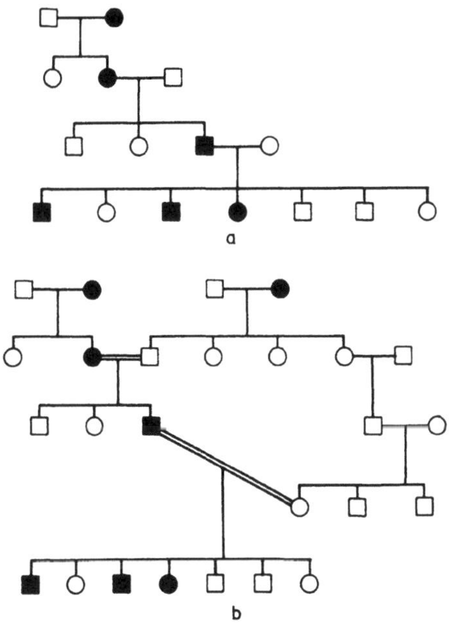

Abb. 2.15.
a) Ein unvollständiger Stammbaum zeigt für die Alkaptonurie scheinbar eine dominante Vererbung. b) Der vollständige Stammbaum jedoch macht klar, daß Blutsverwandtschaft für das die autosomal-dominante Vererbung vortäuschende Stammbaummuster verantwortlich ist [nach Khachadurian, A. K. und Feisal, K. A. (1958) J. Chronic. Dis. 7 (1958): 455 und McKusick (1969)].

Ehe zwischen einem kranken Patienten und einem Partner als Carrier zustande kommt, wie in Abbildung 2.15. gezeigt.

Andere Probleme bei autosomal-rezessiver Krankheit

Sobald man überzeugt ist, daß eine Krankheit tatsächlich diesem Erbmodus unterliegt, sind die Schwierigkeiten in der genetischen Beratung viel geringer als bei einer autosomal-dominanten Erkrankung. So tritt Fehlen von Penetranz selten auf, und variable Expressivität ist weniger häufig. Genetische Heterogenität ist vermutlich die Hauptursache für die Variabilität innerhalb einer dem Anschein nach einzelnen Entität. Manchmal kann sie biochemisch erkannt werden, so bei vielen angeborenen Stoffwechselstörungen; in anderen Situationen muß sie aus Familiendaten gefolgert werden. Ein Beispiel für die praktische Bedeutung der Aufdeckung solch einer Heterogenität ist bei den verschiedenen Typen von rezessiv-erblichen polyzystischen Nierenerkrankungen zu sehen, bei denen die Sippen-Angehörigen eine hohe Konkordanz im Erkrankungs- und Sterbealter zeigen (s. Kap. 19). Eine übereinstimmende Situation besteht bei der spinalen Muskelatrophie (s. Kap. 10), bei der die klassische Werdnig-Hoffmann-Krankheit (progressive spinale Muskelatrophie bei Kindern) große Ähnlichkeit bei Geschwistern zeigt, die späte Erkrankungsform dagegen eine viel breitere Streuung aufweist. Informationen dieser Art über die wahrscheinliche Prognose sind für Eltern, die eine weitere Schwangerschaft beabsichtigen, ebenso wichtig wie das tatsächliche Wiederholungsrisiko.

Von besonderer Bedeutung für autosomal-rezessive Krankheiten ist heute die Möglichkeit der pränatalen Diagnostik in vielen Fällen, bei denen der zu Grunde liegende biochemische Defekt bekannt ist. Dies wird in Kapitel 7. diskutiert. Die Anwendung der AID (artifical insemination by donor) ist insofern für rezessive Krankheiten von Bedeutung, als das Risiko für einen nichtverwandten Spender, für das gleiche Gen Carrier zu sein, gering ist.

Ein letzter Faktor, der wieder in bezug zu der Tatsache steht, daß eine autosomal-rezessive Krankheit den Carrier-Status beider Eltern erfordert, ist die Aussicht auf Wiederverheiratung der Eltern. Bei der augenscheinlichen Frequenz von Ehescheidungen in den meisten Teilen von Europa und Amerika muß das zu ernsten Überlegungen führen, wenn die Sterilisation eines Elternteiles in Betracht gezogen wird. Das ist ein mit den Eltern schwierig zu diskutierendes Thema, besonders wenn die Bürde eines kranken Kindes voraussichtlich ein entscheidender Faktor für den Abbruch der Ehe ist. Umgekehrt kann die notwendige Beteiligung beider Eltern an der autosomal-rezessiven Krankheit des Kindes ein wichtiger Punkt in der genetischen Beratung sein. Häufig wird nämlich beobachtet, daß ein Elternteil (meistens die Mutter) die Last der „Schuld“ für das Auftreten der Krankheit auf sich nimmt, und das kann durch Meinungen der Verwandtschaft (ausgesprochen oder stillschweigend) noch verstärkt werden. Die Tatsache, daß „eine Seite der Familie“ nicht allein verantwortlich ist, und daß jeder letztlich einen schädlichen genetischen Faktor trägt, ist häufig eine große Erleichterung für die Paare, deren Kind mit einer autosomal-rezessiven Krankheit geboren wurde.

Ehen zwischen zwei belasteten Personen

Diese Situation wurde schon für autosomal-dominante Krankheiten diskutiert, ist aber bei jenen mit autosomal-rezessiver Vererbung häufiger zu sehen. Gewöhnlich ist die Ursache bevorzugter Heirat zwischen gleichauffälligen Menschen, besonders bei jenen mit Blindheit oder Taubheit, das gemeinsame Großwerden und eine gemeinsame soziale Bindung. Albinismus und schwere kongenitale Taubheit liefern die beiden bestbelegten Beispiele.

Wenn zwei Personen mit der gleichen Krankheit (z. B. die schwere Form des Albinismus ocoli) eine Partnerschaft eingehen, müssen alle Nachkommen krank sein, da jeder Elternteil stets ein abnormales Gen (a) vererbt.

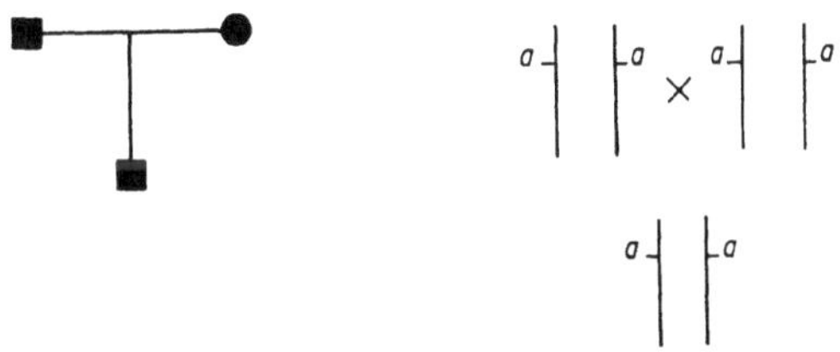

Entscheidend ist allerdings, sicher zu sein, daß keine genetische Heterogenität existiert. Wenn nämlich die Krankheit der Eltern von verschiedenen Loci kontrolliert wird, werden alle Nachkommen unauffällig, aber immerhin Carrier für beide Loci sein. Ein größeres Potential für fehlerhafte Beratung ist nicht vorstellbar.

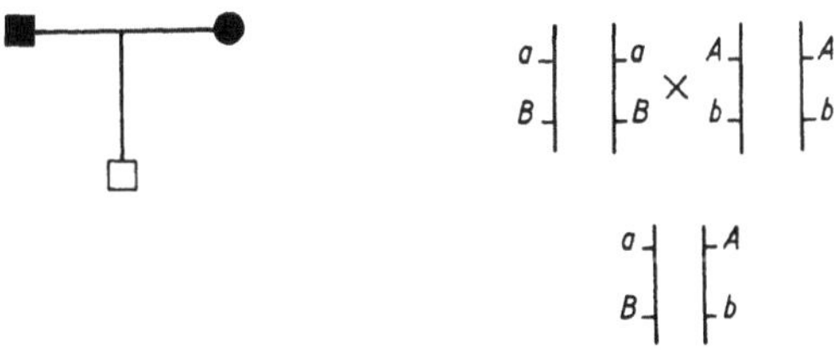

In Fällen mit Albinismus wird eine sorgfältige Untersuchung die zwei Formen unterscheiden (s. Kap. 15.). Bei der schweren kongenitalen Taubheit ist das unmöglich, so daß Ratschläge auf der Kenntnis von der Zahl und der relativen Frequenz der verschiedenen Typen beruhen werden und darauf, ob das betreffende Paar auffällige oder normale Kinder hat. Das ist eine der vielen Situationen in der genetischen Beratung, bei denen die Erkennung der genetischen Heterogenität extrem wichtig ist.

X-chromosomale Krankheiten

Da keine ernsthaften Krankheiten bekannt sind, die vom Y-Chromosom determiniert werden, ist geschlechtsgebunden gleichbedeutend mit X-chromosomal, soweit es die genetische Beratung angeht. X-Kopplung ruft einige ungewöhnli-

Tabelle 2.3. Erkrankungen mit X-chromosomalem Erbgang in alphabetischer Reihenfolge (nach McKusick 1982)

Addison-Syndrom mit zerebraler Sklerose
Agammaglobulinämie, Bruton-Typ (manchmal auch der Typ Schweiz)
Albinismus oculi
Albinismus/Taubheit-Syndrom
Aldrich-Syndrom
Alport-Syndrom (einige Familien)
Amelogenesis imperfecta (2 Typen)
Anämie, erbliche hypochrome
Angiokeratoma (Fabry-Syndrom)
Charcot-Marie-Tooth-Syndrom (neurale Muskelatrophie, ein Typ)
Chorioideremie
Chorioretinale Degeneration (ein seltener Typ)
Coffin-Lowry-Syndrom
Diabetes insipidus, hypophysärer (einige Familien)
Diabetes inspidus renalis
Dyskeratosis congenita
Dysplasia spondylo-epiphysaria tarda
Dysplasie, ektodermale (Anhydrosis)
Dysplasie, facio-genitale (Aarskog-Syndrom)
Ehlers-Danlos-Syndrom (Typ V)
Farbenblindheit (verschiedene Typen)
Geistige Retardierung, mit oder ohne fragile site
Glukose-6-Phosphat-Dehydrogenase-Mangel (Favismus)
Glykogenose Typ VIII
Gonadendysgenesie (XY, weiblicher Typ)
Granulomatose, letale, des Kindesalters (verminderte Aktivität der NADH-Oxidase)
Hämophilie A und B
Hydrozephalus (Aquäduktstenose, ein Typ)
Hypophosphatämie (Vitamin-D-resistente Rachitis)
Hypoplasie, adrenale (ein Typ)
Hypoplasie, fokale dermale
Ichthyosis vulgaris
Incontinentia pigmenti
Kallmann-Syndrom
Katarakt (ein Typ)
Keratosis follikularis spinulosa
Lesch-Nyhan-Syndrom (Hypoxanthin-Guanin-Phosphoribosyltransferase-Mangel)
Lowe-Syndrom (Oculo-cerebro-renales Syndrom)
Makuladegeneration der Retina (ein Typ)
Menkes-Syndrom
Mikrophthalmie mit multiplen Anomalien (Lenz-Syndrom)
Mukopolysaccharidose II (Hunter-Syndrom)
Muskelatrophie, spinale (ein Typ)
Muskeldystrophie, Becker, Duchenne und Typ Dreifuss
Myopathie, zentronukleäre, myotubuläre Myopathie (ein Typ)
Nachtblindheit, angeborene
Norrie-Syndrom
Nystagmus, okulomotorischer
Ornithin-Anämie (Hyperammonämie-Syndrom)

Fortsetzung Tabelle 2.3.

Oro-fazio-digitales-Syndrom (I), OFD-Syndrom
Paraplegie, spastische (ein Typ)
Phosphoribosylpyrophosphat-Synthetase-Mangel
Reifenstein-Syndrom
Retinitis pigmentosa (ein Typ)
Retinoschisis, erbliche
Taubheit, sensorineurale, angeborene
Testikuläre Feminisierung
Thrombozytopenie, erbliche (Purpurea simplex)
Thyroxin-bindendes Globulin, Fehlen oder Varianten desselben
Xg-Blutgruppen-System
Zerebellare Ataxie (ein Typ)
Zerebrale Sklerose, diffuse

che Probleme hervor, deren Berücksichtigung von praktischer Bedeutung ist. Aus diesem Grund haben X-chromosomale Erkrankungen viel größere Bedeutung in der genetischen Beratung, als es auf Grund des relativen Beitrages des X-Chromosoms zum menschlichen Genom zu erwarten wäre.

Derzeit sind 115 definierte X-chromosomale menschliche Erkrankungen oder Merkmale erkannt. Eine ziemlich vollständige Liste von Krankheiten ist in Tabelle 2.3. wiedergegeben. Die große Mehrzahl von ihnen ist X-chromosomal rezessiv, eine kleine Anzahl dominant und einige wenige bei hemizygoten Männern dominant letal. Der Terminus „dominant" und „rezessiv" muß bei X-chromosomalen Krankheiten mit Vorsicht gebraucht werden, da es unter den heterozygoten Frauen einen viel größeren Grad an Variabilität gibt als es bei autosomalen Erkrankungen der Fall ist. Das ist größtenteils das Ergebnis der X-Chromosomen-Inaktivierung (Lyon-Hypothese), die mit Ausnahme des Endes des kurzen Armes fast das ganze X-Chromosom zu beeinflussen scheint. Eines der beiden X-Chromosomen ist im frühen Embryonalstadium inaktiviert (welches von beiden ist dem Zufall überlassen) und wird als „sex-chromatin" oder „Barrkörper" an der Kernmembran sichtbar. Da die Abkömmlinge einer jeden Zelle das gleiche inaktivierte X-Chromosom erhalten, folgt daraus, daß eine Frau heterozygot für eine X-chromosomale Erkrankung oder ein Merkmal, d. h. ein Mosaik mit zwei Zellinien ist: eine, die das „normale", die andere, die das „abnormale" X-Chromosom funktionell besitzt.

Es gibt eine beträchtliche Zahl von indirekten Beweisen für die Inaktivierung des X-Chromosoms bei menschlichen Erkrankungen, die sich in verschiedener Weise äußern kann. So zeigen einige Erkrankungen eine „fleckenhafte" Veränderung bei den Heterozygoten, so daß z. B. fleckige retinale Veränderungen bei Carriern für X-chromosomale Retinitis pigmentosa oder Chorioideremie zu sehen sind und fleckenhafte Muskelbiopsieveränderungen z. B. bei Carriern für die Muskeldystrophie Duchenne gefunden werden können. Allgemein äußert sich die Variabilität in der X-Inaktivierung in einer leichteren und variableren Expression von klinischen und biochemischen Veränderungen. So haben bei dominanter X-chromosomaler Hypophosphatämie (Vitamin-D-resistente Spätrachitis) belastete Frauen mildere, eben subklinische Erkrankungen. Umgekehrt zeigen bei der rezessiven Hämophilie einige Carrier eine leichte Blutungsneigung zusätzlich zum reduzierten Faktor-VIII-Spiegel. Die Zusammenhänge der Tests für die Carrier-Diagnostik bei X-chromosomalen Krankheiten werden in Kapitel 6 diskutiert.

Aufdeckung von X-chromosomaler Kopplung

Die Aufdeckung eines X-chromosomalen Stammbaummusters ist für eine korrekte genetische Beratung entscheidend und wird überraschend oft vernachlässigt. Die folgenden Kriterien sind ohne Rücksicht darauf anwendbar, ob die Krankheit rezessiv oder dominant vererbt wird oder von intermediärer Expression ist. Die Abbildungen 2.16. bis 2.21. geben einige Beispiele.

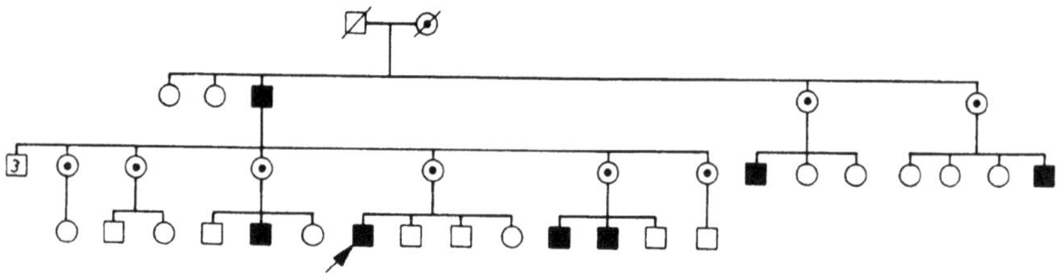

Abb. 2.16. Typische X-chromosomal rezessive Vererbung (Hämophilie A). Man bemerke, daß *alle* Söhne eines kranken Mannes gesund sind, *alle* Töchter Carrier. Die Krankheit wurde von einer gesunden Frau übertragen und beschränkt sich auf Männer. Diese Eigentümlichkeiten sind aber weniger kritisch als das Fehlen einer Vererbung von Mann zu Mann bei einer X-Kopplung, die es daher zu bestätigen oder auszuschließen gilt.

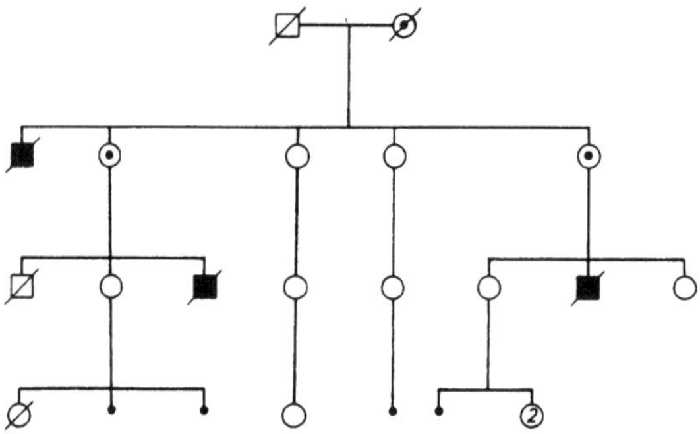

Abb. 2.17. Mutmaßlich X-chromosomale Vererbung. Muskeldystrophie Duchenne (Verwandtschaft aus Südwales). Obwohl sich die Krankheit auf Männer beschränkt und von gesunden Frauen übertragen wird, wie das von X-chromosomaler Vererbung zu erwarten ist, bedeutet das Fehlen von Nachkommen bei den kranken Männern, daß man das kritische Fehlen einer Mann-Mann-Vererbung infolgedessen auch nicht einschätzen kann. Genetische Kopplungsdaten haben hier die X-Kopplung bekräftigt.

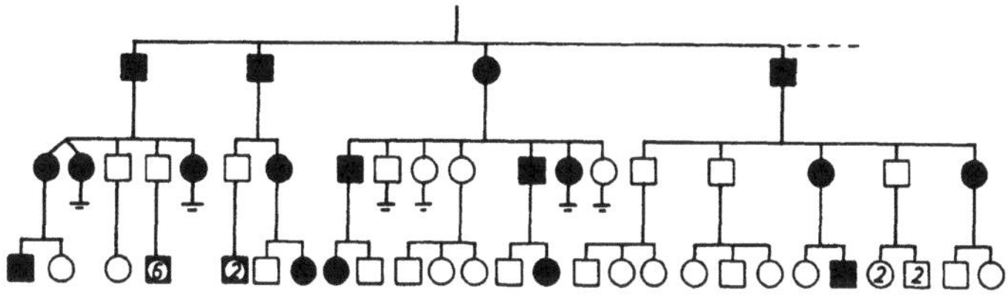

Abb. 2.18. X-chromosomal dominante Vererbung in einer Familie mit familiärer Hypophosphatämie (Vitamin-D-resistente Rachitis; nach McKusick). Das Muster ist oberflächlich einem autosomal-dominanten Erbgang ähnlich. Werden aber die Nachkommen von kranken Männern berücksichtigt, so wird deutlich, daß alle Töchter krank sind, die Krankheit aber niemals vom Vater auf den Sohn übertragen werden kann.

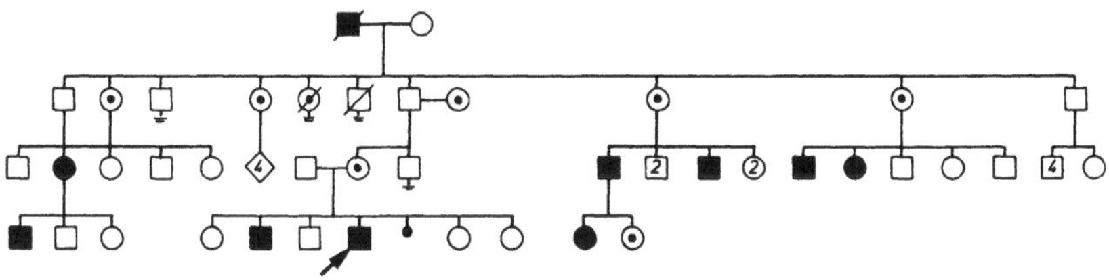

Abb. 2.19. Intermediäre X-chromosomale Vererbung. Eine Verwandtschaft aus Südwales mit erblichem okulomotorischen Nystagmus. Der Erbgang wurde bei der Untersuchung der Nachkommen kranker Männer erkannt. Alle Söhne sind unauffällig, alle Töchter aber entweder krank oder Carrier.

1. Vererbung vom Mann zu seinen Söhnen wird nie vorkommen, da ein Mann niemals sein X-Chromosom dem Sohn vererbt.
2. Alle Töchter eines kranken Mannes werden das Gen erhalten, sie werden z. B. alle befallen sein, wenn die Vererbung X-chromosomal dominant ist. Sie werden alle Carrier, wenn sie X-chromosomal-rezessiv ist.
3. Unauffällige Männer übertragen niemals die Krankheit auf Nachkommen irgendeines Geschlechts.
4. Das Risiko für Söhne von Frauen, die definierte Carrier sind (oder klinisch auffällig in Fällen von X-chromosomaler Dominanz) ist 1/2.
5. Die Hälfte der Töchter von Carrier-Frauen wird selber Carrier sein. In Fällen von X-chromosomaler Dominanz wird die Hälfte der Töchter wiederum erkranken.
6. Kranke homozygote Frauen kommen nur in Ausnahmefällen bei X-chromosomal rezessiven Erkrankungen vor und werden nur beobachtet, wenn ein kranker Mann eine Carrier-Frau heiratet; bei X-chromosomal dominanter Vererbung sind durchschnittlich doppelt so viel Frauen wie Männer klinisch krank.

Diese einfachen Richtlinien umfassen die meisten genetischen Beratungspro-

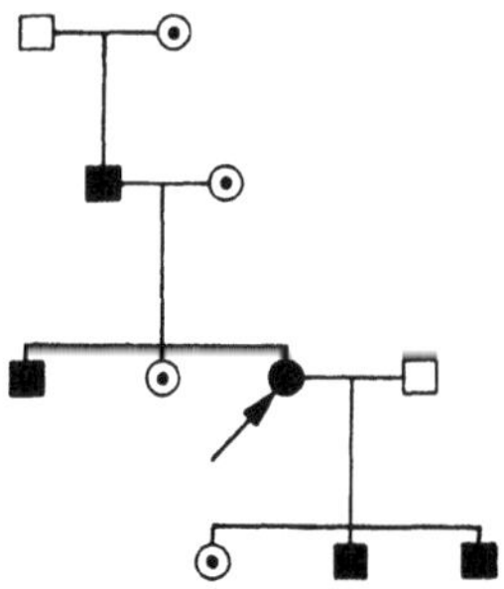

Abb. 2.20.
Das Vorkommen einer erkrankten homozygoten Frau für ein häufiges X-chromosomales Merkmal, die Rot-Grün-Blindheit

bleme und erlauben in der Mehrzahl der Fälle eine definitive Entscheidung, ob die Krankheit X-chromosomal ist oder nicht. Es ist zu sehen, daß die Situation für X-chromosomale Rezessivität und X-chromosomale Dominanz wirklich ähnlich ist, die heterozygoten Frauen der letzteren Gruppe sind im Gegensatz zu den Carriern aber krank. Scheinbare Abweichungen könnten das Ergebnis von Chromosomenanomalien sein (z. B. das Vorkommen einer Erkrankung bei einer 45,X-Frau, Abb. 2.21.) oder einer Nichtvaterschaft. Einige besondere Probleme sind nachstehend aufgezeigt.

1. Die klassische X-chromosomale rezessive Vererbung. Abbildung 2.16. zeigt dies in einer Familie mit Hämophilie A.

2. Krankheiten, bei denen sich kranke Männer nicht fortpflanzen (Abb. 2.17.). Das kann eine Ursache im Schweregrad der Krankheit haben (z. B. Muskeldystrophie Duchenne) oder in Infertilität (z. B. Kallmann-Syndrom). Hier kann der Test auf Vererbung vom Mann zum Sohn nicht angewendet werden. Sofern man nicht andere genetische Daten hat (z. B. Kopplungsmarker oder Vorkommen bei einer XO-Frau), ist X-Kopplung eher zu vermuten als zu beweisen.

3. X-chromosomale dominante Vererbung (Abb. 2.18.). Das Muster kann auf den ersten Blick mit autosomal-dominanter Vererbung verwechselt werden, aber wenn man die Nachkommen eines kranken Mannes berücksichtigt, so sind alle Söhne unauffällig, alle Töchter krank. Die Überzahl belasteter Töchter ist nicht zu übersehen.

4. „Intermediäre" X-chromosomale Vererbung. Die undeutliche Unterscheidung zwischen dominanter und rezessiver Vererbung bei X-chromosomalen Erkrankungen ist schon erwähnt worden. Unter besonderen Bedingungen können Heterozygote in einem Zweig einer Familie die Krankheit zeigen, in einem anderen aber nicht. Abbildung 2.19. zeigt ein Beispiel dafür.

Obwohl auf den ersten Blick der Erbgang verwirrend erscheint, ist die Situation doch klar, wenn die Nachkommen der kranken Männer berücksichtigt werden – alle Söhne sind unauffällig, während die Frauen krank oder Carrier sind.

5. X-chromosomale dominante Vererbung mit Letalität bei den Männern. Hier tritt die Krankheit nur bei den heterozygoten Frauen auf, die belasteten (hemizygoten) Männer sind nicht nachweisbar oder erscheinen in Überzahl bei spontanen Aborten. Es ist schwierig, diese Situation zu beweisen, aber sie ist sehr suspekt und kann auf verschiedene Krankheiten einschließlich der fokalen derma-

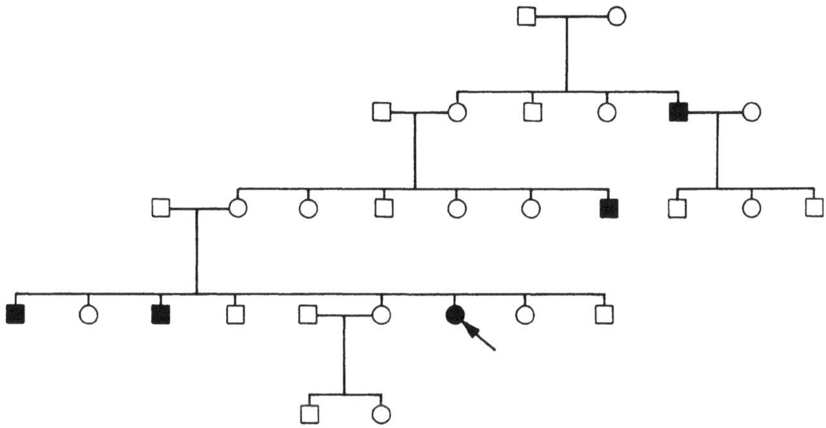

Abb. 2.21. Wird ein krankes Mädchen mit einer seltenen und eindeutigen X-chromosomalen Krankheit beobachtet, sollte eine Geschlechtschromosomenaberration, wie das Turner-Syndrom, (45, X), berücksichtigt werden. Das ist im Falle dieser Familie mit X-chromosomaler zerebellarer Ataxie erwiesen (nach Shokeier 1979).

len Hypoplasie und für die Incontinentia pigmentosi hinweisen. Die genetischen Beratung verlangt einige Sorgfalt: Bleiben die Spontanaborte einmal unberücksichtigt, wird 1/3 der Nachkommen kranker Frauen wieder krank sein, alle lebend geborenen Jungen werden ebenso unauffällig sein wie die Hälfte der Mädchen. 2/3 aller Kinder werden weiblich sein. Eine Geschlechtsdiagnostik mit Abbruch von weiblichen Schwangerschaften kann erwogen werden. Wurde ein krankes Kind gesunder Eltern geboren, stellt dies wahrscheinlich eine Neumutation dar, und das Wiederholungsrisiko ist gering (wenn auch keine gesicherten Daten in diesem Punkt existieren).

6. Häufige X-chromosomale Gene. Tritt ein X-chromosomales Gen in einer bestimmten Population häufig auf, kann es ein verwirrendes Stammbaummodell hervorbringen. Dies kann man bei der Farbenblindheit in europäischen Populationen sehen und bei der G_6PD-Defizienz im mittleren Osten. Die Ehen von kranken Männern mit heterozygoten Frauen sind nicht selten und führen zu homozygoten Frauen (Ab. 2.20.), deren Söhne dann alle krank sein werden. Ein ähnliches Modell kann gelegentlich bei selteneren Erkrankungen gesehen werden, sofern Blutsverwandschaft vorliegt.

Das Risiko, Carrier für eine X-chromosomale Erkrankung zu sein

Methoden der Carrier-Diagnostik sind in Kapitel 5. diskutiert. Selbstverständlich ist die Bestimmung des genetischen Carrier-Risikos für einen weiblichen Verwandten wichtig.

Hinweise aus dem Carrier-Test können (wenn überhaupt) in geeigneter Weise kombiniert werden. Die Bestimmung dieses Risikos ist aber nicht immer ein-

fach, und sie ist eine der wenigen Situationen, bei denen ein mathematischer Lösungsweg für die genetische Beratung gebraucht wird.
Der Kliniker sollte aber bei diesem Gedanken nicht verzagen. Wahrscheinlich war die Mehrzahl seiner genetisch arbeitenden Kollegen früher ebenso unkundig wie er selbst. Ein in Großbritannien den klinischen Genetikern zugesandter Fragebogen betreffs des Carrier -Risikos bei der Muskeldystrophie Duchenne bestätigt das insofern, als nur eine Minderheit eine vollständige, korrekte Antwort auf die Frage gab.

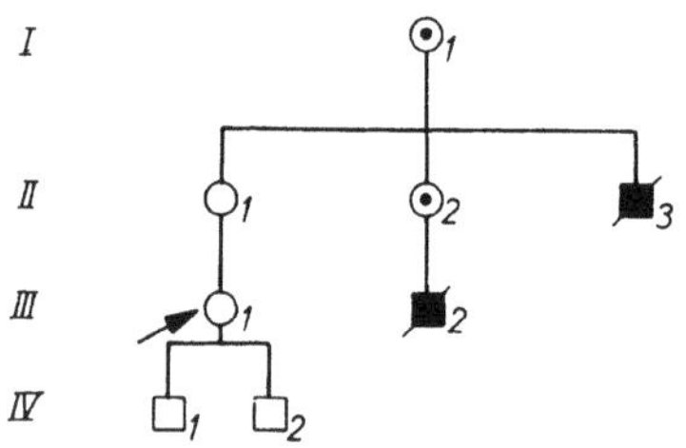

Abb. 2.22.
Stammbaum einer Familie mit Muskeldystrophie Duchenne

Lassen wir einmal Neumutationen unberücksichtigt, dann kann man der Situation wie folgt näherkommen, wobei in Abbildung 2.22. eine Familie mit Muskeldystrophie Duchenne als Beispiel gewählt wurde.

1. Die obligaten Carrier müssen identifiziert sein. Es sind dies I-1 und II-2.
2. Das ursprüngliche genetische Risiko der ratsuchenden Person, manchmal auch als „Konsultant" (Pfeil) ausgewiesen, sollte bekannt sein. In diesem Fall ist es 1/4, da das Grundrisiko ihrer Mutter ja 1/2 ist.
3. Andere wichtige Informationen müssen einbezogen werden. In diesem Fall ist es der wesentliche Umstand, daß der Konsultant zwei gesunde Söhne hat (der gesunde Menschenverstand sagt, daß das Carrier-Risiko dadurch geringer wird.). Die Frage ist aber – wieviel geringer? Das kann exakt bestimmt und mit anderer Risiko-Information in Einklang gebracht werden, indem diese einfach (unter Anwendung des „Bayesschen Lehrsatzes") mit dem entsprechenden Grundrisiko multipliziert wird.

Tabelle 2.4. Eine Arbeitstabelle zur Kombination von Risikoinformation für den in Abbildung 2.22. gezeigten Stammbaum

	Konsultant	
	ein Carrier	kein Carrier
Grundrisiko	1/4	3/4
Konditionales Risiko (zwei normale Söhne)	1/2 × 1/2 (= 1/4)	1
Verbundenes Risiko	1/16	3/4 (= 12/16)
Relatives Risiko	1	12
Endrisiko	1/13	12/13

Das ist am besten mit Hilfe einer Tabelle durchzuführen, in der die Chancen für beide Alternativen ausgewiesen werden, wie es auch Tabelle 2.4. zeigt.
Das Grundrisiko ist deutlich 1/4 bzw. 3/4.
Die „konditionale" Information leitet sich von den normalen Söhne her und gibt eine Chance von 1/2 für einen Sohn, wenn die Mutter Carrier ist, und 1/2 × 1/2 = 1/4 für beide gesunden Söhne, wenn die Konsultantin Carrier ist (bei drei gesunden Söhnen würde das ein Risiko von 1/8 ergeben usw.). Selbstverständlich beträgt die entsprechende Chance für 2 gesunde Söhne 1 (100%) wenn die Mutter kein Carrier ist. Das kombinierte Risiko wird dann in jeder Spalte durch die Multiplikation beider Zahlen erreicht und auf den gleichen Nenner gebracht (sie ergeben 1/16 und 12/16). Das relative Risiko, daß die Konsultantin Carrier ist, kann mit 1:12 angesetzt werden oder das Endrisiko mit 1 von 13.

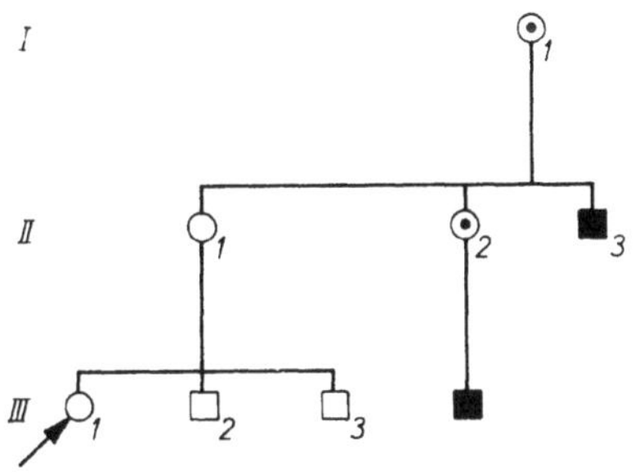

Abb. 2.23.
Carrier-Risiko bei einer X-chromosomal rezessiven Erkrankung (Muskeldystrophie Duchenne). Berechnungen s. Tab. 2.5.

Sorgfalt ist nötig, um die „konditionale" Information mit der richtigen Person in Verbindung zu bringen. Daher ist in Abbildung 2.23. eine andere Duchenne-Familie vorgestellt. Die normalen Söhne beeinflussen zwar die Chance der Mutter (II-1), Carrier zu sein, doch muß das Risiko für sie erarbeitet werden, bevor man zu ihrer Tochter (III-1), die Konsultantin ist, übergeht. Deren Risiko beträgt 1/10, die Hälfte des mütterlichen Endrisikos (1/5), wie aus Tabelle 2.5. hervorgeht. Wenn die Tochter selber normale Söhne hätte, könnte man fortfahren wie im vorherigen Beispiel, muß aber dann das neue Grundrisiko von 1/10 als Startpunkt annehmen.

Tabelle 2.5.

	Carrier	Kein Carrier
Risiken für II-1		
Grundrisiko	1/2	1/2
Konditionales Risiko	1/2 × 1/2 (= 1/4)	1
Verbundenes Risiko	1/8	1/2 (= 4/8)
Relatives Risiko	1	4
Endrisiko	1/5	4/5
Grundrisiko für III-1	1/10	

Man kann sehen, daß der Gebrauch genetischer Information in dieser Weise das Risiko wesentlich beeinflussen kann. Im allgemeinen ist die Einschätzung bei einem planmäßigen Herangehen nicht schwierig.

Die Einbeziehung von Daten entfernterer Verwandtschaftsbeziehungen kann kompliziert werden (Computerprogramme können hier helfen), beeinflußt aber selten die Risiken in nennenswertem Umfang. Es ist wichtig, daß in dieser Weise nicht nur genetische Information genutzt werden kann, sondern auch Daten der Carrier-Diagnostik, wie sie bei der Hämophilie und Muskeldystrophie verfügbar sein können. Einige Beispiele davon sind in Kapitel 7. gegeben.

Ein abschließender Hinweis soll noch gegeben werden: da alle diese Bestimmungen auf Unsicherheiten basieren, können sie im Hinblick auf zukünftige Ereignisse verändert werden. So würde die Geburt eines auffälligen Kindes für II-1 in Abbildung 2.23. diese zu einem obligaten Carrier machen, und alle vorherigen Bestimmungen wären unter Berücksichtigung dieses Ereignisses dann wertlos.

Der isolierte Fall bei einer X-chromosomalen Krankheit

Bei autosomal dominanter Vererbung können gewöhnlich Neumutationen von vererbten Fällen klar unterschieden werden. Bei autosomal rezessiven Krankheiten spielt die Mutation in bezug auf vererbte Anlagen eine unbedeutende Rolle und kann somit in der genetischen Beratung vernachlässigt werden. Bei X-chromosomalen rezessiven Erkrankungen ist es dagegen extrem schwierig, wenn nicht gar unmöglich zu sagen, ob ein isolierter Fall eine Neumutation darstellt oder die Mutter Carrier ist. Da eine saubere Unterscheidung für eine korrekte genetische Beratung aber notwendig ist, muß dieser Umstand sorgfältiger berücksichtigt werden. Wo zuverlässige Methoden der Carrier-Diagnostik existieren, sollten diese natürlich verwendet werden. Leider gestaltet die variable Genexpressivität bei Heterozygoten X-chromosomaler Erkrankungen die Carrier-Diagnostik bei einem Teil der Frauen schwierig, selbst wenn Tests existieren.

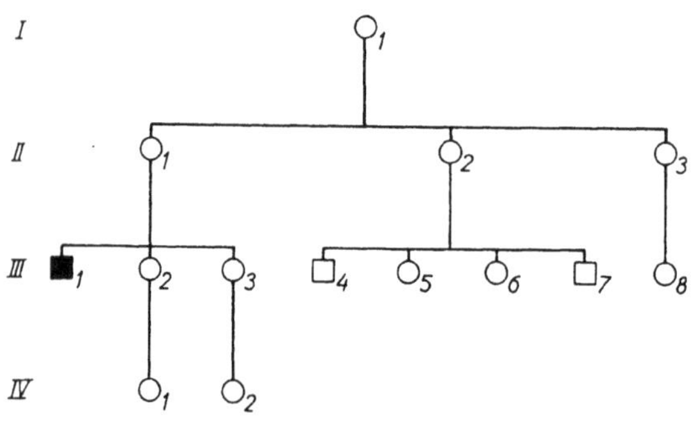

Abb. 2.24. Ein isolierter Fall einer letalen X-chromosomalen Krankheit (Muskeldystrophie Duchenne). Liegt eine Neumutation vor oder nicht? Siehe Text und die folgenden Werte für die Einschätzung des Carrier-Risikos in dieser schwierigen Situation

Das kann man deutlich bei der Hämophilie A und der Muskeldystrophie Duchenne beobachten. 20–30 % der bekannten Carrier zeigen beim Carrier-Test Ergebnisse, die innerhalb des Normbereiches liegen (s. Kap. 6).

Das in Abbildung 2.24. dargestellte Beispiel zeigt den praktischen Aspekt des Problems. 3 Möglichkeiten bestehen, um das Vorkommen dieses isolierten Falles von Muskeldystrophie Duchenne zu erklären.

1. III-1 ist das Ergebnis einer Neumutation. In diesem Fall würde bei keiner der zahlreichen weiblichen Verwandten ein erhöhtes Carrier-Risiko bestehen.
2. Die Mutter II-1 ist Carrier, aber selber das Ergebnis einer Neumutation. In diesem Fall haben die Töchter III-2 und III-3 ein Risiko von 50 %, Carrier zu sein, und deren Töchter IV-1 und IV-2 ein Risiko von 1/4. Für die übrigen weiblichen Verwandten besteht kein Risiko.
3. Die Krankheit wurde von der Großmutter I-1 über die Mutter übertragen. In diesem Fall haben zusätzlich zu den schon erwähnten Risiken auch II-2 und II-3 ein Grundrisiko von 50 % mit einem Risiko von 1/4 für deren Töchter III-5, 6 und 8.

Leider können diese 3 Situationen bei der Carrier-Diagnostik nicht immer mit Sicherheit unterschieden werden. Ein Dilemma besteht: Soll man nun die zahlreichen weiblichen Verwandten beruhigen und riskieren, daß eine von ihnen ein krankes Kind gebiert, oder sollte man sie als Carrier betrachten und eine Geschlechtsbestimmung bei jeder Schwangerschaft empfehlen, wobei unnötigerweise eine große Anzahl gesunder männlicher Feten abortiert würde? Keiner dieser Wege ist eine logische Alternative. Es muß aber versucht werden, das Risiko für die verschiedenen Familienangehörigen so genau wie möglich zu bestimmen und davon weitere Entscheidungen abhängig zu machen. Dem Problem kann man wie folgt näherkommen:

1. Das Grundrisiko von II-1 und I-1, Carrier zu sein, gegenüber der Ausnahme, daß III-1 aus einer Neumutation resultiert, muß bestimmt werden. Dann kann das Grundrisiko für andere Familienangehörige bestimmt werden, z. B. für II-2 und II-3.
2. Konditionale Hinweise (vom normalen Sohn und Ergebnisse aus der Carrier-Diagnostik) können tabellarisch erfaßt werden, wie in den vorherigen Beispielen gezeigt wurde.
3. Diese Teilinformationen können miteinander verbunden ein Endrisiko ergeben, wie es ebenfalls bereits gezeigt wurde.

Schwierig ist es, zu unterscheiden, welches das Grundrisiko ist, ob dieser isolierte Fall aus einer Neumutation resultiert oder vererbt wurde. Lange Zeit wurde vorausgesetzt, daß für einen isolierten Fall von X-chromosomaler rezessiver Krankheit, bei der sich kranke Männer nicht fortpflanzen, die folgenden Relationen gültig sind:

Neumutation	Mutter kein Carrier	1/3
Erblicher Fall	Mutter Carrier, nicht aber die Großmutter	1/3
Erblicher Fall	Mutter und Großmutter Carrier	1/3

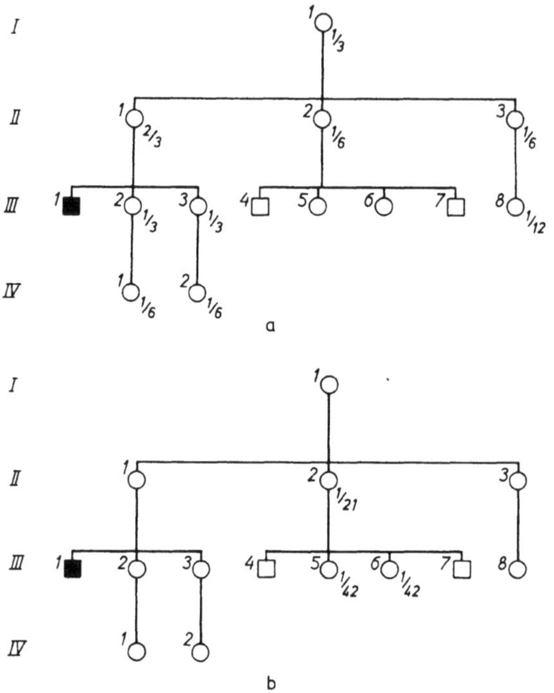

Abb. 2.25. a) Carrier-Risiken für Frauen in einer Familie mit einer letalen X-chromosomalen Krankheit (Muskeldystrophie Duchenne), wie bereits in Abb. 2.24. gezeigt, mit der Annahme von 1/3 der Fälle als Neumutation.
b) Der gleiche Stammbaum wie in (a) mit den veränderten Risiken durch die normalen Söhne von II-2

Die Herleitung der Zahlen soll hier nicht gegeben werden, aber mit dem Gebrauch dieser Hinweise kann man schon Risiken für die verschiedenen Frauen der in Abbildung 2.25. gezeigten Familie bestimmen. In Abbildung 2.25b. wurde die Information von normalen Söhnen von II-2 eingearbeitet. Es ist zu sehen, daß eben durch diese normalen Brüder das Risiko für III-5 und III-6 beträchtlich verringert wurde. Ergebnisse der Carrier-Diagnostik würden weitere Hinweise erbringen, sind aber der Einfachheit halber weggelassen worden.

Leider existiert eine gewisse Unsicherheit, ob die oben gegebene Formel allgemein anwendbar ist. Es gelten zwar für beide Geschlechter gleiche Mutationsraten, aber es ist möglich, wenn auch nicht vollständig sicher, daß bei einigen Krankheitsfällen ein größerer Anteil an Müttern Carrier-Status haben als die erwarteten 2/3. Zweifellos ist für Krankheiten, bei denen sich belastete Männer fortpflanzen, z. B. bei der Hämophilie und Muskeldystrophie Becker, der Anteil mütterlicher Carrier bei isolierten Fällen höher, so daß es bei Fehlen weiterer

Hinweise vernünftig ist anzunehmen, daß eine solche Frau Carrier ist. Für die Duchenne-Muskeldystrophie dürfte der Anteil an Neumutationen nahe bei dem genannten 1/3 liegen.

Literatur

Beckmann, R.: Myopathien. Genetik, Biochemie, Pathologie, Klinik und Therapie unter besonderer Berücksichtigung des Kindesalter. Thieme, Stuttgart 1965.

Bundey, S. E.: Calculation of genetic risks in Duchenne muscular dystrophy by geneticists in the United Kingdom. J. Med. Genet. **15** (1978): 249–253.

Davie, A. M., and Emery, A. E. H.: Estimation of proportion of new mutants among cases of Duchenne muscular dystrophy. J. Med. Genet. **15** (1978): 339–345.

Harper, P. S.: Genetic variation in Wales. J. R. Coll. Physicians Lond. **10** (1976): 321–332.

– Mendelian inheritance or transmissible agent – the lesson of Kuru and the Australia antigen. J. Med. Genet. **14** (1977): 389–398.

Pauli, R. M., and Motulsky, A. G.: Risk counselling in autosomal disorders with undetermined penetrance. J. Med. Genet. **18** (1981): 340–343.

Shokeir, M. H. K.: X-linked cerebellar ataxia. Clin. Genet. **1** (1970): 225–231.

Kapitel 3

Genetische Beratung bei nichtmendelnden Krankheiten

Bei einer großen Gruppe von Krankheiten spielt zwar eine genetische Komponente eine beträchtliche Rolle, doch folgt diese keinem mendelnden Erbgang, wie sie auch keine erkennbaren morphologischen Chromosomenveränderungen aufweist. Die Termini „polygene" und „multifaktorielle" Vererbung werden zur Bezeichnung dieser Gruppe gebraucht, aber tatsächlich gibt es keine einzelne befriedigende Kategorie. In einigen Fällen, z. B. beim Diabetes mellitus, hat man es mit einer heterogenen Mischung von Erbkrankheiten zu tun, einige wenige von diesen mendeln, manche sind in hohem Maße umweltbedingt, aber z. Z. nicht eindeutig unterscheidbar. In anderen Fällen, wie z. B. bei einigen der kongenitalen Fehlbildungssyndrome, könnten nicht erkannte Teratogene den auslösenden Faktor darstellen. In den meisten Fällen erscheinen diese Krankheiten als Ereignis additiver Effekte einer großen Zahl von genetischen, umweltbedingten und zum Teil auch unbekannten Einflüssen.

Was auch immer die theoretische Basis dieser Erkrankungen sein mag, sie liefern eine große Zahl ernster Probleme in der genetischen Beratung. Die meisten der herkömmlichen Geburtsdefekte sind wie die meisten der wichtigen chronischen Erkrankungen des späteren Lebens nichtmendelnd. In der Mehrzahl der Fälle kann man zutreffende genetische Ratschläge erteilen, auch wenn die Exaktheit, die bei Krankheiten mit mendelnden Erbgängen möglich ist, fehlt.

Empirische Risikowerte

Dieser eindrucksvoll klingende Terminus ist nur ein Ausdruck der Tatsache, daß wirklich jemand geprüft hat, was in einer bestimmten Situation geschieht. Daten über die Risiken der Verwandten sind jetzt für eine große Zahl nichtmendelnder Erkrankungen verfügbar, und vorausgesetzt, die Studie war sorgfältig und weitestgehend vorurteilsfrei, liefern derartige Hinweise eine befriedigende Basis für die genetische Beratung. Solche Risikoziffern sind in ihrer Anwendung nicht universal, wie schon in Kapitel 1.1. dargelegt.
Dazu im einzelnen:

1. Daten, die in einer bestimmten Population zusammengestellt wurden, sind nicht auf andere Populationen anwendbar, bei denen die Inzidenz und vielleicht auch die Ätiologie der Erkrankung verschieden sind.
2. Eine verbesserte Klassifikation der Krankheiten, insbesondere die Auflösung von Heterogenität oder die Identifizierung spezifischer Kausalfaktoren, kann eine rigorose Überprüfung von Risikoschätzwerten bedingen.
3. Risiken können nicht nur von der Diagnose abhängig sein, sondern auch von individuellen Faktoren, wie Geschlecht, Krankheitswert und Anzahl auffälliger Familienmitglieder.

Empirische Risikoziffern sind für möglichst viele Krankheiten in den speziellen Abschnitten dieses Buches wiedergegeben. Die hier diskutierten Aspekte sind mehr allgemein und geben Hinweise auf Verwendung und Abschätzung der Risikowerte, wenn keine Daten aus direkten Untersuchungen verfügbar sind.

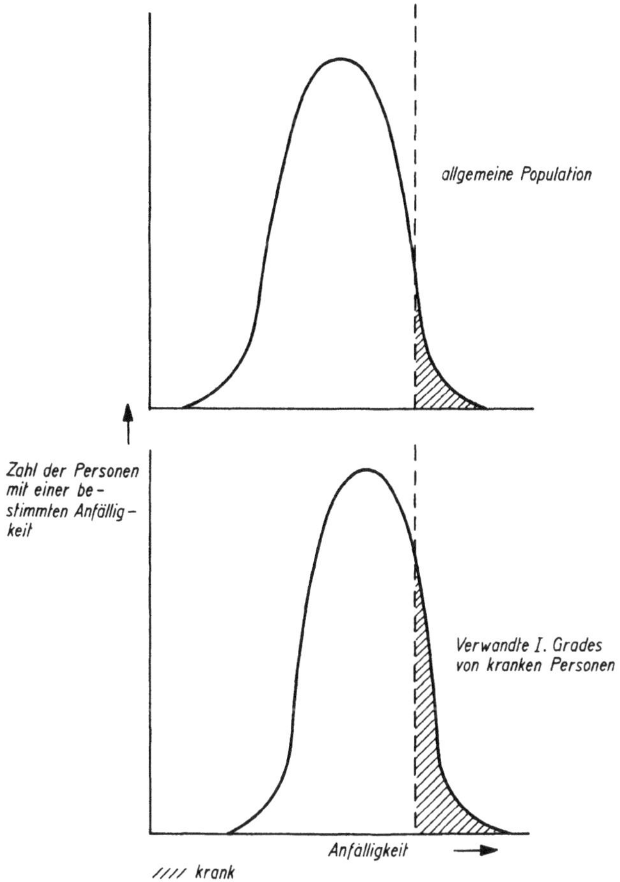

Abb. 3.1. Anfälligkeit und genetische Risiken bei der multifaktoriellen Vererbung. Die Verteilung der Anfälligkeit für die Erkrankung in der allgemeinen Population folgt einer annähernden „Normal"-Verteilung mit Personen, die einen bestimmten Schwellenwert überschreiten und dann krank sind. Verwandte 1. Grades haben eine ähnliche normale Verteilung der Anfälligkeit, aber die Kurve ist bedingt durch die vergrößerte genetische Komponeten nach rechts verschoben. Infolgedessen übersteigt ein größerer Anteil den Schwellenwert und erkrankt.

Die Basis der „multifaktoriellen" Vererbung

Der wesentliche Unterschied zu den monofaktoriellen mendelnden Krankheiten ist die Tatsache, daß nicht ein einzelner genetischer Locus für die Kondition verantwortlich gemacht werden kann. Ursache für diese Krankheiten sind vielmehr die sich summierenden Effekte einer Vielzahl genetischer Loci und einer Zahl äußerer Faktoren. Deren Summe bestimmt die Disposition einer Person für eine bestimmte Krankheit. Erwartungsgemäß gehorcht diese Disposition einer mehr oder weniger „normalen" Verteilung in der Population, wobei die Mehrzahl der Personen einen mittleren Grad der Anfälligkeit aufweist und eine kleinere Anzahl an den Enden der Verteilungskurve mit ungewöhnlich geringer oder ungewöhnlich hoher Neigung zur Ausbildung der Krankheit zu erkennen ist (Abb. 3.1.). Die letzte Gruppe stellt diejenigen Probanden dar, die tatsächlich auffällig sind und deren Anfälligkeit über einem für diese Krankheit postulierten „Schwellenwert" liegt. Diesem Konzept ist zu entnehmen, daß sogar eine Person mit ungewöhnlich hoher genetischer Disposition bei günstigen Umweltfaktoren unauffällig sein kann, aber auch die umgekehrte Situation kann bestehen. Sehr oft wird der Grad, in dem eine Anfälligkeit durch genetische und andererseits durch Umweltfaktoren determiniert ist, der Erblichkeit einer Krankheit zugeschrieben, obwohl tatsächlich oft familiäre, aber nicht genetische Faktoren darin enthalten sein können. Die Anfälligkeit der Verwandten eines Patienten für die Erkrankung wird gleichfalls normal verteilt sein, analog zur allgemeinen Population. Die Kurve ist aber infolge des erhöhten genetischen Anteils in Richtung höherer Anfälligkeit verändert.

Kehren wir zu den praktischen Aspekten zurück, so sind die folgenden Punkte relevant und in Tabelle 3.1. zusammengestellt:

1. Ein erhöhtes Risiko besteht übereinstimmend bei den engsten Verwandten und verringert sich entsprechend der Entfernung im Verwandtschaftsverhältnis. Selten ist ein signifikantes Ansteigen des Risikos weiter als für Verwandte 2. Grades zu finden; gerade hier sind die Risiken gewöhnlich gering. Tabelle 3.2. zeigt die Situation für Neuralrohrdefekte.
2. Das Wiederholungsrisiko hängt von der Inzidenz dieser Krankheit ab und ist damit der Mendelschen Vererbung unähnlich. Wenn spezifische Zahlen nicht verfügbar sind, gilt, daß das Risikomaximum für Verwandte 1. Grades ungefähr der Quadratwurzel der Inzidenz ist. Beträgt die Inzidenz 1:10 000, wäre das Wiederholungsrisiko 1:100. Das folgende Beispiel für 2 kongenitale Herzdefekte – eines davon häufig, das andere dagegen relativ selten – zeigt die Bedeutung der angeführten Punkte für die Beratung. Das Wiederholungsrisiko ist für die allgemeinere Form dreimal höher als für die seltenere Form.

Tabelle 3.1. Multifaktorielle Vererbung. Faktoren, die das Risiko für die Verwandten vergrößern

Enge Verwandtschaft zum Probanden
Hohe Erblichkeit der Krankheit
Proband mit Geschlechtszugehörigkeit, die seltener betroffen ist
Schwere Erkrankung beim Probanden
Mehrere Familienmitglieder erkrankt

Krankheit	angenäherte Inzidenz (pro 1000 Lebendgeburten)	Risiko für Geschwister (%)
Ventrikelseptumdefekt	2	3
Gemeinsamer Truncus arteriosus	0,15	1

Tabelle 3.2. Wiederholungsrisiko für Neuralrohrdefekte für verschiedene Verwandtenkategorien

Verwandtschaft zum Probanden	Risiko
1. Grad (Geschwister)	5 %
2. Grad (Neffe, Nichte)	2 %
3. Grad (Vettern 1. Grades)	1 % oder weniger

(s. Kapitel 11 für vollständige Details)

3. Dominanz und Rezessivität werden allgemein nicht verwendet. So ist das Risiko der Geschwister vergleichbar mit dem für Kinder. Risikowerte für Nachkommen sind für viele Geburtsdefekte noch nicht verfügbar, können aber gewöhnlich als annähendes Äquivalent zum Risiko für Geschwister beim Fehlen weiterer Hinweise genommen werden.
4. Bei ungleichem Geschlechtsverhältnis ist das Risiko für Verwandte eines Patienten des selteneren Geschlechts höher. Bei der Pylorusstenose ist das Risiko für den Bruder eines männlichen Indexfalles 3,8 %, aber für Brüder eines weiblichen Indexfalles 9,2 % (s. Kap. 18). Auf den ersten Blick entspricht das nicht der Erwartung. Berücksichtigt man aber, daß Mädchen eine höhere genetische Disposition als Jungen haben müssen, um die Krankheit zu entwickeln, ist es schon zu verstehen, daß Verwandte eines auffälligen Mädchens ebenfalls eine höhere genetische Disposition haben werden.
5. Das Risiko wächst proportional der Schwere der Krankheit. Das ist von der Hirschsprungschen Krankheit gut bekannt, bei der das Risiko für Geschwister eines Patienten mit langem Sigmoid größer ist als bei denen mit kurzem Sigmoid (s. Kap. 18). Wieder reflektiert der größere Schweregrad eine größere Anfälligkeit. Ein Teil davon wird gewiß genetisch bedingt sein und ist folglich den Verwandten vererbt worden.
6. Das Risiko erhöht sich bei steigender Anzahl auffälliger Familienmitglieder. Das tritt häufig bei Neuralrohrdefekten auf. So vergrößert in einer High-risk-Population (z. B. Südwales) die Geburt eines 2. kranken Kindes das Risiko von 1:20 auf 1:8. Das resultiert wieder aus der Konzentration genetisch bedingter Anfälligkeit in bestimmten Familien und steht im Gegensatz zur Mendelschen Situation, bei der die Anzahl auffälliger Familienmitglieder (Mutation außer acht gelassen) belanglos ist. Die Belastung entfernterer Verwandter ist schwerer bestimmbar, doch wurden immerhin Computerprogramme für die Informationskoordinierung entwickelt.

Das allgemeine Risiko bei nichtmendelnden Krankheiten

Es gibt eine Reihe von Krankheiten, für die adäquate Risikoziffern noch nicht existieren. Eine Ursache könnte die Seltenheit der Krankheit sein. Zum anderen könnte sie aber so unzureichend genetisch determiniert sein, daß es sich nicht lohnt, Daten zu sammeln. Häufig gibt es Beweise für die Beteiligung genetischer Faktoren, aber leider keine Möglichkeit, sie hinsichtlich einer Beurteilung genetischer Risiken zu sammeln. Patienten und Verwandte erkundigen sich aber gewöhnlich nach dem Risiko, und seine annähernde Einschätzung ist bei der genetischen Beratung wichtig.

Eine große Zahl von theoretischen Modellen polygener Vererbung ist entwikkelt worden, um Risiken für Verwandte abzuschätzen. Zum Glück führten sie zu nahezu gleichen Schlußfolgerungen, so daß der Kliniker nicht beunruhigt sein muß, wenn ihm die mathematischen Grundlagen nicht zugänglich sind.

Tabelle 3.3. Wiederholungsrisiko bei multifaktorieller Vererbung (nach Smith 1971)

		Erkrankte Eltern								
		0			1			2		
Populations-frequenz	Erblichkeit	Erkrankte Geschwister								
(%)	(%)	0	1	2	0	1	2	0	1	2
1	80	1,0	6,5	14,2	8,3	18,5	27,8	40,9	46,6	51,6
	50	1,0	3,9	8,4	4,3	9,3	15,1	14,6	20,6	26,3
	20	1,0	2,0	3,3	2,0	3,3	4,8	3,7	5,3	7,1
0,1	80	0,1	2,5	8,2	2,9	9,8	17,9	31,7	37,4	42,4
	50	0,1	1,0	3,2	1,0	3,4	6,9	6,6	10,9	15,3
	20	0,1	0,3	0,7	0,3	0,7	1,3	0,8	1,4	2,3

Diese allgemeine Übereinkunft schließt auch ein, daß alle Modelle vermutlich relativ genau sind. Tabelle 3.3. faßt einige dieser Daten zusammen. Sie basieren auf Angaben von Smith und wurden durch zusätzliche Hinweise ergänzt. Wie man sieht, ist es notwendig, verschiedene Grundtatsachen zu kennen:

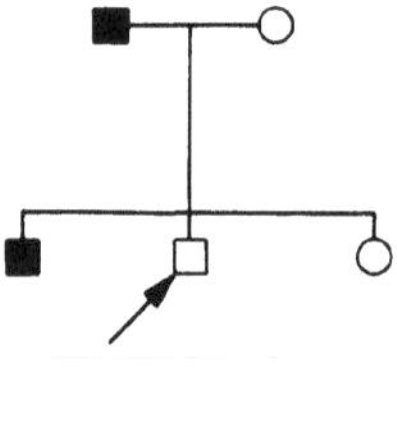

Abb. 3.2.
Der Konsultant (Pfeil) hat einen Bruder und einen Elternteil mit Magenkarzinom und wünscht nun das Risiko für die Ausbildung der Erkrankung bei sich zu wissen. Es sind keine zu Grunde liegende mendelnde Krankheit oder andere verursachende Faktoren gefunden worden. Die Krankheit liegt im Bereich der hohen Frequenz, aber in der Gruppe mit geringer Erblichkeit, und das ungefähre Risiko beträgt nur 3,3 %. Wäre die Krankheit im Gegensatz dazu von hoher Erblichkeit, würde das entsprechende Risiko 18,5 % sein

1. Die Krankheitsfrequenz. Die Zahlen wurden hier für eine häufige Krankheit (1 %) angegeben, z. B. für einen gewöhnlichen Tumor und für eine weniger häufige Krankheit (0,1 %).
2. Erblichkeit. Man muß entscheiden, ob sich die Krankheit durch hohe, mittlere oder geringe Erblichkeit auszeichnet, auch wenn präzise Angaben selten verfügbar sein werden. So würde ein gewöhnlicher Tumor in die letzte Gruppe fallen, während die kongenitalen Herzerkrankungen meist von hoher Erblichkeit sind.
3. Typen von auffälligen Verwandten. Kombinationen von 0, 1 oder 2 kranken Geschwistern und 0, 1 oder 2 kranken Eltern sind gegeben.

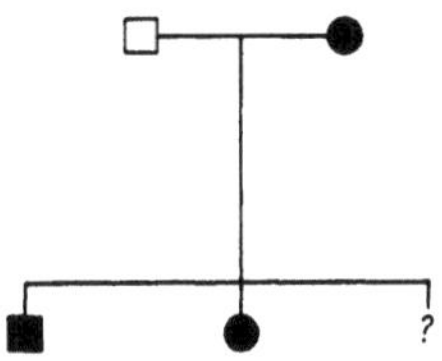

Abb. 3.3.
Eine Epileptikerin hat zwei epileptische Kinder und wünscht das Risiko für den Fall einer weiteren Schwangerschaft zu wissen. Wieder gibt es keinen Hinweis auf eine spezifische Ursache, und Auswirkungen von Medikamenten sind in diesem Fall auszuschließen. Die Zuordnung zu einer geeigneten Kategorie ist hier eher willkürlich. Erblichkeit ist wahrscheinlich groß, aber die Frequenz liegt zwischen zwei Kategorien, und das Risiko würde annähernd 20–25 % betragen.

Es ist klar, daß eine solche Tabelle nicht alle Situationen erfassen kann. Sie sollte nur als eine Art Leitfaden beim Fehlen aktueller Daten betrachtet werden. Vielversprechend ist, daß die zunehmende Verfügbarkeit empirischer Daten über bestimmte Krankheiten die Abhängigkeit von künstlichen Modellen herabsetzt. Solche Daten sollten immer genutzt werden, selbst wenn sie nicht mit der theoretischen Vorhersage im Einklang stehen.

Die Identifikation spezifischer genetischer Faktoren bei häufigen Erkrankungen

Die gegenwärtige Situation ist bei den meisten herkömmlichen Krankheiten, die keiner Mendelschen Vererbung folgen, unbefriedigend. Selten ist es möglich, definierte spezifische Umwelt- oder genetische Faktoren zu identifizieren. Die Risiken für Verwandte sind verglichen mit denen für mendelnde Krankheiten meistens niedrig, aber wiederum nicht so niedrig, daß sie in Familien mit einer kranken Person einfach ignoriert werden können. In den letzten Jahren änderte sich die Situation und vermutlich wird man bald auf Grund umfassender Populationsstudien eine Vielzahl von Faktoren identifizieren, die das „empirische" Risiko modifizieren. Vielleicht ist es am einfachsten, das am Beispiel der ankylosierenden Spondylitis zu erklären (s. Kap. 12).

Bis 1970 waren für diese Spondylitis keine Umwelt- oder genetischen Faktoren bekannt, dennoch zeigten Familienstudien ein empirisches Risiko bei Geschwistern von etwa 4 %. Die strenge Assoziation zwischen der Erkrankung und dem HLA-Antigen B27 machte klar, daß das HLA-System eines der Hauptdeterminanten dieser Erkrankung ist, möglicherweise die bedeutendste. 95 % der Personen mit Gelenkspondylitis besitzen HLA B27, verglichen mit 7 % der gesunden Personen. Umgekehrt war es 100–200mal wahrscheinlicher für B27-Personen, Spondylitis zu haben, als für diejenigen, die das Antigen nicht besitzen. Diese Information ist an sich nicht ausreichend, um in der genetischen Beratung zu helfen. Was wir wissen sollten, ist: Angenommen, ein Patient mit ankylosierender Spondylitis hat das Antigen B27, wie hoch sind dann die Risiken für seine Geschwister, Kinder oder anderen Verwandten, die Erkrankung auszubilden, wenn sie:

a) das B27-Antigen haben
b) das B27-Antigen nicht haben?

Ergebnisse aus Familienstudien bekräftigen, daß die B27-Verwandten 1. Grades tatsächlich ein beträchtlich vergrößertes Risiko (9 %) haben, dagegen jene ohne B27 ein niedriges Risiko (unter 1 %) – der Schätzwert aus Familienuntersuchungen allein würde geringer sein. Der kombinierte Gebrauch verschiedener Typen

Tabelle 3.4. Assoziation des HLA-Systems mit Erkrankungen (nach Bodmer 1980)

Erkrankung	Antigen	Frequenz (%) Patienten	Kontrolle	Relatives Risiko
Zöliakie	Dw3	96	27	6,5
	B8	67	20	8,1
Chronische Hepatitis,	DRw3	41	17	3,4
aktive	B8	52	15	6,1
Myasthenia gravis	DRw3	32	17	2,3
	B8	39	17	3,1
Von-Basedow-Syndrom	Dw3	53	18	5,1
	B8	44	18	3,6
Diabetes mellitus,	DRw3	27	17	1,8
juveniler Typ	B8	32	16	2,5
	DRw4	39	15	3,6
Rheumatische Arthritis	DRw4	56	15	7,2
Myasthenia gravis (Japaner)	DRw4	59	35	2,7
Diabetes mellitus, juveniler Typ (Japaner)	DRw4	65	35	3,4
Multiple Sklerose	DRw2	41	22	2,5
Spondylitis rheumatica ancylosans	B27	90	8	103,5
Reiter-Syndrom	B27	80	9	40,4
Hämochromatose	A3	72	21	9,7
Psoriasis (Kaukasier)	Cw6	50	23	3,3
	B13	23	5	5,7
	B17	19	9	2,4
	B37	5	2	2,6
Psoriasis (Japaner)	Cw6	53	7	15
	B13	18	1	22
	B37	35	2	26
	A1	30	2	21

genetischer Information hat zu einer verbesserten Unterscheidung zwischen denen mit hohem und denen mit niedrigem Risiko geführt.

Eine Anzahl wichtiger HLA-Assoziationen ist jetzt bekannt und einige davon zeigt Tabelle 3.4. Einen guten Überblick geben Bodmer und Bender.

Für die meisten dieser Krankheiten gibt es noch keine Hinweise dafür, wie diese Assoziationen das Risiko innerhalb der einzelnen Familien beeinflussen. Andere Assoziationen (wie mit den ABO-Blutgruppen) sind selten so genau, daß sie für die genetische Beratung von praktischer Bedeutung sind. Genetische Assoziation wird oft mit genetischer Kopplung verwechselt, die eine natürliche Nachbarschaft der Genloci auf dem gleichen Chromosom darstellt. Einige der in Tabelle 3.4. zusammengestellten HLA-Assoziationen können tatsächlich aus einer wirklichen Kopplung resultieren. Besonders, wenn es keine immunologischen oder andersartig begründeten Prozesse gibt, könnte das die Assoziation mit dem Phänotyp erklären. Wichtig ist, daß enge Kopplung der Genloci nicht unbedingt bedeutet, daß eine Assoziation zwischen einer Krankheit und einem bestimmten Phänotyp existiert. Eine genetische Kopplungsvorhersage ist mehr bei monogenen als bei polygenen Krankheiten möglich und wird in Kapitel 7 diskutiert.

Literatur

Bender, K.: Das HLA-System. 3. Aufl. Biotest Diagnostics, Frankfurt/M. 1983.

Bodmer, W. F.: The HLA system and disease. J. R. Coll. Physicians Lond. **14** (1980): 43–50.

Carter, C. O.: Genetics of common single malformations. Br. Med. Bull. **32** (1976): 21–26

– Risk data. How good is empiric information? In: Lubs, H. A., and De La Cruz, F. (Edit.): Genetic Counseling. Raven Press, New York 1977.

Emery, A. E. H., and Lawrence, J. S.: Genetics of ankylosing spondylitis. J. Med. Genet. **4** (1967): 239–244.

Morton, N. E., Yee, S., and Elston, R. C.: Discontinuity and quasicontinuity: alternative hypotheses of multifactorial inheritance. Clin. Genet. **1** (1970): 81–94.

Smith, C.: Computer programme to estimate recurrence risks for multifactorial familial disease. Br. Med. J. **1** (1972): 495–497.

– Recurrence risks for multifactorial inheritance. Am. J. Hum. Genet. **23** (1971): 578–588.

Kapitel 4

Chromosomenaberrationen

Bevor die Risiken bei spezifischen Gruppen chromosomaler Erkrankungen beschrieben werden, geht es um zwei Tatsachen, die der Kliniker nicht vergessen darf.

1. Die große Mehrzahl chromosomaler Erkrankungen hat in einer Familie ein extrem geringes Wiederholungsrisiko.
2. Die große Mehrzahl eindeutig erblicher Krankheiten zeigt keine erkennbaren Chromosomenanomalien.

Daraus folgt, daß chromosomale Krankheiten und Chromosomenanalysen eine eher weniger bedeutsame Rolle in der genetischen Beratung spielen, auch wenn eine große Zahl von chromosomalen Krankheiten beschrieben wurde und die Humanzytogenetik heute von grundlegender Bedeutung in der medizinischen Genetik ist. Da chromosomale Erkrankungen schlecht zu behandeln, aber in hohem Grade durch Amniozentese nachweisbar sind, ist es wichtig, daß sie erkannt werden, und die kleine Zahl von High-risk-Situationen deutlich von der großen Zahl mit geringerem Risiko unterschieden wird. Während der letzten Jahren ist die Trennung zwischen Krankheiten mit Mendelschen Erbgängen und chromosomalen Krankheiten durch die Aufdeckung chromosomaler Minor-Veränderungen verringert worden, einschließlich einiger erblicher Tumorerkrankungen. Erbliche fragile sites sind eine weitere gegenwärtig erkannte Kategorie und am bedeutsamsten auf dem X-Chromosom. Mit Arbeiten auf einem völlig anderen Gebiet haben Molekulargenetiker gezeigt, daß das in einigen Fällen bei Erbkrankheiten bedeutsame Mutationsereignis eher eine Deletion genetischen Materials als ein spezifischer Basenaustausch ist.

Chromosomenterminologie

Mit modernen zytogenetischen Techniken sind sowohl alle 23 Paare der menschlichen Chromosomen voneinander zu unterscheiden, als auch innerhalb eines jeden Chromosoms die Feinstruktur erkennbar. Ein einheitliches internationales Nomenklatursystem wurden 1971 in Paris zusammengestellt, das die Grundlage für Laboratoriumsbefunde bildet. Obwohl diese Befunde gewöhnlich durch ein Schreiben erläutert werden, könnten die Kliniker von der Terminologie dennoch verunsichert werden.

Nehmen wir folgendes Beispiel:

45,XY,t (14q;22q)

damit ist die Tatsache gekennzeichnet, daß eine Person eine balancierte Translokation zwischen den langen Armen der Chromosomen 14 und 22 besitzt. Verschiedene Punkte können nun aufgeführt werden:

1. Zuerst wird die vollständige Chromosomenzahl angegeben. Bei diesem Beispiel gibt es ein Chromosom weniger als die normalerweise existierenden 46.
2. Als nächstes (nach einem Komma) kommmt die Geschlechtschromosomenkonstitution. Hier ist der Patient chromosomal männlich (XY), im Gegensatz zu chromosomal weiblich (XX).
3. Eine Translokation ist durch den Buchstaben „t" angezeigt, die beteiligten Chromosomen stehen in Klammern. In diesem Beispiel sind die Chromosomen 14 und 22 in die Translokation einbezogen.
4. Der kurze Arm eines Chromosoms ist gekennzeichnet durch das Symbol p und der lange Arm durch q (p für petit, was den starken französischen Einfluß zu Beginn der Entwicklung der Zytogenetik widerspiegelt). In unserem Beispiel sind die langen Arme beider Chromosomen an der Translokation beteiligt.
5. Vermehrung oder Verminderung chromosomalen Materials ist durch ein „+" oder „−" gekennzeichnet. Bezieht sich diese quantitative Veränderung auf ganze Chromosomen, werden die entsprechenden Symbole vorangesetzt, sind Chromosomensegmente betroffen, steht das jeweilige Symbol nach der Chromosomennummer bzw. dem Symbol p oder q. In diesem Beispiel ist die Translokation ausgewogen, es besteht kein Verlust, aber auch kein Gewinn. Ein Beispiel für eine Deletion wäre 46,XY,5p-(Deletion des kurzen Armes von Chromosom 5), die Formelschreibweise für das Katzenschrei-Syndrom (Cri-du-chat-Syndrom).

Weitere Details im Chromosomenbefund können sich mit Mosaizismus (das Vorhandensein von mehr als einer Zellinie), Inversionen, Ringchromosomen und der Identifikation bestimmter Banden auf einem Chromosom befassen. Im Zweifel sollte der Kliniker Kontakt mit dem zytogenetischen Labor aufnehmen, um die anstehenden Probleme zu klären. Andererseits wird auch der Zytogenetiker an einer fachlichen Diskussion interessiert sein, um den klinischen Aspekt seinerseits kennenzulernen. Denn nur allzu häufig ist ja das zytogenetische Labor vom direkten Kontakt mit den Patienten und deren Familien getrennt.

Die Frequenz chromosomaler Anomalien in der Population

Hier sind vier Informationsquellen verfügbar:

a) Untersuchungen in der Neugeborenenpopulation
b) Untersuchungen bestimmter chromosomaler Krankheiten
c) Untersuchungen von Aborten und Totgeburten
d) Pränataldiagnostische Serien.

Untersuchungen in der unselektierten Neugeborenenpopulation

Tabelle 4.1. faßt die prinzipiellen Befunde zusammen, die auf der Studie von Jacobs u. a. basieren. Spätere Nachprüfungen mit Banding-Techniken vergrößerten die Frequenz nur unwesentlich.

Man kann sehen, daß 6,6/1000 oder etwa mehr als 1 auf 200 Kinder erkennbare chromosomale Anomalien hatten, darunter etwa 2/1000 mit autosomalen Veränderungen und nahezu 5/1000 mit Geschlechtschromosomenanomalien.

Tabelle 4.1. Chromosomenanomalien in der unselektierten Neugeborenenpopulation (nach Jacobs et al. 1974)

Anomalien	Frequenz (auf 1000)
Alle Anomalien	6,6
Autosomale Trisomien	1,7
Balancierte autosomale Rearrangements	1,9
Andere autosomale Anomalien	0,4
Geschlechtschromosomenanomalien	
phänotypisch männlich	3,0
phänotypisch weiblich	1,8

Tabelle 4.2. Populationsfrequenz bestimmter chromosomal bedingter Krankheiten

	Auf 1 000 Lebendgeburten
Trisomie 21	1,5
Trisomie 18	0,12
Trisomie 13	0,07
XXY (Klinefelter-Syndrom)	2,0
XO (Turner-Syndrom)	0,4
XYY (YY-Syndrom)	1,5
XXX (Triple-X-Syndrom)	0,65

Tabelle 4.3. Chromosomenanomalien in Spontanaborten und Totgeburten (nach Carr and Gedeon 1977)

	%
Spontanaborte insgesamt	50
bis zur 12. Woche	60
12.–20. Woche	20
Totgeburten	5

Tabelle 4.4. Die Haupttypen der Chromosomenanomalien in Spontanaborten (nach Carr and Gedeon 1977)

	%
Trisomien	52
XO	18
Triploidie	17
Translokationen	2–4

Balancierte autosomale Rearrangements werden weiteren 2/1000 zugeschrieben. Obgleich die Zahlen für genaue Daten über einzelne Krankheiten unzureichend sind, geben diese Werte dennoch brauchbare Bezugspunkte an, um einige erhöhte Risiken vergleichbar zu machen. Tabelle 4.2. enthält die Daten der hauptsächlichen Chromosomenkrankheiten, während in Tabelle 4.3. und 4.4. Zahlenwerte über Spontanaborte zusammengestellt sind. Im Vergleich zu den ursprünglichen, mit chromosomalen Störungen gezeugten Kindern, wird nur ein kleiner Teil lebend geboren. Tatsächlich sind Spontanaborte für die meisten schweren autosomalen Krankheiten eher die Regel als die Ausnahme, von denen einige (z. B. Trisomie 16) extrem häufig sind und außerdem niemals voll ausgetragen werden. Die Inzidenz von chromosomalen Anomalien bei Aborten sinkt mit fortschreitender Schwangerschaft; Untersuchungen von Totgeburten haben eine Frequenz von etwa 5 % ergeben. Der Nachweis einer chromosomalen Anomalie bei Totgeburten hat eine beträchtliche praktische Bedeutung, vor allem wenn multiple Fehlbildungen vorhanden sind. Auf diese Weise können durchaus mögliche, wenn auch seltene Mendelsche Krankheiten ausgeschlossen und auch familiäre Translokationen nachgewiesen werden.

Die Trisomien

Trisomie 21

Die meisten Fälle von Down-Syndrom, der bedeutsamsten Chromosomenkrankheit, sind Folge von freier Trisomie 21. Die allgemeine Populationsinzidenz beträgt etwa 1 auf 650 Lebendgeburten. Es gibt eine gut erkennbare (aber oft falsch interpretierte) Beziehung zum Alter der Mutter, siehe Tabelle 4.5. Das Alter des Vaters ist von geringerer Bedeutung. Obgleich sich eine höhere Inzidenz auf der Basis der Amniozentesedaten (Tab. 4.6.) andeutet, gibt es aber kaum Zweifel, daß die hier genannten Werte für Lebendgeburten mit Down-Syndrom für die meisten Populationen zutreffend sind.

Verschiedene Punkte sind aber dennoch wichtig:

1. Die Inzidenz in der Nachkommenschaft junger Frauen (25 Jahre und darunter) ist sehr gering (unter 1 zu 1000); kann aber wieder leicht ansteigen bei sehr jungen Müttern.

Tabelle 4.5. Risiko für Down-Syndrom in Abhängigkeit vom mütterlichen Alter
(Daten für die Lebendgeburten für die einzelnen Jahre berechnet)

Mütterliches Alter zur Zeit der Entbindung	Inzidenz (auf 1 000 Geburten)	Risiko
Alle Altersklassen	1,5	1 auf 650
30	1,4	700
34	2,0	500
35	2,2	450
36	2,5	400
37	4,0	250
38	5,0	200
39	6,5	150
40	10,0	100
41	12,5	80
42	16,5	60
43	20	50
44	25	40

Die Risikowerte basieren sowohl auf zwei großen Studien, aus Schweden (Hook und Lindsjo 1978) und Australien (Sutherland et al. 1979) als auch auf einer Studie von Süd Glamorgan, der Cardiff-Geburten-Studie (Young et al. 1980). Die Inzidenzwerte sind aus Gründen der besseren Eignung in der Beratung genähert und aufgerundet.

2. Bei einem Alter der Mutter bis etwa 30 Jahren steigt das Risiko nicht über das der allgemeinen Population an.
3. Das Risiko ist ungefähr 1 auf 200 (0,5 %), wenn die Schwangere 38 Jahre ist.
4. Das Risiko erreicht 1 % bei etwa 39jährigen Graviden und steigt danach steil an mit einem leichten Gefälle bei Frauen in den späten 40er Jahren.

Tabelle 4.6. Alter der Mutter und chromosomal bedingte Anomalien, die bei der Amniozentese gefunden werden (nach Ferguson-Smith 1983)

	Häufigkeit auf 1 000				
Alter	Trisomie 21	Trisomie 18	Trisomie 13	XXY	Chromosomen-anomalien insgesamt
35	3,9	0,5	0,2	0,5	8,7
36	5,0	0,7	0,3	0,6	10,1
37	6,4	1,0	0,4	0,8	12,2
38	8,1	1,4	0,5	1,1	14,8
39	10,4	2,0	0,8	1,4	18,4
40	13,3	2,8	1,1	1,8	23,0
41	16,9	3,9	1,5	2,4	29,0
42	21,6	5,5	2,1	3,1	37,0
43	27,4	7,6		4,1	45,0
44	34,8			5,4	50,0
45	44,2			7,0	62,0
46	55,9			9,1	77,0
47	70,4			11,9	96,0

Wiederholte Trisomie 21

Das Risiko eines weiteren kranken Kindes bei Eltern, die bereits ein Kind mit Trisomie haben, liegt über dem normalen Durchschnitt, doch zeigt die Erhöhung keine besondere Beziehung zum Alter der Mutter. Die Bestätigung eines geringen allgemeinen Wiederholungsrisikos stammt von kombinierten Amniozentesedaten (Indikation der Amniozentese durch ein vorangegangenes Kind mit Trisomie 21), die ein Risiko von 1 auf 200 oder 0,5 % für Down-Syndrom und von 1 % für alle anderen chromosomalen Anomalien in der Schwangerschaft aufweisen. Da die Daten der Lebendgeborenen und aus der Amniozentese hier ähnlich sind, ist ein annäherndes Risiko für ein sich wiederholendes Down-Syndrom im Alter bis zu 35 Jahren 1 zu 200 und vom 35. Lebensjahr an aufwärts zweimal dem normalen altersspezifischen Risiko. Das Risiko aller Chromosomenaberrationen wäre etwa doppelt so hoch wie für das Down-Syndrom.

Risiko für die Nachkommenschaft von Down-Patienten

Erwartungsgemäß müßte es hoch sein für Patienten sowohl mit Trisomie als auch mit Translokation, doch sind die Daten zu spärlich. Kranke Männer sind selten fortpflanzungsfähig. Ein Risiko von etwa 1/3 für die Nachkommenschaft weiblicher Patienten erscheint glaubhaft. Befriedigende Information über Mosaike gibt es überhaupt nicht.

Andere autosomale Trisomien (13, 18 und 22)

Diese sind (als Lebendgeburten) im Vergleich zur Trisomie 21 selten. Wiederholung ist ungewöhnlich, doch gibt es darüber nur wenige Daten. Das Alter der Mutter spielt wiederum eine Rolle; Tabelle 4.6. führt die altersspezifischen Risiken für Trisomie 18 und 13 nach Amniozentese auf.

Nicht lebensfähige autosomale Trisomien sind unter Spontanaborten extrem häufig, und es entsteht die Frage, inwieweit eine Amniozentese überhaupt angeraten erscheint. Wie weit Risiken für ein zukünftiges, lebend geborenes Kind durch einen vorangegangenen chromosomalen Abort vergrößert werden, ist noch unsicher. Sofern die Anomalie ein Spätabort oder eine Totgeburt war, scheint es vernünftig zu sein, die gleichen Risikowerte wie bei Lebendgeburten anzuwenden.

Geschlechtschromosomenanomalien (vgl. Tab. 4.7.)

Das Wiederholungsrisiko innerhalb einer Familie ist für einige Geschlechtschromosomenanomalien außerordentlich gering. Selbst unter den Nachkommen von kranken, aber fertilen Personen ist aus zum Teil noch unbekannten Gründen eine Vererbung selten.

Das klassische XO (Turner)-Syndrom ist häufig mit einer Verengung der Aorta (Aortenisthmusstenose), mit rudimentären Gonaden (Stroma ohne Keimepithel; „gonadal streak"), primärer Amenorrhoe und Minderwuchs verbunden. Es ist häufig auch unter Spontanaborten zu finden. Atypische Fälle, entweder Mosaike oder Isochromosomen (s. S. 71) können rudimentäre Gonaden ohne die weiteren phänotypischen Merkmale zeigen.

Hypogonadismus ist ein primäres Merkmal des XXY(Klinefelter)-Syndroms, nicht aber des XYY-Syndroms, bei dem die hochgewachsene Statur das auffal-

Tabelle 4.7. Häufigere gonosomal bedingte Krankheiten. Klinische Charakteristika

Chromosomenkonstitution	XXY	XYY	XO	XXX
Syndrom phänotypisch	Klinefelter	YY	Turner	Triple-X
Geschlecht	männlich	männlich	weiblich	weiblich
Gonadenbefund	atrophische Testes	normal	rudimentäre Ovarien	häufig normal
Fertilität	nein	ja	nein	ja
Intelligenz	normal/leicht reduziert	meist normal	meist normal	meist reduziert
Verhaltensprobleme	können vorkommen	können vorkommen	minimal	können vorkommen
andere Merkmale	Hypogonadismus	Hochwuchs, schwere Akne	Minderwuchs Pterygium colli, Aortenstenose	wenig

lendste Merkmal ist. Die Assoziation mit Verhaltensproblemen ist dagegen wesentlich geringer als ursprünglich angenommen.

Langzeit-Informationen von Personen mit Geschlechtschromosomenanomalien sind durch Untersuchungen von Kindern, die durch Populationsstudien bei der Geburt erfaßt wurden, zugänglich geworden. Dabei ist im allgemeinen eine geistige Retardierung bei XXY-, XYY- und XO-Personen nicht beobachtet worden. Allerdings gibt es eine leichte Verringerung im durchschnittlichen IQ, zusammen mit einem häufigeren Auftreten von Lernunfähigkeit, die jedoch korrigierbar ist. Das ist für Eltern eines diagnostizierten Kindes, wie auch für Ehepaare, bei denen eine solche Konstitution mittels Amniozentese nachgewiesen wurde, wichtig und sollte in der Beratung betont werden.

Chromosomale Translokationen

Die große Mehrzahl der Fälle mit Down-Syndrom hat 47 Chromosomen, zurückzuführen auf die freie Trisomie 21. In etwa 5 % der Fälle aber ist die Chromosomenzahl normal (= 46) und das zusätzliche Chromosom auf ein anderes übertragen. Dieser Typ von Rearrangement ist als *Robertsonsche Translokation* bekannt. Besonders häufig ist als zweites beteiligtes Chromosom die Nr. 14, weniger häufig Chromosom 22. Sehr selten sind zwei Chromosomen 21 miteinander verbunden. Das genetische Risiko in einer solchen Situation von autosomaler Translokation hängt völlig davon ab, ob es bereits zu einer Aberration bei den elterlichen Chromosomen kam. Sind diese normal, wie in 75 % der Fälle, ist das Risiko für weitere Nachkommen minimal – wahrscheinlich ähnlich hoch wie für ein Trisomiekind bei einem bestimmten Alter der Mutter. Wenn ein Elternteil allerdings einen abnormalen Karyotyp hat, ist die Situation völlig anders. Die gewöhnliche elterliche Aberration ist eine balancierte Translokation, bei der die Gesamtchromosomenzahl nur 45, die totale Menge des chromosomalen Materials aber normal ist. Ein Chromosom 21 sowie ein weiteres Autosom scheinen zu fehlen, doch ist dafür ein aus diesen beiden Elementen zusammen-

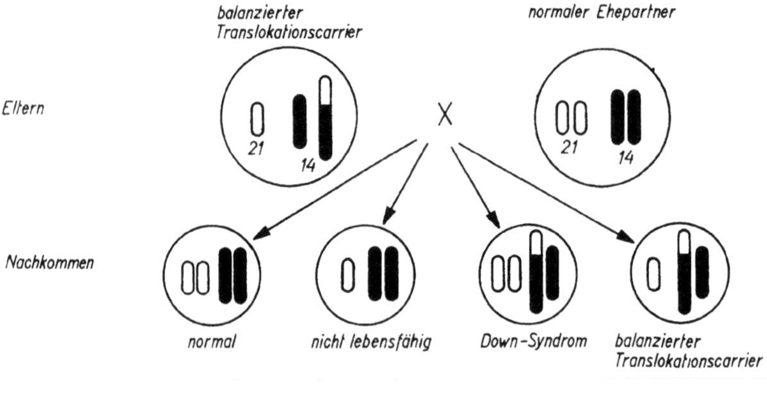

Abb. 4.1. Möglichkeiten für die Nachkommen eines Carriers mit der balancierten Translokation (14; 21)

gesetztes Translokationschromosom vorhanden. Bandingtechniken erlauben hier eine präzise Identifikation.

Die Chancen für Nachkommen solch eines Elternteils sind in Abbildung 4.1. aufgeführt. Theoretisch könnte man erwarten, daß alle 4 Kategorien – Translokationsmongoloidismus, normal, Träger einer balancierten Translokation, und Monosomie 21 – im gleichen Verhältnis zu beobachten sind. Da aber das Fehlen eines Chromosoms 21 (Monosomie 21) Letalität zur Folge hat und selten zu einer nachweisbaren Schwangerschaft führt, wird das Risiko eines Kindes mit Translokations-Down-Syndrom 1/3 sein. Tatsächlich ist es beträchtlich geringer, besonders wenn der Vater Träger der balancierten Translokation ist. Tabelle 4.8. faßt die Risiken zusammen. Zwei Warnungen bezüglich dieser Risiken sollen ausgesprochen werden:

1. das Risiko einer Anomalie, nachgewiesen durch Amniozentese, ist höher als in Tabelle 4.8. angegeben, wahrscheinlich 1:8 für Schwangerschaften, bei der die Frau eine balancierte 14/21-Translokationsträgerin ist.
2. Die Daten wurden prinzipiell von Frauen gewonnen, die schon ein krankes Kind haben. In Fällen, bei denen die balancierte chromosomale Anomalie zufällig nachgewiesen wurde, kann das Risiko kleiner sein.

Die Daten für die seltenere 21/22-Translokation sind viel geringer als für 14/21, doch sind die Risiken ähnlich. Wie dem auch sei, in den Fällen mit der seltenen (und genetisch letalen) 21/21-Translokation werden alle Schwangerschaften abnormal sein, da die einzigen Alternativen das unbalancierte Translokations-Down-Syndrom und die letale Monosomie sein werden (Abb. 4.2.).
Sobald ein Fall mit Translokations-Down-Syndrom identifiziert wurde, müssen die Eltern untersucht werden. Wenn man dann bei ihnen einen Träger einer chromosomalen Aberration gefunden hat, ist es notwendig, weitere Verwandte

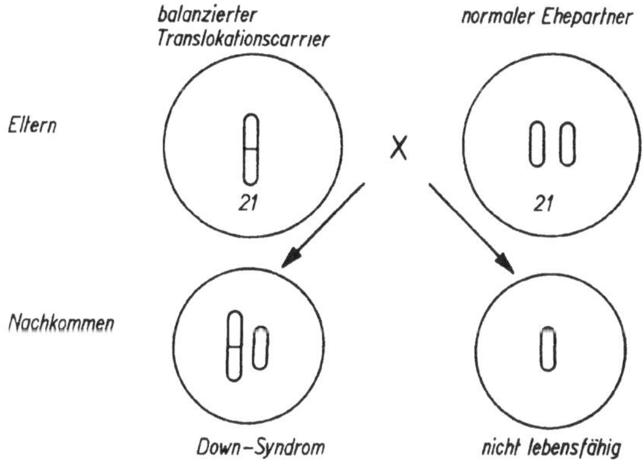

Abb. 4.2. Möglichkeiten für die Nachkommen eines Carriers mit der balancierten Translokation (21; 21). Alle lebensfähigen Nachkommen eines solchen Carriers werden das Down-Syndrom haben.

Tabelle 4.8. Risiken für die Nachkommen in Familien mit Translokations-Down-Syndrom

Typ der Translokation	Elterlicher Carrier für die Translokation	Risiko für die Nachkommen (%)
14/21	Mutter	10
	Vater	2,5
	kein Elternteil	< 1
21/22	ein Elternteil	Daten unzureichend, Risiken vermutlich wie bei der Translokation (14;21)
	kein Elternteil	gering (wahrscheinlich < 1)
21/21	ein Elternteil (jeden Geschlechts)	100
	kein Elternteil	gering (wahrscheinlich < 1)

als mögliche Carrier der balancierten Translokation (beiderlei Geschlechts) zu identifizieren. Bei einer künftigen Schwangerschaft wäre eine Amniozentese anzubieten. Eine protokollarische Registrierung sowohl der Translokation als auch der Trisomien macht eine Amniozentese bei Verwandten zu einem späteren Zeitpunkt unnötig.

Heute sind genügend Daten über die Wahrscheinlichkeit verfügbar, daß ein nicht untersuchter Fall von Down-Syndrom das Ergebnis einer erblichen Translokation ist. In Tabelle 4.9. sind diese Werte für die verschiedenen Altersklassen der Mütter zusammengefaßt. Man kann sehen, daß die Risiken für Nachkommen gesunder Verwandter extrem niedrig sind und selten eine Amniozentese rechtfertigen.

Tabelle 4.9. Werte für die annähernde Wahrscheinlichkeit, daß ein zytogenetisch untersuchter Down-Patient eine erbliche Translokation hat

Alter der Mutter (in Jahren)	Wahrscheinlichkeit, eine ererbte Translokation zu haben (%)	Risiko für die Nachkommen der gesunden Geschwister (%)	
		weiblich	männlich
< 20	2,8	0,14	0,035
20–24	2,7	0,135	0,03
25–29	1,8	0,09	0,02
30–34	1,3	0,065	0,015
35–39	0,4	0,02	0,005
40–44	0,1	0,005	0,001
45–49	0,04	0,002	0,0005
< 30	2,3	0,12	0,03
> 30	0,5	0,025	0,006
Total	1,2	0,06	0,015

Berechnet nach Angaben von Albright und Hook (1980)

Andere Translokationen

Das Down-Syndrom ist nicht die einzige Krankheit, die sich aus einer autosomalen Translokation ergeben kann. Einige solcher Translokationen können für andere multipile Fehlbildugssyndrome verantwortlich sein, oder elterliche Aberrationen können auch als Ergebnis einer Chromosomenuntersuchung bei wiederholten Aborten oder Infertilität aufgedeckt werden (s. Kap. 20). Häufig ist das Rearrangement eine *reziproke Translokationen* (Nicht-Robertsonsche), wobei es einen Austausch chromosomalen Materials, aber keine Veränderung in der Gesamtchromosomenzahl gibt. Ein solcher Austausch, besonders wenn er kleine Chromosomenstücke betrifft, ist schwer zu erkennen. Mitunter ist es auch schwierig festzustellen, ob der Umbau balanciert oder unbalanciert ist. Das Risiko für die Nachkommen hängt davon ab, ob der Umbau den normalen Prozeß der Meiose stört. Jede einzelne Situation bedarf zwar einer sorgfältigen Untersuchung, aber folgende allgemeingültige Punkte können zusammengestellt werden:

1. Das Wiederholungsrisiko einer Anomalie ist gering, wenn kein Elternteil Träger einer balancierten Translokation ist.
2. Wenn der Umbau bei einer belasteten Person balanciert erscheint, muß nach dem Bezug zur betreffenden Kondition gefragt werden. Familienuntersuchungen könnten hier helfen, wenn gesunde Angehörige mit der gleichen Chromosomen„anomalie" vorhanden sind.
3. Balancierte D/D-Translokationen (gewöhnlich 13/14) sind verhältnismäßig häufig und gewöhnlich nicht mit unbalancierten chromosomalen Defekten in der Nachkommenschaft verbunden. Im Vergleich dazu haben Translokationen, die das Chromosom 9 einschließen, ein hohes Risiko für einen unbalancierten Defekt (möglicherweise bis zu 30%). Sonst entsprechen die Wiederholungsrisiken annähernd denen, die in Tabelle 4.8. für das 14/21-Translokations-Down-Syndrom angegeben sind.

Inversionen

Der Umbau genetischen Materials innerhalb eines Chromosoms ist größtenteils durch Chromosomenbanding erkennbar. Wenn ein solcher Umbau auf einen Chromosomenarm begrenzt bleibt, kann es kein Risiko für irgendeine Anomalie in der Nachkommenschaft geben. Bei Einbeziehung des Centromers treten Probleme in der meiotischen Chromosomenpaarung auf, und es können Gameten mit unbalancierten Chromosomensätzen entstehen. Diese Situation kann bei einem Elternteil aufgedeckt werden, nachdem ein Kind mit einer unbalancierten Chromosomenanomalie geboren wurde, es könnte aber auch ein zufälliger Befund sein. Was das Risiko für solche Anomalien betrifft, sind Zahlen nur spärlich vorhanden. Würde ein abnormales Kind geboren und die Inversion tritt familiär gehäuft auf, kann das Risiko wahrscheinlich mit dem bei Translokationen verglichen werden. In solchen Fällen ist für eine zukünftige Schwangerschaft eine Amniozentese vernünftig. Handelt es sich um eine zufällige Aufdeckung, ist es unsicher, ob eine signifikante Risikoerhöhung besteht. Die Situation sollte sorgfältig mit dem zytogenetischen Labor diskutiert werden. Eine perizentrische Inversion des Chromosoms 9 ist häufig und stellt vermutlich eine normale Variante dar.

Mosaike

Bei Mosaiken, die gewöhnlich die Geschlechtschromosomen betreffen, ist mehr als eine Zellinie vorhanden. Diese könnte Schwierigkeiten bei der Diagnose verursachen, weil die abnormale Linie bei einer einmaligen Blutuntersuchung übersehen werden kann, oder weil die klinischen Charakteristika nicht typisch sind. Schwierigkeiten in der Beratung resultieren hier aus der Tatsache, daß sich solche Patienten häufiger fortpflanzen (wegen des leichteren klinischen Bildes) als Patienten mit ausgeprägter Chromosomenanomalie und aus der Unsicherheit ihrer Einbeziehung in die Keimzellinie. Es gibt keine genauen Risikowerte für die Nachkommen, aber eine Amniozentese kann Hinweise geben.

Deletionen

Diese umfassen sichtbare Verluste von chromosomalen Abschnitten. Die phänotypischen Effekte können dabei weniger schwer sein als bei Fehlen des gesamten Chromosoms. So wurden sie bei Chromosomen beobachtet, deren kompletter Verlust oder Trisomie mit einem vollständigen Schwangerschaftsablauf unvereinbar ist.

Tabelle 4.10. Genetische Krankheiten, die mit kleinen chromosomalen Aberrationen verbunden sind

Krankheit	Einbezogenes Chromosom
Anorektale Atresie mit Kolobom	? 22 (extra Fragment)
Beckwith-Wiedemann-Syndrom	11 (kurzer Arm)
Di-George-Syndrom	22 (langer Arm)
Langer-Giedion-Syndrom	8 (langer Arm)
Multipile endokrine Neoplasien	20 (kurzer Arm)
Prader-Willi-Syndrom	15 (langer Arm)
Retinoblastom	13 (langer Arm)
Wilms-Tumor mit Aniridie	11 (kurzer Arm)

Ringchromosomen sind im wesentlichen Deletionen, in denen sich die beiden abnormalen Chromosomenenden miteinander verbunden haben. Hier sollten die elterlichen Chromosomen kontrolliert werden und wenn diese normal sind, ist eine Wiederholung selten.

Minor-Deletion und Translokationssyndrome

Neue Bandingmethoden, verbunden mit Untersuchungen an Prometaphasenchromosomen (High-resolution), haben kleinste, aber übereinstimmende Veränderungen bei verschiedenen Krankheiten gezeigt, die zuvor nicht mit sichtbaren Chromosomenaberrationen in Verbindung gebracht wurden. Einige von ihnen folgen der Mendelschen Vererbung. Tabelle 4.10. zeigt einige dieser Krankheiten. Aber nicht alle Patienten mit einer bestimmten klinischen Erkrankung zeigen eine Chromosomenaberration. Insofern muß auch abgesichert werden, daß dem Labor bekannt ist, daß es eine dieser minutiösen und schwierig nachzuweisenden Aberrationen ist, die man in Verdacht hat.

Isochromosomen

Sie sind am häufigsten bei den X-Chromosomen anzutreffen und resultieren aus einer fehlerhaften Bruchreparatur und Chromatidentrennung. In der Folge entsteht ein symmetrisches Chromosom, das entweder zwei lange Arme enthält oder, seltener, zwei kurze. Die Patienten zeigen dann variierende Grade des Turner-Phänotyps.

Erbliche „fragile sites"

Sie kommen in verschiedenen Chromosomen vor und führen zu Brüchen an einer bestimmten Stelle. Auf den Autosomen sind sie völlig harmlos und kommen gewöhnlich nur in heterozygotem Zustand vor. Ein „fragil site" am Ende des langen Schenkels des X-Chromosoms ist im männlichen Geschlecht mit einem Syndrom von X-gekoppelter geistiger Retardierung und Makroorchidismus verbunden, das sog. „Fragile-X-Syndrom". Das wird in Kapitel 11 detaillierter diskutiert.

Normale Variationen

Menschliche Chromosomen variieren in ihrer Morphologie beträchtlich. Kliniker könnten durch einen Bericht über eine Minor-Variante hinsichtlich ihrer Bedeutung verunsichert werden. Da zumeist bei abnormalen Menschen die Chromosomen untersucht werden, sind solche normalen Chromosomen-Variationen häufig mit klinischen Problemen in Zusammenhang gebracht worden. Dies hat sich allerdings später nicht immer bestätigt. Familienuntersuchungen können durch den Nachweis derartiger Varianten auch bei den gesunden Angehörigen diese Streitfage lösen. Eine intensive Beratung mit dem Labor kann in den meisten Fällen solche Probleme vermeiden.

Literatur

Albright, S. G., and Hook, E. B.: Estimates of the likelihood that a Down's syndrome child of unknown genotype is the consequence of an inherited translocation. J. Med. Gent. **17** (1980): 273–276.

Carr, D. H., and Gedeon, M.: Population cytogenetics of human abortuses. In: Hook, E. B., and Porter, L. M. (Eds.): Population Cytogenetics. Studies in Human Reproduction. Academic Press, New York 1977.

De Grouchy, J., and Turleau, C.: Clinical Atlas of Human Chromosomes. John Wiley, New York 1984.

Ferguson-Smith, M. A.: Prenatal chromosome analysis and its impact on the birth incidence of chromosome disorders. Br. Med. Bull. **39** (1983): 355–364.

Hassold, T., Chan, N., Funkhouser, J. et al.: A cytogenetic study of 1000 spontaneous abortions. Ann. Hum. Genet. **44** (1980): 151–178.

Hook, E. B., and Lindsjo, A.: Down syndrome in live birth by single year maternal age interval in a Swedish study. Am. J. Hum. Genet. **30** (1978): 19–27.

ISCN (1978): An International System for Human Cytogenetic Nomenclature (1978). Cytogenet. Cell Genet. **21** (1978): 309–404.

Jacobs, P. A., Melville, M., Ratcliffe, S., Keay, A. J., and Syme, J.: A cytogenetic survey of 11,680 newborn infants. Ann. Hum. Genet. **37** (1974): 359–376.

Lima-de-Faria, A.: Molecular evolution and organization of the chromosome. Elsevier, Amsterdam–New York–Oxford 1983.

Makino, S.: Human Chromosomes. Elsevier, Amsterdam–Oxford 1975.

Mikkelsen, M.: Previous child with Down syndrome and other chromosome aberration. In: Murken, J. D., Stengel-Rutkowski, S., and Schwinger, E. (Eds.): Prenatal Diagnosis. Enke, Stuttgart 1979.

Nagl, W.: Chromosomen. Organisation, Funktion und Evolution des Chromatins. 2. Aufl. Parey, Berlin–Hamburg 1980.

Smith, G. F., and Berg, J. M.: Down's Anomaly. Churchill Livingstone, London 1976.

Sutherland, G. R., Clisby, S. R., Bloor, G. et al.: Down syndrome in South Australia. Med. J. Aust. **2** (1979): 58–61.

Therman, E.: Human Chromosomes. Springer, New York–Heidelberg–Berlin 1980.

Young, I. D., Williams, E. M., and Newcombe, R. G.: Down syndrome and maternal age in South Glamorgan. J. Med. Genet. **17** (1980): 433–436.

Yunis, J. J.: New Chromosomal Syndromes. Academic Press, New York–San Francisco–London 1979.

Zernahle, K., und Freye, H.-A.: Bedeutung der Chromosomenanalyse in der Humangenetik. Tag.-Ber., Akad. Landwirtsch.-Wiss. DDR, Berlin (1978) 164, 5–15.

Kapitel 5

DNA-Diagnostik genetischer Krankheiten

Während der vergangenen Jahre und vor allem in den letzten 5 Jahren haben die Fortschritte auf dem Gebiet der „Recombinanten DNA-Technologie" oder „genetic engineering" unser Verständnis von den genetischen Erkrankungen wesentlich vertieft. Die Gentechnologie findet bereits direkte Anwendung in der Diagnostik und Strategie und wird in kurzer Zeit zweifellos ein ebenso wesentlicher Teil der genetischen Beratung sein, wie es die Zytogenetik heute schon ist. In diesem kurzen Abschnitt soll der Kliniker mit dem Inhalt dieser Methoden und ihrer Anwendung bekannt gemacht werden.

Die Hauptschritte in der direkten DNA-Analyse

Da ein einzelnes Gen mikroskopisch nicht sichtbar ist, werden Methoden zu seiner direkten Untersuchung gebraucht, die als „Recombinante-DNA Technologie" bekannt sind. Sie laufen folgendermaßen ab:

1. Die Isolierung reiner DNA aus Humanzellen

Das geht überraschend leicht, da DNA wesentlich stabiler als Enzyme oder die meisten anderen Makromoleküle ist. So kann man sie problemlos aus einem beliebigen Zelltyp, der lebt und einen Zellkern besitzt, isolieren. Das gilt u. a. auch für die weißen Blutzellen, Amnionzellen, Chorion- oder Hautgewebe. Unabhängig vom Gewebetyp wird die DNA im wesentlichen immer die gleiche sein, und hierin liegt ein beträchtlicher Vorteil gegenüber den meisten gewebespezifischen Proteinen. Aus 20 ml Vollblut erhält man für die meisten Diagnoseverfahren ausreichend DNA. Da sie sehr stabil ist, kann man sie sogar über Jahre aufbewahren.

2. Das Schneiden der DNA in kurze Segmente

Enzyme schneiden die DNA an spezifischen Stellen. Sie sind als Restriktionsenzyme bekannt und – oft verwirrend für den Laien – nach den Bakterien benannt, denen sie entstammen (z. B. Bam = Bazillus amyloliquefaciens; Eco = E. coli). So kann man sich nicht nur mit einer DNA geeigneter Länge befassen, sondern diese Längen können von Person zu Person infolge von DNA-Unterschieden variieren. Wie später gezeigt wird, kann das in der Diagnostik sehr nützlich sein.

3. DNA-Auftrennung nach der Fragmentgröße

Ein Wirrwarr der DNA-Fragmente ist von geringem Nutzen. Somit besteht der nächste Schritt in ihrer Ordnung nach der Größe. Bei der Elektrophorese bewegen sich die kürzeren Fragmente schneller als die langen. Auf diese Weise ergibt sich eine geordnete Sequenzfolge vom längsten bis zum kürzesten Fragment. Leider ist ein solches Gel sowohl unbeständig als auch schwierig für die direkte Bearbeitung. Deshalb ist eine stabilere Form nötig, die durch den folgenden Schritt bereitgestellt wird.

4. Transfer von DNA auf einen Nitrozellulosefilter (Southern-Blot-Methode)

„blot" (eingeführt durch Dr. Ed. Southern) bedeutet, daß die DNA vom Gel auf ein dauerhaftes Filter überstempelt wird, indem eine Salzlösung durch das Gel und das Filter von einem Block Seidenpapier aufgesogen wird. Durch Erhitzen des Filters wird die DNA auf diesem in einer stabilen Form gebunden und kann nun leicht gehandhabt werden. Schon in diesem Stadium ist ein Überdenken der ursprünglichen Absicht notwendig. Das Ziel ist, eine Veränderung in einem einzelnen Gen nachzuweisen. Unter den vielen tausend, entlang des Filters ausgebreiteten DNA-Segmenten ist dieser Nachweis die sprichwörtliche „Nadel im Heuhaufen". Diese anscheinend unmögliche Aufgabe wird mit Hilfe einer Gensonde durchgeführt, einer radioaktiv markierten Kopie des betreffenden Gens, oder zumindest einer verwandten DNA-Sequenz. Eine derartige Sonde wird später beschrieben. Der wichtige Punkt hierbei ist aber, daß sie ihre korrespondierende Kopie in der DNA-Probe auf dem Filter findet und fest an sich bindet. Dazu ist folgender Schritt notwendig:

5. DNA-Hybridisation

Da Sonde und Gen auf dem Filter in Einzelstrangform vorliegen, können beide miteinander hybridisieren, während die natürliche DNA dagegen doppelsträngig ist. Die komplementäre Struktur beider Kopien garantiert, daß sich nur die identischen Teile miteinander verbinden. Auf diese Weise haben wir nun das Gen der Probe auf dem Filter sicher identifiziert, wie es der abschließende Schritt zeigt:

6. Autoradiografie

Ein auf das Filter aufgelegter Röntgenfilm wird in einer Bande geschwärzt, die mit dem Gen und seiner radioaktiven Markierung korrespondiert. Bei Deletion des Gens könnten sich einige Veränderungen im Gen sowohl im Positionswechsel der Banden als auch in ihrem völligen Fehlen äußern.

Abbildung 5.1. faßt den Ablauf zusammen, während Abbildung 5.2. ohne nähere Erklärung die Gensondenherstellung darlegt.

Ausgehend vom Protein wird daraus die vorangehende RNA produziert und diese RNA dann zur Konstruktion einer kompletten DNA-Sequenz (cDNA-Sonde) benutzt. Es ist verständlich, daß diese nur bei ausreichender Kenntnis über das einbezogene Protein, wie Hämoglobin und einige Enzyme, möglich wird. Leider besitzen wir für die meisten genetischen Krankheiten diese Art von Kenntnissen nicht. Wir beginnen mit der Sammlung von Informationen durch die Benutzung von DNA-Sonden bei Familienuntersuchungen, wobei gezeigt werden kann, daß diese in enger Nachbarschaft zu Krankheitsgenen liegen. Derartige genomische DNA-Sonden wurden aus einer Sammlung von DNA-Se-

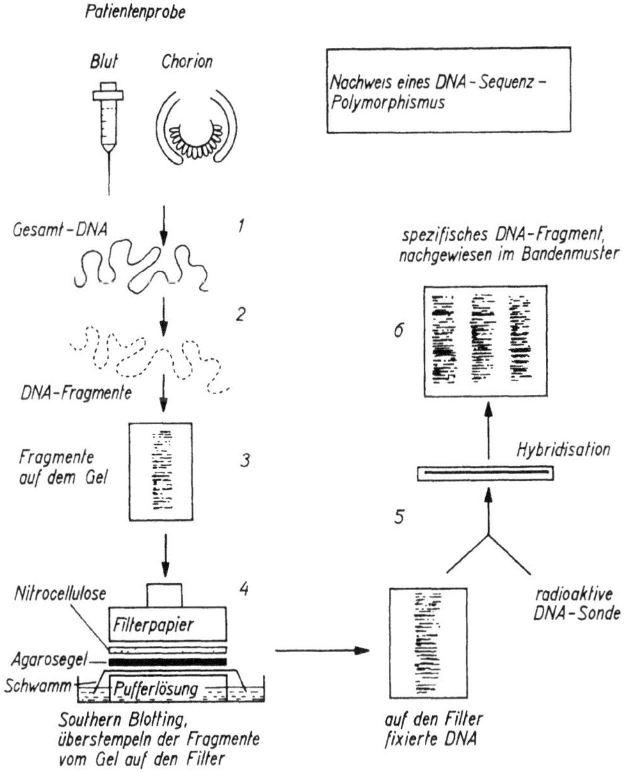

Abb. 5.1. Nachweis eines DNA-Sequenz-Polymorphismus

quenzen (DNA-Bibliotheken) hergestellt, die sich durch Inkorporation in bakterielle DNA vervielfachen lassen.

Ein letztes Wort, bevor wir zur Anwendung übergehen, zum Vorhandensein von DNA-Polymorphismen. Häufig sind ererbte Variationen, wie z. B. die Blutgruppenpolymorphismen, familiär gehäuft, und sie wurden viele Jahre als genetische Marker für mitvererbte Krankheiten benutzt. Leider sind es aber nur wenige. Mit der Entdeckung, daß die DNA selbst reich an Polymorphismen ist, hat sie ein höchst wertvolles Werkzeug geliefert, um als Marker für Gene und ihre Veränderungen zu dienen.

Diese Polymorphismen sind als eine Veränderung des Bandenmusters zu sehen. Ursache ist die Veränderung der DNA-Struktur, in deren Folge sich gleichfalls die Länge der entstehenden Fragmente beim Schneiden der DNA mit einem bestimmten Restriktionsenzym ändert (Abb. 5.1., Schritt 2). Deshalb werden diese Polymorphismen häufig als DNA-Sequenz-Polymorphismen oder als *Restriktions-Fragment-Längen-Polymorphismen* (RFLP) bezeichnet.

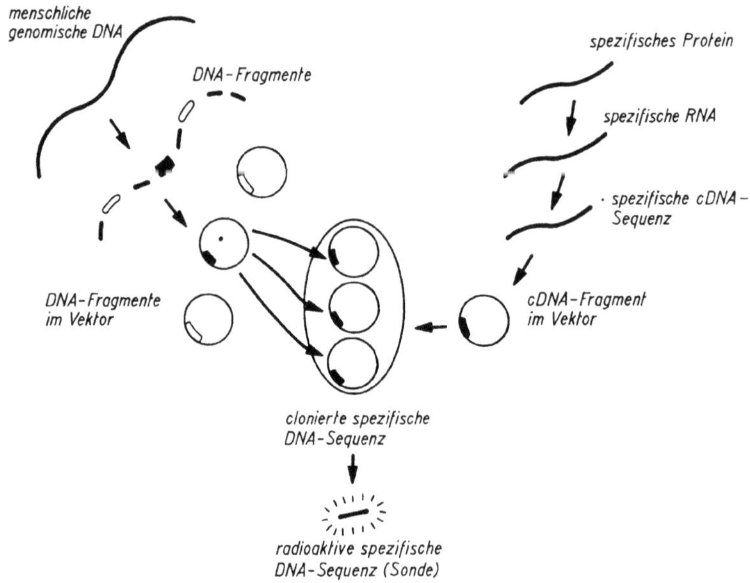

Abb. 5.2. Die Gewinnung der DNA-Sonde

Klinische Anwendung

Spezifische Genanalyse

Mit einer spezifischen Gensonde (gewöhnlich eine cDNA-Sonde) können Patienten und Verwandte mit einer übereinstimmenden Krankheit auf den Gendefekt hin untersucht werden. Tabelle 5.1. zeigt einige Krankheiten, für die solche Sonden verfügbar sind; die Liste wächst aber schnell.

Wenn das Gen fehlt, kann der Defekt an dem Verlust der betreffenden Bande erkannt werden, wie das bereits für einige Krankheiten bekannt ist (z. B. bei einem Typ der α-Thalassämie). Wenn man nun kleinere Gensonden verwendet, die nur Teile der DNA eines Gens umfassen, kann sogar eine partielle Deletion für das Gen nachgewiesen werden. Solche Veränderungen sind jetzt für eine Anzahl von Krankheiten bekannt (z. B. einige Fälle von Hämophilie B).

In der Folge wurden Sonden mit sehr kurzer Nukleotidsequenz entwickelt, sog. Oligonukleotidsonden, die in der Lage sind, eine größere Zahl von Krankheiten nachzuweisen, bei denen die Veränderung auf ein oder einige wenige Basenpaare begrenzt ist. Diese Sonden werden vermutlich in naher Zukunft von großem Wert sein.

DNA-Polymorphismus innerhalb eines bestimmten Gens

Manchmal kann eine Genmutation, die keinen Materialverlust einschließt, dadurch nachgewiesen werden, daß sie bei Benutzung eines bestimmten Restrik-

Tabelle 5.1. Genetische Krankheiten, für die Gensonden verfügbar sind

α_1-Antitrypsin-Mangel
*Chorea Huntington
*Duchenne und Becker Muskeldystrophie
*Zystische Fibrose
Glukose-6-Phosphat-Dehydrogenase-Mangel
Hämozystinurie
Hämophilie A und B
Familiäre Hypercholesterolaemie
Lesch-Nyhan-Syndrom
*Myotone Dystrophie
*Polyzystische Nierenerkrankung
*Norrie-Syndrom
*Phenylketonurie
Sichelzellenanämie (und verwandte Hämoglobinopathien)
Thalassämie (α und β)

* keine spezifischen Gensonden, gekoppelter DNA-Polymorphismus

tionsenzyms mit der Fragmentlänge auch das Bandenmuster verändert. Bei der Sichelzellenanämie konnte dadurch in allen Fällen die HbS-Mutation nachgewiesen werden, auch wenn keine Gendeletion vorliegt.

Diagnose von angrenzendem DNA-Polymorphismus

Es gibt auch noch andere Methoden, um eine Anomalie aufzuzeigen. Durch die Untersuchung angrenzender DNA-Sequenzen kann es möglich sein, DNA-Polymorphismen nachzuweisen, die als eng benachbarte und zuverlässige Marker dienen können. Dieses Vorgehen verlangt aber Familienuntersuchung, um die Vererbung des betreffenden DNA-Fragmentes zusammen mit dem in Betracht kommenden Gen zu zeigen. Dafür ist die Untersuchung des Patienten allein nicht ausreichend. Einige Polymorphismen dieses Typs grenzen so eng aneinander, daß ein Irrtum durch Crossing over ausgeschlossen werden kann. Sogar bei einer Distanz von 100 000 Basen würde Crossing over nur im Verhältnis 1:1000 zu erwarten sein. Marker dieser Art haben sich bei Thalassämien als nützlich erwiesen.

Vorhersage von weniger eng angrenzenden DNA-Polymorpismen

Das oben gesagte kann man nur bei Krankheiten anwenden, von denen wir genug über das Genprodukt wissen, um eine spezifische Sonde zur Verfügung zu haben. Für die Mehrzahl haben wir uns aber auf die Entwicklung von DNA-Polymorphismen zu stützen, die zwar in molekularer Beziehung relativ unterschiedlich sind, aber dennoch so weit übereinstimmen, um in einer bestimmten Familie genetische Kopplung aufzuzeigen. Je mehr Marker auf jedem Chromosom identifiziert werden können, desto gebräuchlicher wird diese Methode. So kann auch die bereits gut analysierte Struktur der menschlichen Genkarte erweitert werden. Der Prozeß wurde durch die Techniken der Chromosomendarstellung und durch die Zellhybridisierung unterstützt. Somit können DNA-Sonden hergestellt werden, die jeweils auf ein einzelnes Chromosom bezogen sind. Dadurch erhalten wir eine große Anzahl verfügbarer Marker, die die Chance einer klinischen Vorhersage vergrößern. Der praktische Gebrauch dieses Typs von Markern ist bereits bei den X-chromosomalen Muskeldystrophien Duchenne und Becker möglich, für die gekoppelte DNA-Marker identifiziert wurden. Sie sind in Verbindung mit konventionelleren Methoden sehr nützlich für den Carrier-Nachweis.

Der größte Fortschritt auf diesem Gebiet war die Entdeckung eines eng mit der Chorea Huntington gekoppelten DNA-Polymorphismus, der wohl tatsächlich Hilfe in der Vorhersage leisten kann. Allerdings wird er beträchtliche ethische und praktische Probleme aufwerfen (s. Kap. 11).

Carrier-Nachweis

Jede heterozygote oder homozygote Änderung im Bandmuster, die durch Umstrukturierung in einem Gen hervorgerufen wird, ist normal nachweisbar. Daher können DNA-Techniken benutzt werden, um Heterozygote zu identifizieren und um nach einem abnormalen Gen in der Familie zu fahnden.

Das ist von großem Vorteil bei X-chromosomalen Erkrankungen, da man die durch die X-Chromosomen-Inaktivierung hervorgerufenen Probleme vermeidet, die bisher alle Versuche in der Carrier-Diagnostik bei diesen Erkrankungen unsicher gemacht haben. Nur durch genaue spezifische DNA-Sonden oder eng gekoppelte Marker ist eine exakte Carrier-Diagnostik für Krankheiten wie die Hämophilie oder Muskeldystrophie möglich.

Pränatale Diagnostik (s. auch Kap. 7)

Die DNA ist nicht von der Embryonalentwicklung abhängig, und somit ist ein weiterer Vorteil (vielleicht der größte) der DNA-Methoden, daß die Sonden in der frühen pränatalen Diagnostik, besonders im ersten Trimester nach einer Chorion-Biopsie, genutzt werden können. Für die X-chromosomalen Muskeldystrophien Duchenne und Becker haben sie ihren praktischen Wert schon bewiesen. Wahrscheinlich können alle Einzelgenerkrankungen, die durch DNA-Techniken erkennbar sind, auch in der Frühschwangerschaft identifiziert werden. Das wird bei der Thalassämie bereits klinisch genutzt, und eine rapide Ausweitung ist bei mehr Information über die Sicherheit der Chorion-Biopsie zu erwarten.

DNA-Techniken und häufige Erkrankungen

Die häufigste Anwendung von DNA-Verfahren bezog sich auf Einzelgenerkrankungen, aber auch hier zeichnen sich schon Veränderungen ab. Gensonden für wichtige Proteine, wie Hormome und Apoproteine, erlauben es, die Rolle von Genen bei Krankheiten wie der koronaren Herzerkrankung und beim Diabetes zu untersuchen. Noch ist die Handhabung solcher Sonden begrenzt. Da zunehmend Mengen von DNA-Sequenzen unbekannter Funktion produziert werden, kann man ihre Beziehungen zu Krankheiten unbekannter Ätiologie, wie z. B. depressive Störungen und Bluthochdruck, testen.

Vielleicht ist in der gegenwärtigen Entwicklung die erregendste Erkenntnis, daß spezifische menschliche DNA-Sequenzen in der Struktur eng mit RNA-Sequenzen von Viren verwandt sind, die ihrerseits in das menschliche Tumorgeschehen einbezogen sind. Diese Homologie könnte helfen, die tatsächlichen Verbindungen aufzuklären. Die sich schnell erweiternden Kenntnisse über die Zahl dieser sog. *Onkogene* ist wahrscheinlich von unmittelbarer Hilfe bei der Früherkennung von Risikopersonen, sowohl in der Population als auch in den Familien.

DNA-Techniken und Therapie für genetische Krankheiten

Die weitverbreitete Vorstellung, daß die „Gentherapie" in Bezug auf das Einführen eines fehlenden Gens im frühen Leben die ungefähre Richtung künftiger humangenetischer Entwicklung sei, ist höchst problematisch. Was die Behandlung wichtiger Krankheiten anbelangt, sind allerdings erste erfolgreiche Schritte getan: Die Produktion von Hormonen, wie Insulin und Wachstumshormonen, aber auch von Blutgerinnungsfaktoren (Faktor VIII) mit Hilfe von Bakterien ist mittlerweile angelaufen.

Für die vielen bislang noch ungenügend verstandenen Einzel-Gen-Erkrankungen besteht die Hoffnung, daß dann auch das Genprodukt hergestellt werden wird, wenn erst einmal die Gene selbst identifiziert und isoliert werden können. Der Anwendungsbereich eines solchen Genproduktes in der Therapie dürfte von Krankheit zu Krankheit variieren. Die gewonnene Information wird aber unvermeidlich unser Verständnis für die entsprechende Behandlungsmethode in einem konkreten Fall erweitern.

Wahrscheinlich werden die in diesem Kapitel beschriebenen Methoden und Lösungswege sowohl die Diagnostik, Prognostik und Strategie eine große Zahl genetischer Erkrankungen beeinflussen und Auswirkungen auf die klinische Medizin außerhalb des genetischen Bereiches haben. Auf vielleicht keinem anderen medizinischen Gebiet ist die Kluft zwischen grundlegenden wissenschaftlichen Entdeckungen und klinischer Anwendung so verringert worden. Alle Kliniker, die keine Genetiker sind, müssen diese immensen Fortschritte in die Praxis umsetzen zugunsten einer vernünftigen genetischen Familienberatung.

Literatur

Cooper, D. N., and Schmidtke, J.: Diagnosis of genetic disease using recombinant DNA. Hum. Genet. **73** (1986): 1–11

Davies, K. E., Pearson, P. L., Harper, P. S. et al.: Linkage analysis of the two cloned DNA sequences flanking the Duchenne muscular dystrophy locus on the short arm of human X-chromosome. Nucleic Acids Res. **11** (1983): 2303–2312.

Gassen, H. G., Martin, A., und Bertram, S. (Hrsg.): Gentechnik. Einführung in Prinzipien und Methoden. Fischer, Stuttgart 1985.

Gianelli, F., Choo, K. H., Rees, D. J. G. et al.: Gene deletions in patients with haemophilia B and antifactor IX antibodies. Nature **303** (1983): 181–182.

Gusella, J. F., Wexler, N. S., Conneally, P. M. et al.: A polymorphic DNA marker genetically linked to Huntington's disease. Nature **306** (1983): 234–238.

Harper, P. S., O'Brien, T., Murray, J. M. et al.: The use of linked DNA polymorphisms for genotype prediction in families with Duchenne muscular dystrophy. J. Med. Genet. **20** (1983): 252–254.

Human Gene Mapping 8. Helsinki Concerence (1985). 8th International Workshop on Human Gene Mapping. Cytogenet. Cell Genet. **40** (1985): 1–823.

Kingston, H. M., Thomas, N. S. T., Pearson, P. L. et al.: Genetic linkage between Becker muscular dystrophy and a polymorphic DNA sequence on the short arm of the X chromosome. J. Med. Genet. **20** (1983): 255–258.

Klingmüller, W. (Hrsg.): Genforschung im Widerstreit. 2. Aufl. Wiss. Verlagsgesellschaft, Stuttgart 1986.

Old, J. M., Ward, R. H. T., Petrou, M. et al.: First trimester fetal diagnosis for haemoglobinopathies: three cases. Lancet **2** (1982): 1413–1416.

Robertson, M.: Oncogenes and the origin of human cancer. Br. Med. J. **286** (1983): 81–82 und **287** (1983): 1084–1086.

Weatherall, D. J.: The New Genetics and Clinical Practice. The Nuffield Provincial Hospitals Trust, 1982.

Williamson, R. (Eds.): Genetic Engineering. Vol. I–IV. Academic Press, New York 1981.

Kapitel 6

Carrier-Diagnostik

Eine der Hauptaufgaben der genetischen Beratung ist es, die Person zu identifizieren, die ein hohes Risiko für die Weitergabe einer genetischen Krankheit tragen, während sie selbst gesund sind. Die Erkennung eines bestimmten Erbmodus erlaubt schon oft die Bestimmung des Risikos, in manchen Fällen kann es aber auch ausgeschlossen werden. Bei hohem Risiko wird es selten möglich sein, mit Sicherheit zu sagen, ob ein bestimmter Familienangehöriger das abnorme Gen besitzt oder nicht. Aus diesem Grund sind Tests, die den genauen Genotyp einer Person identifizieren, von größter Wichtigkeit und in vielen Einrichtungen ein integrierter Teil des Gesamtvorganges der genetischen Beratung. Dieses Kapitel untersucht das Spektrum und die Begrenzungen von Tests für die Carrier-Diagnostik und versucht zu zeigen, wie in Verbindung mit anderen genetischen Daten diese Information benutzt werden kann, um eine möglichst genaue Vorhersage zu treffen.

Was ist ein Carrier?

Der Terminus „Carrier" ist in der Medizin weit gefaßt und oft auch auf jene bezogen, die ein infektiöses Agens haben. In der medizinischen Genetik muß seine Bedeutung erweitert werden. Der Terminus kann hier für Menschen mit verschiedenen Merkmalen benutzt werden, so daß eine präzise Definition wichtig ist, um Mißverständnisse zu vermeiden. Eine Arbeitsdefinition vom Carrier-Status bei erblichen Erkrankungen wäre: „Ein Carrier ist eine Person, die das die erbliche Krankheit bedingende Gen im heterozygoten Zustand besitzt und zur Zeit der Untersuchung im wesentlichen gesund ist."

Aus dieser Definition folgen verschiedene wichtige Punkte:

1. Ein Carrier ist ein Heterozygoter; daher kann dieser Terminus auch nur auf Mendelsche Krankheiten, die durch ein einzelnes Gen determiniert sind, zufriedenstellend angewendet werden. Es ist logisch, von einem Carrier für zystische Fibrose zu reden, nicht aber von einem Carrier für Spina bifida, weil hier die genetische Determination schlecht zu verstehen und auch nicht mendelnd ist. Die Definition kann aber auf Personen mit einer balancierten chromosomalen Anomalie ausgedehnt werden, z. B. eine Translokation, bei der die Erblichkeit im wesentlichen mendelnd ist (s. Kap. 4).
2. Obwohl ein Carrier heterozygot ist, bedeutet dies keineswegs, daß die kranke Person homozygot sein muß. Das gilt ja nur für Fälle von autosomal-rezessiven Krankheiten. Bei autosomal-dominanten Krankheiten sind im Grunde alle Personen, ob krank oder Carrier, heterozygot.

Tabelle 6.1. Genetische Risiken für Carrier von mendelnden Krankheiten

Erbmodus	Risiko für Nachkommen eines Carriers
Autosomal-rezessiv	sehr niedrig, es sei denn a) die Krankheit ist extrem häufig oder b) Blutsverwandtschaft oder die gleiche Krankheit in der Familie des Ehepartners
Autosomal-dominant	50 % (das Risiko der offenbaren Erkrankung wird mit der Krankheit variieren)
X-chromosomal rezessiv	50 % der männlichen Nachkommen sind krank

3. Wenn auch für einen Carrier ein sehr hohes Risiko besteht (normal 50 %), daß er sein abnormes Gen vererbt, folgt daraus nicht unbedingt, daß es auch ein hohes Risiko für ein krankes Kind gibt. Tatsächlich kann das Risiko extrem niedrig sein und wird vom Modus der Vererbung abhängen (Tab. 6.1.).
4. Die Tatsache, daß ein Carrier zum Zeitpunkt der Untersuchung „im wesentlichen gesund" ist, bedeutet weder, daß subklinische Symptome nicht nachweisbar sind, noch, daß die Person notwendigerweise gesund bleiben wird. Diejenigen, die das Gen für die Chorea Huntington tragen, bilden ein Beispiel für letzteren Vorgang.

Von diesen Überlegungen her ist es verständlich, daß eine Carrier-Diagnostik nur auf der Grundlage der Entwicklungsgeschichte der betreffenden genetischen Krankheit und deren Erbmodus erfolgreich aufgestellt werden kann.

Obligatorische und mögliche Carrier

Bei Überlegungen hinsichtlich einer Carrier-Diagnostik bleibt häufig unerkannt, daß es außer Personen mit einem höheren oder niedrigeren Carrier-Risiko auch solche gibt, die aus genetischen Gründen Carrier sein müssen (Abb. 6.1.). Die Erkennung dieser „obligatorischen" Carrier ist aus verschiedenen Gründen wichtig: Unnötige Tests können vermieden werden, sie erlaubt eine eindeutigere genetische Beratung und liefert darüber hinaus auch eine Referenzpopulation, an der einige neue oder verbesserte Carrier-Tests beurteilt werden können.

Obligatorische Carrier für autosomal-rezessive Krankheiten schließen alle Kinder und die Eltern der kranken Person ein (Mutation als Alternative ist zu selten, um ein praktisches Problem zu sein). Bei X-chromosomaler rezessiver Vererbung werden alle Töchter eines kranken Mannes obligatorische Carrier sein. Bei autosomal-dominanter Vererbung dagegen ist ein obligatorischer Carrier eine Person, bei der sowohl ein Elternteil als auch Nachkommen krank sind, der aber selber keine Anomalien zeigt (oder zu Lebzeiten zeigte). Diese Situation wird häufig bei der Chorea Huntington angetroffen, wenn eine Person aus einem anderen Grund jung verstarb und es sich erst später herausstellte, daß sie die Krankheit ererbt hat.

Carrier-Nachweis bei autosomal-rezessiven Erkrankungen

Autosomal-rezessive Krankheiten liefern bei weitem die größte Zahl an Carriern, sind aber keineswegs das einzige Problem in der genetischen Beratung.

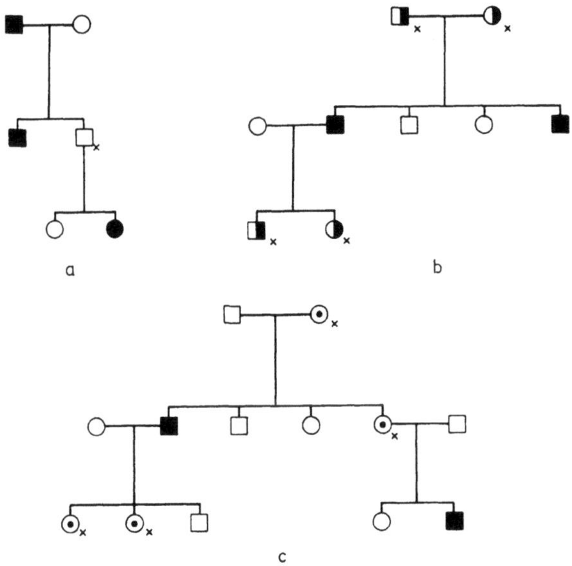

Abb. 6.1. Obligate Carrier bei mendelnder Vererbung. Obligate Carrier für die drei Hauptmodi der Vererbung sind mit einem Stern markiert. Gemäß der Übereinkunft sind Carrier für autosomal-rezessive Krankheiten halbschattiert, die für X-chromosomale mit einem Punkt versehen.
a) Autosomal-dominante Vererbung. Eine Person, die sowohl einen kranken Elternteil als auch kranke Nachkommen hat, muß Carrier sein. b) Autosomal-rezessive Vererbung. Beide Eltern und alle Nachkommen einer kranken Person sind obligate Carrier. c) X-chromosomal rezessive Vererbung. Obligate Carrier schließen alle Töchter eines kranken Mannes ein und alle Frauen, die einen kranken Sohn und wenigstens einen anderen kranken männlichen Verwandten haben.

Wahrscheinlich sind alle Menschen Carrier für wenigstens eine schwere rezessive und für verschiedene letale Krankheiten, abgesehen von zahlreichen Polymorphismen, bei denen Heterozygotie normal und zweifellos vorteilhaft ist. Vom Standpunkt der genetischen Beratung gibt es 3 Hauptsachverhalte:

1. Eine Person ist oder ist wahrscheinlich ein Carrier für eine seltene autosomal-rezessive Krankheit.
2. Eine Person ist oder ist wahrscheinlich ein Carrier für eine häufige autosomal-rezessive Krankheit.
3. Die Situation wird kompliziert durch Blutsverwandtschaft oder durch Heirat eines Partners, dessen Familie für die gleiche Krankheit vorbelastet sein könnte.

Die seltenen autosomal-rezessiven Krankheiten gehören zu den häufigsten, bei denen um Rat nachgesucht wird, und Familienangehörige sind höchst besorgt und beunruhigt über die Mitteilung, daß sie in einer bestimmten Situation Carrier sein können. Solche Sorge ist völlig unnötig, aber schwierig abzubauen. Einige Personen nehmen dann an, Carrier zu sein sei gleichbedeutend mit einer leichten Form der Krankheit, bzw. daß sie nicht völlig gesund seien. Andere glauben, daß sie die Krankheit unvermeidlich auf künftige Kinder übertragen.

Selbstverständlich ist keine dieser Sachverhalte zutreffend. Heterozygote für autosomal-rezessive Krankheiten sind fast immer völlig gesund und werden es bleiben, auch wenn geringe wahrnehmbare Symptome gefunden werden. Selbst wenn für Geschwister einer kranken Person – und das sind ja die häufigsten Ratsuchenden –, die Chance, Carrier zu sein 2/3 beträgt, ist das Risiko, kranke Kinder zu haben, außergewöhnlich gering, wie in Tabelle 2.2. auf S. 35 gezeigt. Das soll für alle Ratsuchenden über autosomal-rezessive Krankheiten eine Beruhigung sein und nachfolgende Situation soll als Beispiel dienen:

Eine Frau, deren beide Schwestern an der seltenen autosomal-rezessiven Krankheit Cystinosis verstarben, suchte während ihrer ersten Schwangerschaft die genetische Beratung auf. Die Frage der pränatalen Diagnostik wurde zwar erörtert, gleichzeitig aber darauf hingewiesen, daß trotz einer Carrier-Chance von 2/3 das Risiko für ein krankes Kind 1:500 ist. Als Folge eines irrtümlichen Ergebnisses bei der Pränataldiagnostik hingegen wäre das Risiko beträchtlich größer (Abb. 6.2.).

Die häufigeren autosomal-rezessiven Krankheiten stellen eine viel wichtigere Indikation für die Carrier-Diagnostik dar. Immerhin kann man aus Tabelle 2.2., S. 35 ersehen, daß diese Krankheiten sehr oft ein bedeutendes Risiko für die einzelnen Paare darstellen. Auch für eine Krankheit, die so häufig ist wie die PKU (1:10 000), ist das Risiko für die Nachkommen eines gesunden Verwandten nur 1:300. Sehr wenige der klassischen Enzymdefizienzen, für die Carrier-Tests zur

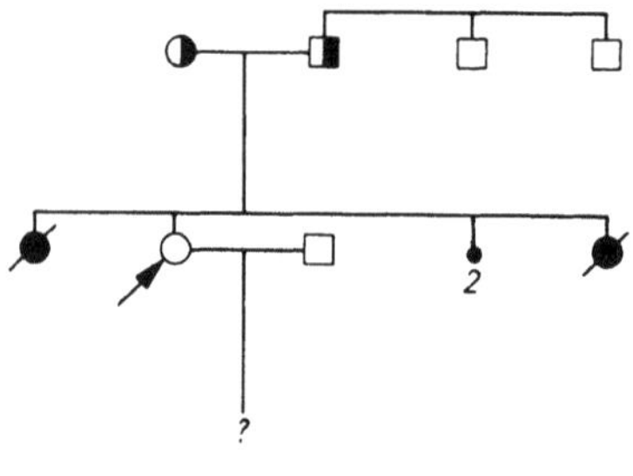

Abb. 6.2. Carrier-Nachweis bei einer seltenen autosomal-rezessiven Krankheit – Zystinosis. Die Schwester der beiden an Zystinosis verstorbenen Kinder bat während ihrer ersten Schwangerschaft um eine genetische Beratung, um zu erfahren, inwieweit sie selber Carrierin ist und ihre Nachkommenschaft erkranken wird. Obwohl für sie eine Chance, Carrier zu sein, von 2/3 besteht, ist das Risiko für ein krankes Kind minimal, da dies schließlich auch beim Ehemann den Carrier-Status voraussetzen würde. Sie wurde dahingehend beraten, daß weder Carrier-Diagnostik (nicht zuverlässig) noch pränatale Diagnose (bedeutendes Risiko) in dieser Situation gerechtfertigt wäre. Es wurde ein gesunder Sohn geboren.

Tabelle 6.2. Carrier-Nachweis für einige häufige oder wichtige autosomal-rezessive Krankheiten

Krankheit	Test
a_1-Antitrypsin-Mangel	elektrophoretische Typisierung des a_1-Antitrypsin
Zystische Fibrose	gekoppelte DNA-Marker
Galaktosämie	Galaktose-1-Phosphat-Uridyl-Transferase in den Erythrozyten
Kongenitale adrenale Hyperplasie	z. Z. nicht zuverlässig (Stand 1986)
Kombinierte Immundefizienz (ein Typ)	Adenosin-Desaminase-Elektrophorese
Mukopolysacharidose Typ I (Hurler)	a-Iduronidase (Leukozyten)
Phenylketonurie	Phenylalaninbelastung, Phenylalanin-Thyrosin-Relation, DNA-Polymorphismus
Pseudocholinesterasedefizienz	Pseudocholinesterasespiegel, Dibuzainzahl
Tay-Sachs-Syndrom	Hexosaminidase A (Leukozyten)
Thalassämien und andere Hämoglobinopathien	Erythrozytenmorphologie, Hämoglobinelektrophorese, direkte Genanalyse, DNA-Polymorphismus

Verfügung stehen, sind so häufig wie die PKU. Ausgenommen natürlich solche speziellen Häufungen, wie sie von der Tay-Sachs-Krankheit in der jüdischen Population der Ashkenasis bekannt sind. Die Hämoglobinopathien und Thalassämien stellen weltweit die bedeutendste Gruppe, und zum Glück ist der Carrier-Nachweis für die meisten von ihnen durchführbar. Populationsscreening hinsichtlich des Carrier-Status ist jetzt bei diesen Krankheiten weit verbreitet und wird auf S. 284 noch diskutiert werden. In Tabelle 6.2. sind für einige wichtige autosomal-rezessive Krankheiten die Grundzüge der Carrier-Diagnostik zusammengefaßt.

In der Carrier-Diagnostik für eine der häufigeren autosomal-rezessiven Krankheiten muß sowohl die Risikoperson einer Familie als auch deren Ehepartner untersucht werden (bzw. der prospektive Partner). Erweist sich dann nur ein Partner als Carrier, so kann das Ehepaar beruhigt werden. Sofern eine Person mit einer autosomal-rezessiven Krankheit belastet ist, wird selbstverständlich der Test nur noch bei dem Ehepartner erforderlich.

Blutsverwandtschaft kann gelegentlich den Carrier-Nachweis für eine seltene Krankheit erforderlich machen, auch wenn an sich das Risiko extrem gering ist. In seltenen Fällen kann die gleiche Krankheit in den Familien zweier nicht verwandter Partner vorhanden sein. In zahlreichen Fällen angeborener Stoffwechseldefekte ist es möglich, die Heterozygoten zu erkennen, zugleich aber ist zu betonen, daß sich der normale und der heterozygote Bereich oft überlappen. Infolgedessen sollten die betreffenden Labors deutlich auf die Möglichkeit eines Irrtums hinweisen.

Zusammenfassend läßt sich für die autosomal-rezessiven Krankheiten folgendes sagen: Die genetische Beratung sollte den Ratsuchenden eine eindeutige Erläuterung der gewöhnlich sehr niedrigen Carrier-Risiken geben und schwierige, umfangreiche und oft unnötige Tests vermeiden. Wie bei jedem Test mit einer bestimmten Irrtumswahrscheinlichkeit sollten Carrier-Tests nur in Situationen benutzt werden, in denen das Grundrisiko hoch ist und damit den Test rechtfertigt.

Autosomal-dominante Vererbung

Praktisch sind alle Personen mit einer dominant erblichen Erkrankung heterozygot. Folglich ist nur in den Fällen ein Carrier-Status anzunehmen, in denen sich die Krankheit leicht ausprägt, variabel ist oder sich spät manifestiert. So kann man für die Achondroplasie kein Carrier sein – entweder man hat die Erkrankung oder ist phänotypisch und dann auch genotypisch unauffällig. Daher ist die Zahl dominant erblicher Krankheiten, bei denen eine Carrier-Diagnostik notwendig ist, viel geringer als für die autosomal-rezessiv erblichen. Aber die Bedeutung im Hinblick auf das Risiko für die Nachkommenschaft ist viel größer.

Tabelle 6.3. führt einige der hauptsächlichen autosomal-dominanten Krankheiten auf, bei denen eine Carrier-Diagnostik möglich ist, während in Tabelle 6.4. diejenigen aufgeführt werden, für die spezifische biochemische Tests verfügbar sind. Daraus ergeben sich drei prinzipielle Kategorien. Zur ersten sind Krankheiten zu rechnen, die häufig asymptomatisch verlaufen und normalerweise kaum erkannt werden. Die akute Porphyrie und maligne Hyperpyrexie, deren Krankheitsbild sich nach Medikamenteinnahme verschlechtert, sind dafür Beispiele.

Tabelle 6.3. Carrier-Diagnostik bei variablen autosomal-dominanten Krankheiten

Multiple epiphysale Dysplasie	kurze Statur, frühzeitige Osteoarthritis
Von-Hippel-Lindau-Syndrom	retinale Läsionen
Holt-Oram-Syndrom	kleinere digitale Anomalien
Maligne Hyperpyrexie	erhöhtè CK-Werte, Muskelbiopsie
Muskeldystrophie (fazioskapulohumerale)	minimale Schwäche
Myotone Dystrophie	geringe Schwäche, Elektromyografie, Linsentrübung, gekoppelte DNA-Marker
Neurofibromatose	Hautläsionen
Osteogenesis imperfecta	Zahnveränderungen, Taubheit, blaue Skleren
Tuberöse Sklerose	Hautläsionen (UV-Licht, CT-Scanning)
Erbliche Sphärozytose	Erythrozytenmorphologie, osmotische Resistenz
Waardenburg-Syndrom	weiße Haarsträhne, Hypertelorismus
Van-der-Woude-Syndrom	Lippengrübchen (-fisteln)

Tabelle 6.4 Biochemische Vorhersage einiger autosomal-dominanter Krankheiten

Angioneurotisches Syndrom, Quincke-Syndrom	C 1_s-Inaktivator-Mangel
Familiäre Hypercholesterolämie	LDL-Cholesterol, spezifische Gensonde
Koproporphyrie	Koproporphyrinogen-Oxidase
Akute intermittierende Porphyrie	Uroporphyrinogen-Synthetase
Porphyria variegata	Protoporphyrinogen-Oxidase

Die zweite Gruppe enthält schwere Krankheiten, die sich durch variable Penetranz und Expressivität auszeichnen. In der genetischen Beratung sind sie wegen dieser Variabilität besonders wichtig. Tuberöse Sklerose, Osteogenesis imperfecta (Abb. 6.3.) und myotone Dystrophie gehören dieser Gruppe an. Die letzte und dritte Gruppe umfaßt schließlich Krankheiten, die früher oder später der regulären dominanten Vererbung folgen. Der wirkliche Status aber kann zu der Zeit, zu der die Risikoperson bereits Kinder möchte, noch unklar sein. Die Chorea Huntington (Kap. 11) ist bei weitem die wichtigste und schwerste Krankheit dieser Gruppe. Einige der anderen progressiven neurologischen degenerativen Erkrankungen sind aber von vergleichbarem Schweregrad. Für die Carrier-Diagnostik ist es daher wichtig, Tests anzuwenden, die eine präsymptomatische Diagnose gewährleisten. Das Risiko, in irgendeinem Lebensabschnitt zu erkranken, ist für die Nachkommenschaft eines Carriers für einen autosomal-dominanten Krankheitszustand groß. Dies steht ganz im Gegensatz zur Situation bei autosomal-rezessiven Erkrankungen. Obwohl in einigen wenigen Fällen (z. B. die den Myopathien zugrunde liegende maligne Hyperpyrexie) die Krankheit in den nachfolgenden Generationen konstant subklinisch verläuft, sind dennoch kranke Nachkommen häufig zu finden, die von Carrier-Eltern geboren wurden. Darin kommt z. T. die natürliche Variabilität dieser Krankheit zum Ausdruck. Andererseits darf nicht übersehen werden, daß die Carrier-Eltern auch eine sehr leichte Ausprägung der Krankheit haben können und dann ein Extrem im Rahmen der Variabilität darstellen. Auch bei nur mittlerem Schweregrad der Krankheit ist es sehr wahrscheinlich, daß die Kinder klinisch belastet sein werden. In einigen Fällen, wie z. B. der myotonen Dystrophie, können Ef-

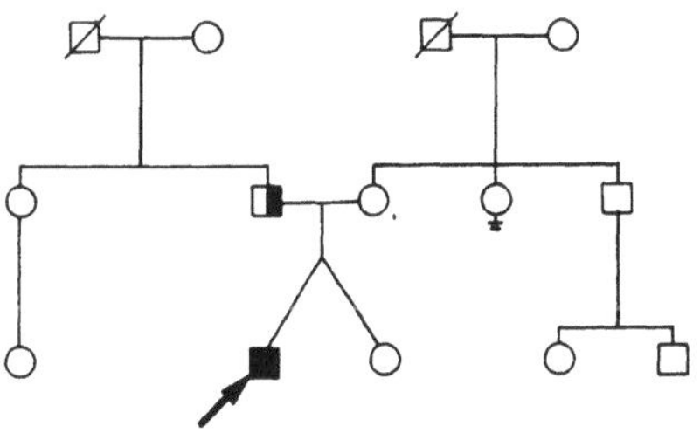

Abb. 6.3. Carrier-Nachweis bei einer variablen autosomal-dominanten Krankheit – Osteogenesis imperfecta. Der Propositus, ein dizygoter Zwilling, erlitt während der Entbindung eine Femurfraktur und 7 weitere große Frakturen in den nachfolgenden zwei Jahren. Es besteht das typische klinische Bild einer mäßig schweren Osteogenesis imperfecta. Keiner der Eltern zeigte irgendwelche Skelettanomalien. Allerdings hatte der Vater eine progressive sensori-neurale Schwerhörigkeit vom otosklerotischen Typ, wie man ihr in ähnlicher Form bei der O. imperfecta begegnet. Andere Familienmitglieder waren nicht krank. Obwohl die Möglichkeit einer Neumutation für das Kind nicht ausgeschlossen werden konnte und die Schwerhörigkeit des Vaters dann zufällig wäre, war es doch wahrscheinlicher, den Vater als Träger des Gens für O. imperfecta anzusehen. Die folgenden Kinder haben ein Risiko von 50 %. Das Ehepaar entschied sich anschließend gegen weitere Kinder.

fekte einer asymptomatischen Mutter ernsthafte Krankheiten in der Nachkommenschaft hervorrufen.

Autosomal-dominante Krankheiten mit später Manifestation verursachen aber auch spezielle Schwierigkeiten beim Carrier-Nachweis. So würde die Identifizierung einer Person als Carrier für die Chorea Huntington (s. Kap. 11) unvermeidlich bedeuten, daß die Krankheit nach einer gewissen Zeit zum Ausbruch kommt. Es ist fraglich, ob diese Information auch akzeptiert wird und bei Kenntnis der Situation ein Carrier-Test wünschenswert ist. Dieser Test würde zweifellos denen helfen, die sich als genetisch normal erweisen, aber zu viele Fragen bleiben offen.

X-chromosomale Krankheiten

Eine relativ kleine Anzahl X-chromosomal rezessiver Krankheiten steht in der Indikation zur Carrier-Diagnostik an erster Stelle. Der Grund liegt in der Gesundheit und Fortpflanzungsfähigkeit der Carrier. Aber im Gegensatz zur autosomal-rezessiven Vererbung besteht für sie das Risiko, auffällige Nachkommen zu haben, die Partnerwahl hat darauf keinerlei Einfluß. In einer derartigen Situation ist dann die Möglichkeit zur Carrier-Diagnostik für Frauen mit hohem Risiko eine große Hilfe. Dieser Test stellt einen wesentlichen Teil der genetischen Beratung dar, da es oft zwecklos ist, Risiken vor Vorlage der Testergebnisse zu diskutieren.

Hämophilie (vor allem Hämophilie A) und X-chromosomale Muskeldystrophie (vor allem Muskeldystrophie Duchenne) sind die wichtigsten Krankheiten, die in dieser Gruppe zu berücksichtigen sind. Die Art der Carrier-Diagnostik und die Probleme der Interpretation haben bemerkenswerte Ähnlichkeit. Aus diesem Grund werden sie hier als Beispiel der Carrier-Diagnostik bei X-chromosomal-rezessiven Krankheiten benutzt, Details der einzelnen Krankheiten werden extra aufgezeigt. Tabelle 6.5. faßt einige charakteristische Merkmale zusammen. Bei beiden Krankheiten kann man bereits klinisch einige Carrier nachwei-

Tabelle 6.5. Carrier-Diagnostik bei der Duchenne Muskeldystrophie und der Hämophilie

	Duchenne Muskeldystrophie	Hämophilie A
Klinische Anomalien, wenn vorhanden	geringe Schwäche, häufig asymmetrisch	leichte bis mäßige Blutungsneigung
Hauptsächlicher Test	Serum-Kreatin-Kinase	Serumfaktor VIII Assay (immunologisch und funktionell)
Andere Tests	andere Muskelenzyme, Muskelbiopsie, gekoppelte DNA-Marker	
Anteil definierter Carrier, die Ergebnisse außerhalb der Norm zeigen	2/3	ca. 80 %

sen und die Ursache dafür in der X-Chromosomen-Inaktivierung sehen. Dieser Prozeß läuft zufällig ab, und es ist nicht auszuschließen, daß in den entsprechenden wichtigen Geweben der Anteil der Zellen, in denen das X-Chromosom mit dem abnormen Gen funktionell aktiv verbleibt, wider Erwarten groß ist. Leider gibt es auch Carrier, bei denen vorzugsweise das X-Chromosom mit dem normalen Gen funktionell aktiv ist. Selbst mit empfindlichen Tests ist das schwer, wenn nicht gar unmöglich zu erkennen. Diese Variabilität ist charakteristisch bei Carriern X-chromosomaler Krankheiten. Tests, die auf DNA-Techniken basieren, werden durch die X-Chromosomen-Inaktivierung nicht beeinflußt. Diese Eigenschaft wird sicherlich ein wesentlicher Grund für ihren Einsatz im Heterozygotentest X-chromosomaler Krankheiten sein.

Bei einigen Krankheiten kann das Problem der X-Chromosomen-Inaktivierung überwunden werden, indem man kultivierte Zellen kloniert. Dabei verfolgt man das Ziel, die beiden Zell-Populationen zu trennen, von denen sich dann die eine normal verhält, die andere hingegen abnormal. Diese Prozedur ist allerdings schwierig. Eine einfache Methode, die beim Hunter-Syndrom anwendbar ist, besteht in der Verwendung von Haarbalgzellen. Diese werden gewöhnlich von einem einzigen Zellklon hergeleitet, in dem das gleiche aktive X-Chromosomen enthalten ist. Der alleinige Nachweis von zwei verschiedenen Zellpopulationen liefert dann den Beweis für den Carrier-Status. Weder für die Muskeldystrophie noch für die Hämophilie ist ein allgemeiner methodischer Lösungsweg möglich.

Der bei der Muskeldystrophie Duchenne zumeist angewendete Test auf erhöhte Serumkreatinkinase ist vom molekularen Basisdefekt beträchtlich weiter entfernt, als der Assay für den Faktor VIII in der Hämophilie und folglich von geringerer Genauigkeit für den Carrier-Nachweis. Für beide Krankheiten gibt es eine beträchtliche Überlappung zwischen dem Norm- und Carrier-Bereich, die die Einstufung von Personen als „normal“ oder „abnormal“ erschwert. Statt dessen muß eine Reihe von Wahrscheinlichkeitsverhältnissen angewendet werden, um Chancen für oder wider den Carrier-Status für irgendein bestimmtes Ergebnis des Carrier-Tests anzugeben. Durch die Benutzung derartiger Wahrscheinlichkeiten kann man eine wesentlich genauere Abgrenzung der Carrier zu den Nichtcarriern erlangen, als das auf andere Weise möglich wäre. Dies gilt vor allem, wenn die Ergebnisse durch andere genetische Hinweise ergänzt werden, wie das in Kapitel 2 beschrieben ist. Wahrscheinlichkeiten bei der genetischen Kopplungsanalyse, die dann auf DNA-Diagnostik oder anderen Markern basieren, können gleichfalls einbezogen werden. Beim Wiederholungsrisiko muß betont werden, daß das Ergebnis aus dem Carrier-Test nicht gleichbedeutend ist mit dem Risiko, Carrier zu sein.

Der isolierte Fall einer X-chromosomalen Krankheit stellt ein großes Problem in der Carrier-Diagnostik dar. Bereits in Kapitel 2 wurde diskutiert, daß es beträchtliche Unsicherheiten über den Anteil von Neumutationen in solchen Fällen gibt bzw. die Mutter Carrier und die Krankheit infolgedessen erblich ist. Das kann von Krankheit zu Krankheit variieren, selbst wenn Nachkommenschaft von kranken Männern nicht vorkommt. Das Grundrisiko solch einer Mutter, Carrier zu sein, wird zwischen 2/3 und 1 liegen, und die Interpretation des Carrier-Tests wird von diesem Wert ganz klar beeinflußt werden.

Alle Töchter eines Mannes mit X-chromosomal rezessiver Krankheit müssen Carrier sein, und somit sind entsprechende Tests für diese Personen irrelevant. Tabelle 6.6. zeigt einige X-chromosomal rezessive Krankheiten, bei denen die Carrier-Diagnostik anwendbar ist. Der Umfang der Lösungswege ist groß und umfaßt morphologische, funktionelle oder biochemische Tests. X-chromosomale Krankheiten sind hinsichtlich der Aufdeckung des Carrier-Status und der präventiven Beratung betroffener Familien am günstigsten.

Tabelle 6.6. Carrier-Nachweis bei X-chromosomalen Krankheiten (in alphabetischer Reihenfolge)

Krankheit	Anomalie beim Carrier
Adreno-Leukodystrophie	langkettige Fettsäuresynthese
Albinismus oculi	fleckige Depigmentation
Alport-Syndrom	Hämaturie
Amelogenesis imperfecta	fleckige Schmelzhypoplasie
Chorioideremie	Chorioidea- und Retina-Atrophie
Ektodermale Dysplasie, anhidrotische	Schweißdrüsenaplasie, Zahndefekte
Fabry-Syndrom	Hautläsionen, α-Galaktosidase-Assay, spezifische Gensonde
Glukose-6-Phosphat-Dehydrogenase-Mangel	Elektrophorese
Granulomatose, chronische	partieller NADPH-Oxidase-Mangel, scheibenförmige lupusartige Hautläsionen
Hämophilie A	Faktor-VIII-Assay, spezifische Gensonde
Hämophilie B	Faktor-IX-Assay und Gensonde
Hunter-Syndrom (MPS II)	Enzym-Assay an Haarzwiebeln und im Serum
Hypogammaglobulinämie (Bruton-Typ)	verringertes IgG (nur einige Personen)
Ichthyosis, X-chromosomale	Korneatrübung, verringerte Steroidsulfatase
Katarakt, X-chromosomale angeborene	Linsentrübung
Lesch-Nyhan-Syndrom	HGPRT-Assay an Haarzwiebeln, spezifische Gensonde
Lowe-Syndrom	Aminoazidurie, Linsentrübung
Muskeldystrophie Becker	Serum-Kreatin-Kinase (weniger effektiv als beim Duchenne), gekoppelte DNA-Marker
Muskeldystrophie Duchenne	Serum-Kreatin-Kinase, gekoppelte DNA-Marker
Myopathie, zentronukleäre (letaler Typ)	Veränderungen in der Muskelbiopsie
Rachitis, Vitamin-D-resistente	Serumphosphate (vielleicht klinische Merkmale)
Retardierung, X-chromosomale geistige	Fragile-X-Chromosom
Retinitis pigmentosa, X-chromosomale	Pigmentveränderungen, Anomalien im Elektroretinogramm, gekoppelte DNA-Marker
Retinoschisis	zystische retinale Veränderungen

Methoden der Carrier-Diagnostik

Die verfügbaren Techniken für den Nachweis des Carrier-Status variieren in hohem Maße entsprechend der Natur der betreffenden Krankheit und der Kenntnis von ihrer metabolischen Basis. Es ist einfach unmöglich, an dieser Stelle alle Details zu nennen. Verfügbare Lösungen sind meist in Verbindung mit den einzelnen Krankheiten erwähnt. Es ist auf alle Fälle vorteilhaft, die Breite der Möglichkeiten und einige der Einschränkungen zu berücksichtigen (vgl. Tab. 6.7.).

1. Direkte Genidentifikation (s. Kap. 5). Diese ist jetzt für eine beträchtliche und schnell ansteigende Zahl mendelnder Krankheiten durchführbar. Einige Krankheiten zeigen tatsächlich partielle oder vollständige Gendeletion, bei anderen liegt eine Veränderung als Ergebnis eines alterierten DNA-Fragment-Polymorphismus vor. Sogar dort, wo eine Veränderung im Gen selbst nicht aufgedeckt werden kann, erlaubt zumeist ein benachbart liegender DNA-Polymorphismus eine Kopplungsvorhersage. Zweifellos wird dieses Vorgehen die Nach-

Tabelle 6.7. Das Herangehen an die Carrier-Diagnostik

	Beispiele
1. Direkte Genanalyse	
a) spezifischer Genverlust oder Genveränderung	einige Fälle von Hämoglobinopathien und Hämophilien
b) Gensequenzsonde	
c) gekoppelter Restriktions-Fragment-Längenpolymorphismus (RFLP)	Sichelzellenanämie, Muskeldystrophie Becker und Duchenne
2. Biochemisch, primärer Defekt bekannt	
a) Enzymdefizienz	Hexosaminidase A (Tay-Sachs-Syndrom)
b) nichtenzymatischer Proteindefekt	Faktor-VIII-Assay (Hämophilie A)
3. Biochemisch, primärer Defekt	
a) unbekannt	Serum-Kreatin-Kinase (Duchenne Muskeldystrophie)
b) nicht zugänglich	Phenylalaninbelastung (PKU)
4. Physiologisch	
a) Elektroretinografie	X-chromosomale Retinitis pigmentosa
b) Elektromyografie	Muskeldystrophien (myotone und Duchenne)
5. Zytogenetische Untersuchungen	Chromosomentranslokationen, Deletionssyndrome, Fragile-X-Syndrom
6. Mikroskopisch	
a) Blut	Sichelzellenanämie, Thalassämie
b) Biopsie	Muskeldystrophie Duchenne
c) Spaltlampe	X-chromosomale Ichthyosis, myotone Muskeldystrophie
7. Radiologisch	tuberöse Sklerose (zerebrale Verkalkung)
8. Klinisch	Haut (Fabry-Syndrom) Auge (Chorioideremie) Muskulatur (Muskeldystrophie Duchenne)

weisbarkeit des Carrier-Status vieler Krankheiten in naher Zukunft schnell verändern. Doch sollte man vorsichtig bei der klinischen Anwendung dieser Techniken sein, um Irrtümer zu vermeiden.

2. *Messung der Primärenzyme oder anderer Defekte.* Das ist ein befriedigender Lösungsweg und zugleich bei zahlreichen angeborenen, zumeist autosomal-rezessiven Stoffwechselstörungen durchführbar. Aber auch nicht-enzymatische Defekte wie die Hämophilie und verschiedene Hämoglobinopathien können so aufgedeckt werden. Selbst in dieser Gruppe können sich die Ergebnisse bei den Heterozygoten mit den Normalwerten überlappen, dagegen weniger häufig mit denen der auffälligen Homozygoten. Das geeignete Gewebe für die Analyse wird ebenfalls unterschiedlich sein: Serum kann ausreichend sein, häufiger sind aber rote oder weiße Blutzellen bzw. kultivierte Fibroblasten erforderlich. Komplizierte und spezialisierte Techniken sind hierfür notwendig.

3. *Sekundäre biochemische Veränderungen.* Der Wert dieser Methoden dürfte im allgemeinen vom Verhältnis der klinischen Auffälligkeit zum Primärdefekt abhängen. Wichtige Beispiele sind der Gebrauch der Kreatinkinase bei der Duchenne-Muskeldystrophie, A2-Hämoglobinanstieg bei der β-Thalassämie und die abnorme Porphyrinausscheidung bei der akuten Porphyrie. Durch Erweiterung der Kenntnisse werden solche Tests entweder abgelöst oder als vorläufige Screeningtests gebraucht. Auch bei bereits bekannter enzymatischer Grundlage einer Krankheit dient ein Sekundärtest zum weiteren Verständnis. So ist bei der PKU das Enzym auf die Leber begrenzt, der Carrier-Test wird aber gewöhnlich durch Bestimmung der Phenylalanin-Tyrosin-Relation im Blut ausgeführt, entweder unter standardisierten Bedingungen oder mit dem Phenylalanin-Belastungstest.

4. *Zytogenetische Untersuchungen.* Diese sind von unverkennbarer Bedeutung in Familien mit einer balancierten Translokation. Neue Techniken sind aber auch bei Krankheiten anwendbar, die früher nicht als chromosomal bedingt angesehen wurden. Bei kleiner Deletion oder Translokation (s. Tab. 4.10., S. 70) wird wahrscheinlich das Vorhandensein oder Fehlen irgendeiner Anomalie bei einem Verwandten bestimmen, ob das Risiko groß oder gering ist. Der spezielle Fall eines Fragile-X-Syndroms ist von größter Bedeutung für die Prävention der geistigen Retardierung, wird aber kompliziert durch die Schwierigkeit im Nachweis der Carrier und durch eine leichte Retardierung bei diesen (s. Kap. 11).

5. *Physiologische Tests.* Diese sind vor allem bei autosomal-dominanten Veränderungen im Gebrauch, deren biochemische Ursachen noch relativ unbekannt sind. Standard-Beispiele schließen den Gebrauch der Elektroretinografie für den Carrier-Nachweis bei der X-chromosomalen Retinitis pigmentosa und der Elektromyografie bei der myotonen Dystrophie ein.

6. *Mikroskopische Techniken.* Diese können sich auf die Biopsie beziehen, wie bei der Muskeldystrophie Duchenne, auf Untersuchungen von Blutausstrichen bei der Sichelzellanämie oder Thalassämie oder auf Biomikroskopie wie bei der Spaltlampenuntersuchung für die Linsentrübung bei der myotonen Dystrophie und für die Hornhauttrübung bei der Ichthyosis.

7. *Radiologie.* Hierbei können kleinste Skelettanomalien bei solchen Krankheiten wie der Osteogenesis imperfecta aufgedeckt werden. Aber auch innere Defekte, z. B. die zerebrale Verkalkung bei der tuberösen Sklerose, oder renale

Anomalien bei polyzystischen Nierenerkrankungen können durch radiologische Untersuchungen sichtbar werden.

8. *Klinische Beobachtung.* Manche Carrier geben bereits einige klinische Hinweise auf ihren Genotyp. Obgleich das Fehlen solcher Merkmale selten gleichzusetzen ist mit Ausschluß des Carrier-Status, liefert das Vorhandensein solcher Anzeichen einen starken positiven Beweis. Ophthalmologische Krankheiten (z. B. Chorioideremie und Retinitis pigmentosa) reagieren im Vergleich zu Hauterkrankungen besonders empfindlich auf den Carrier-Nachweis. Weibliche Carrier für X-chromosomale rezessive Krankheiten können, wie schon erwähnt, ein „geflecktes" Auftreten solcher klinischen Symptome zeigen. Das ist besonders bedeutsam bei Haut- und Augenkrankheiten, deren betroffene Gewebe leicht untersucht werden können.

Literatur

Finlay, A. Y., Kingston, H. M., and Holt, P. J. A.: Chronic granulomatous disease carrier geno-dermatosis (CGDCGD). Clin. Genet. **23** (1983): 276–280.

Graham, J. B.: Genotype assignment in the haemophilias. Clin. Haematol. **8** (1979): 115–145.

Harper, P. S.: Carrier detection in Duchenne muscular dystrophy. A critical assessment. In: Schotland, D. L. (Ed.): Disorders of the Motor Unit. Wiley, New York 1982.

Harris, G. S., and Miller, J. R.: Choroideremia: visual defects in a heterozygote. Arch. Ophthal. **80** (1968): 423–429.

Johnston, S. S., and Nevin, N. C.: Ocular manifestations in patients and female relatives of families with the oculocerebrorenal syndrom of Lowe. In: Bergsma, D., Bron, A. J., and Cotlier, E. (Eds.): The Eye and Inborn Errors of Metabolism. Alan Liss, New York 1976, 569–577.

Kerr, C. B., Wells, R. S., and Cooper, K. E.: Gene effect in carriers of anhidrotic ectodermal dysplasia. J. Med. Genet. **3** (1966): 169–176.

McKeran, R. A., Andrews, T. M., Howell, A., et al.: The diagnosis of the carrier state for the Lesch-Nyhan syndrome. Q. J. Med. **44** (1975): 189–205.

Moser, H. W., Moser, A. B., Frayer, K. K., et al.: Adrenoleukodystrophy: increased plasma content of saturated very long chain fatty acids. Neurology **31** (1981): 1241–1249.

Muller, C. R., Migl, B., Ropers, H.-H., et al.: Heterozygote detection in steroid sulphatase deficiency (Letter). Lancet I, (1980): 546–547.

Sheth, K. J., Good, T. A., and Murphy, J. V.: Heterozygote detection in Fabry's disease utilizing multiple enzyme activities. Am. J. Med. Genet. **10** (1981): 141–146.

Turner, G., Brockwell, R., Daniel, A. et al.: Heterozygous expression of X-linked mental retardation and X-chromosome marker fra(X)(q27). N. Engl. J. Med. **303** (1980): 662–664.

Van Wijngaarden, G. K., Flery, P., Bethlem, J. et al.: Familial myotubular myopathy. Neurology **19** (1969): 901–908.

Warburg, M., and Simonsen, S. E.: Sex-linked recessive retinitis pigmentosa: A preliminary study of the carrier. Acta Ophthal. **46** (1968): 494–499.

Kapitel 7

Pränatale Diagnostik

Die Entwicklung von Techniken zur zuverlässigen Diagnose genetischer Krankheiten in utero stellt einen beachtlichen Fortschritt in der medizinischen Genetik dar. Sie hat die Lage für Familien mit einem Risiko für kranke Kinder derart verändert, daß die pränatale Diagnostik zu einem wesentlichen Bestandteil der genetischen Beratung wurde. Pränatale diagnostische Verfahren sind häufig durch oder in enger Verbindung mit den aktiv in die genetische Beratung Einbezogenen entwickelt worden. Vielleicht werden sie gerade dadurch im allgemeinen in geeigneter Weise und verantwortungsbewußt angewendet. Der verstärkte Gebrauch und die verschiedenartige Natur der Techniken ist der Grund dafür, daß man sie eher als Ersatz statt als Hilfsmittel in der genetischen Beratung anwendet. Der Autor ist der Auffassung, daß das ein schädlicher und gefährlicher Trend ist. Pränatale Diagnostik muß ähnlich wie andere klinische und labortechnische Maßnahmen auch im Zusammenhang mit der Gesamtsituation gesehen werden (z. B. inwieweit das Risiko einer Schwangerschaft genetisch beeinflußt ist, mit den anderen Maßnahmen wie Carrier-Diagnostik, mit dem Behandlungspotential der fraglichen Krankheit und nicht zuletzt mit dem Verhalten und dem Kinderwunsch des betreffenden Paares).

Ein derartiger Lösungweg verlangt eine Berücksichtigung der pränatalen Diagnostik bereits vor einer Schwangerschaft. Es ist nämlich nicht nur zu befürchten, daß Handlungen übereilt werden, sondern daß die meisten Schwangeren (und ihre Ehemänner) in einer Verfassung sind, in der eine objektive Einschätzung der Faktoren für oder gegen eine pränatale Diagnose erschwert wird. Das emotionale Trauma, das immer einmal mit der pränatalen Diagnose verbunden ist, resultiert in den meisten Fällen aus Mangel an sorgfältiger, rechtzeitiger Planung.

Kriterien und Indikationen zur pränatalen Diagnostik

Wenn eine pränatale Diagnostik in der genetischen Beratung erwogen wird, müssen 3 Grundvoraussetzungen überprüft werden:

1. Rechtfertigt die Schwere der Krankheit dieses Vorgehen?
2. Ist ein sorgfältiger pränatal-diagnostischer Test durchführbar?
3. Welche genetischen Risiken führen zur Erwägung der pränatalen Diagnostik?

Die meisten Methoden der pränatalen Diagnostik schließen Aufregung und Unannehmlichkeiten für die Mutter ein. Deshalb muß klargestellt werden, daß keine pränatale Diagnose in Betracht gezogen werden sollte, ohne daß bestimmte Kriterien erfüllt sind.

Tabelle 7.1. Kriterien für die pränatale Diagnostik

- Die Krankheit ist ausreichend schwer, um den Schwangerschaftsabbruch zu rechtfertigen
- Eine Behandlungsmöglichkeit fehlt oder ist unbefriedigend
- Der Schwangerschaftsabbruch wird vom betreffenden Ehepaar akzeptiert
- Genaue Tests der pränatalen Diagnostik stehen zur Verfügung
- Das genetische Risiko der Schwangerschaft ist hinreichend hoch

Diese sind in Tabelle 7.1. zusammengestellt und bedürfen keiner weiteren Erläuterung. Aber wie in den meisten klinischen Situationen können auch hier Zweifel auftreten. Der *Schweregrad* steht ohne Zweifel für die meisten der Krankheiten, für die die pränatale Diagnostik eingesetzt wird, einschließlich Down-Syndrom und andere autosomale Trisomien, offene Neuralrohrdefekte und seltene neurodegenerative, metabolische Krankheiten, im Vordergrund. Bei anderen Krankheitszuständen kann das schon fraglich sein, besonders wenn körperliche Anomalien (z. B. Gliedmaßendefekte) mit normaler Intelligenz und normaler Lebenserwartung einhergehen. Es ist zu erwarten, daß die Anzahl dieser Fälle zunehmen wird und schwierige Entscheidungen verlangt, deren Ergebnisse von Familie zu Familie variieren werden.

Die *Behandlung* kann in einigen Krankheitsfällen, für die eine pränatale Diagnosik in Frage kommt, spezifisch und zufriedenstellend sein. So sind bei der PKU, die wahrscheinlich bald mittels einer spezifischen Gensonde nachweisbar ist, die meisten Kinder nahezu normal gesund und intelligent. Im Gegensatz dazu können bei der Galaktosämie bereits die Neugeborenen Leberschäden haben. Ob hier eine pränatale Diagnostik vorgenommen wird, hängt wahrscheinlich von der Haltung der Eltern ab. Bei der kongenitalen adrenalen Hyperplasie (Kap. 20) ergibt sich ein weiterer zu berücksichtigender Faktor aus der Tatsache, daß bei Behandlung die Aussicht für ein zweites Kind wesentlich günstiger ist als für das erste, bei dem die verzögerte Diagnose mit dem Tod oder zumindest mit schwerer Morbidität endete.

Die *Durchführbarkeit* der pränatalen Diagnostik bei einer bestimmten Krankheit wird in späteren Abschnitten dieses Kapitels diskutiert. Es kann aber nicht oft genung betont werden, daß der beratende Kliniker über genaue Information verfügen muß, *bevor* er das Ehepaar berät.

Nochmals soll unterstrichen werden, daß das Risiko für eine Erkrankung in einer Schwangerschaft genau bestimmt werden muß, bevor eine pränatale Diagnostik erwogen wird. Die Berücksichtigung der pränatalen Diagnose muß also integrierter Bestandteil der genetischen Beratung sein.

Verfahren der pränatalen Diagnostik

Es existiert eine Anzahl von Techniken zur pränatalen Diagnose verschiedener Krankheiten. Gegenwärtig am weitesten verbreitet ist die Amniozentese, ein Verfahren, bei dem eine Fruchtwasserprobe einschließlich der Zellen transabdominal aus der Amnionhöhle entnommen wird. Sie soll an dieser Stelle ausführlich diskutiert werden. Andere Verfahren, die in Tabelle 7.2. zusammengefaßt sind, dürfen aber nicht vergessen werden. Ihre Bedeutung nimmt schnell zu.

Tabelle 7.2. Verfahren in der pränatalen Diagnostik

1. Amniozentese (etwa 16. Schwangerschaftswoche)
   a) chromosomal bedingte Krankheiten (z. B. Down-Syndrom)
   b) erbliche Stoffwechseldefekte (z. B. Tay-Sachs-Syndrom)
   c) offene Neuralrohrdefekte
2. Ultraschalldiagnostik
   a) Plazentalokalisation, Datierung des Gestationsalters, Ausschluß von Zwillingen
   b) Anenzephalus
   c) andere körperliche Fehlbildungen
3. Amnioskopie (Fetoskopie)
   schwere Extremitätenfehlbildungen und andere sichtbare Anomalien
4. Fetale Blut- und Gewebeproben (über Amnioskopie oder durch Aspiration von Chorionzotten)
   a) Thalassämie und verwandte Krankheiten
   b) andere schwere hämatologische und metabolische Krankheiten, die im fetalen Blut nachweisbar sind
   c) Haut- und Leberbiopsie
5. Mütterliches Blutscreening
   Neuralrohrdefekte
6. Chorionbiopsie (erstes Trimester)

Die Information, die aus der Amniozentese gewonnen werden kann, ist in Abbildung 7.1. schematisch dargestellt. Die Probe soll aus einer klaren Flüssigkeit bestehen, in der fetale Zellen schwimmen. Diese können entweder für zytogenetische oder biochemische Untersuchungen kulitiviert werden. Eine blutige Probe deutet gewöhnlich auf eine Schädigung der Plazenta hin. Verfärbtes Fruchtwasser kann den Tod des Feten anzeigen. Es ist sehr wichtig, diese Tatsache zu vermerken, da der nachfolgende unvermeidliche Abort andererseits ja auch auf die Amniozentese selbst zurückgeführt werden könnte.

Sofort nach der Entnahme wird die Probe gewöhnlich zentrifugiert und eine Zellkultur doppelt angesetzt. Die Flüssigkeit kann zur AFP-Bestimmung und für Stoffwechseluntersuchungen herangezogen werden. Ein Teil des Zellsediments ist auch für die direkte Geschlechtsbestimmung des Feten unter Anwendung konventioneller Färbung benutzbar. Auf diese Weise kann das X-Chromatin oder der Barr-Körper nachgewiesen werden, der nur im weiblichen Geschlecht auftritt oder in Feten mit mehr als einem X-Chromosom. Fluoreszenztechniken weisen das Y-Chromosom im männlichen Geschlecht nach, so daß die Kombination beider Methoden in den meisten Fällen eine genaue Geschlechtsbestimmung erlauben dürfte.

Eine direkte Untersuchung der Fruchtwasserzellen kann bei manchen Krankheiten nützlich sein, z. B. bei offenen Neuralrohrdefekten, bei denen Zellen neuraler Herkunft morphologisch von den übrigen Zellen unterschieden werden können. Die meisten diagnostischen chromosomalen oder biochemischen Untersuchungen verlangen kultivierte Fruchtwasserzellen.

In Abhängigkeit von der erforderlichen Zahl kann es 2–6 Wochen dauern, bis genügend Zellen verfügbar sind. Es ist wichtig, die Kultur regelmäßig zu prüfen, um ein befriedigendes Zellwachstum sicherzustellen. Ist das nicht der Fall, sollte

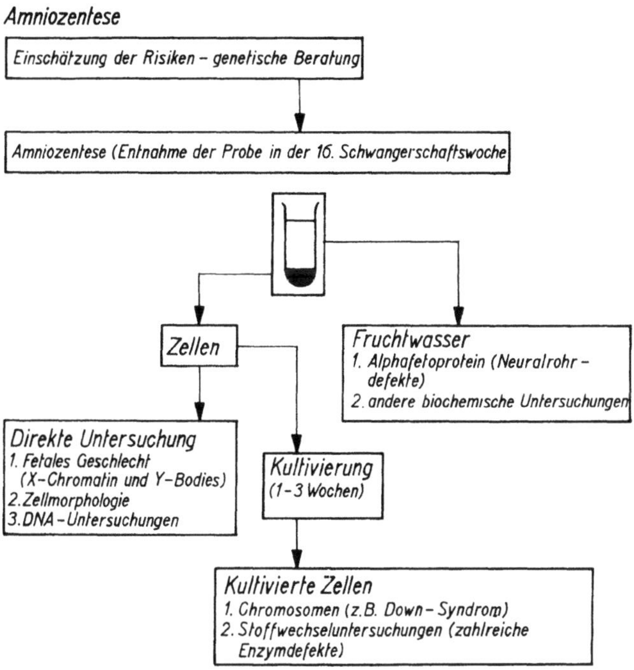

Abb. 7.1. Die Hauptschritte in der Amniozentese

man eher die Amniozentese schnell wiederholen, als zu warten, bis man wirklich sicher ist, daß kein Wachstum besteht, zumal es dann zeitlich auch zu spät sein dürfte.

Chromosomal bedingte Erkrankungen

Das Wiederholungsrisiko für die Haupttypen der chromosomal bedingten Krankheiten ist in Kapitel 4 beschrieben worden. Die wichtigsten zytogenetischen Indikationen zur Amniozentese sind in Tabelle 7.3. zusammengestellt und hier detailliert behandelt.

Erhöhtes Alter der Mutter

Hier besteht das Risiko hauptsächlich für das Down-Syndrom, für die anderen Trisomien ist es geringer. Der Unterschied im Risiko eines Neugeborenen mit einer Fehlbildung und dem bei der Amniozentese gefundenen, ist bereits erwähnt worden (Tab. 4.5., S. 63). Für Frauen ab vollendetem 38. Lebensjahr ist dieses Risiko groß genug, so daß die Notwendigkeit der Information all dieser Frauen über das Risiko des Down-Syndroms und anderer Chromosomen-Aberrationen sowie über die Möglichkeiten der Amniozentese besteht.

Tabelle 7.3. Die prinzipiellen zytogenetischen Indikationen für die pränatale Diagnostik (s. Kap. 4 für genaue Risikowerte)

Ein Elternteil ist Carrier für eine balancierte Translokation
Erhöhtes Konzeptionsalter der Mutter
Vorangegangenes Kind mit einer autosomalen Trisomie oder ähnlicher Anomalie
Eltern mit chromosomalem Mosaik
Schwangerschaft (oder männliche Gameten) mit Risiko infolge Strahlenbelastung oder Zytostatikatherapie (s. Kap. 24)

Translokations-Down-Syndrom (s. Kap. 4)

Diese seltene, aber mit einem hohen Risiko behaftete Gruppe macht nur 5% aller Fälle mit Down-Syndrom aus. Die Risiken für die Nachkommen balancierter Carrier für die verschiedenen Formen von Translokationen wurden bereits in Kapitel 4 diskutiert und sind auch Gegenstand von Tabelle 4.8. auf S. . Es ist ganz wesentlich, daß von einer Schwangerschaft der genaue Translokationstyp durch die Untersuchung des Indexfalles ergründet wird und die Risikoverwandten mittels Blutanalyse untersucht werden. Handelt es sich bei der Person um chromosomal unauffällige Geschwister oder um einen entfernteren Verwandten, besteht keine Indikation zu einer Amniozentense. In den Fällen, in denen beide Eltern eines Kindes mit Translokations-Down-Syndrom chromosomal unauffällig sind, ist das Risiko eines weiteren auffälligen Kindes ebenfalls gering und vermutlich dem für Trisomiekinder (s. unten) ähnlich. Obwohl es vernünftig sein kann, solchen Ehepaaren bei einer nachfolgenden Schwangerschaft die Amniozentese anzubieten, sollte dies nicht unter der falschen Annahme gemacht werden, daß das Risiko für das Down-Syndrom sehr groß sei.

Down-Syndrom mit freier Trisomie und andere autosomale Trisomien (s. auch Kap. 4)

Alle Studien stimmen darin überein, daß das Wiederholungsrisiko gering ist. Eine Ausnahme bilden diejenigen seltenen Familien, bei denen ein spezieller Faktor für die Häufung chromosomaler Anomalien vorzuliegen scheint. Es ist wiederum wichtig, das Kind bzw. nach dessen Tod beide Eltern chromosomal zu untersuchen, bevor eine weitere Schwangerschaft eingegangen wird. Gleiches bezieht sich auch auf das Alter der Mutter, das bei der Einschätzung des Wiederholungsrisikos zu berücksichtigen ist. Das Risiko im Alter von 35 Jahren und darüber hinaus entspricht ungefähr dem doppelten der betreffenden Population (s. Kap. 4).

In der Praxis entschließen sich die meisten Ehepaare, die bereits ein Down-Kind haben, in der nächsten Schwangerschaft für die Amniozentese, sogar bei voller Kenntnis des Risikos durch das Verfahren und trotz der geringen Wiederholungswahrscheinlichkeit der Anomalie.

Für die anderen Verwandten eines Kindes mit Down-Syndrom gibt es nur geringe Hinweise auf ein erhöhtes Risiko in der Nachkommenschaft. Das sollte bereits bei der Diagnose des Indexfalles verdeutlcht werden, um unnötige Aufregung zu vermeiden.

Probleme bei der chromosomalen pränatalen Diagnostik

1. Mangelhafte Diagnose

„Mongoloidismus“ bei einem Verwandten kann eine vollkommen andere genetische Basis haben, und Berichte (oder die auffälligen Personen) sollten möglichst immer überprüft werden.

2. Chromosomale Anomalien

Die Chromosomale Anomalie kann ohne Bezug zur klinischen Auffälligkeit stehen. Das kann man besonders bei Fällen mit geistiger Retardierung sehen, bei denen Chromosomananalysen häufig durchgeführt wurden. Die chromosomale Veränderung sollte besonders beachtet werden, wenn gesunde Familienmitglieder das gleiche chromosomale Muster zeigen.

3. Normale Varianten

Diese können irrtümlich als Grund der beim Indexfall bestehenden Probleme angesehen werden. Häufig werden sie in den fetalen Zellen nach Amniozentese aufgedeckt. In den meisten Fällen haben sie keine pathologischen Konsequenzen. Auch hier sollte man nach dem gleichen Variantenmuster bei einem gesunden Elternteil forschen. Diese Befunde müssen aber stets mit dem zytogenetischen Labor, das diese Analyse durchführt, diskutiert werden.

4. Unerwartete Anomalien

Diese können chromosomal bedingt sein (z. B. XXX, XXY oder XYY) oder ein vermehrtes AFP legt einen Neuralrohrdefekt in einer Schwangerschaft nahe, die ursprünglich aus chromosomaler Indikation untersucht wurde. Solche Befunde können zu großen Problemen führen, und im allgemeinen muß man diesen Tatbestand mit dem Ehepaar besprechen und seine Entscheidung respektieren. Es ist immer ratsam, die Möglichkeit einer solchen Situation vor der Amniozentese zu klären.

Neuralrohrdefekte

Der pränatale Nachweis von Neuralrohrdefekten durch Amniozentese in High-risk-Schwangerschaften und Populationsscreening im mütterlichen Blut stellt einen der größten Fortschritte in der Präventation angeborener Fehlbildungen dar. Die Beobachtung eines erhöhten α-Fetoprotein-Spiegels (AFP) im Fruchtwasser einer mit Anencephalus oder Spina bifida endenden Schwangerschaft durch Brock und Sutcliffe hat zu einer großen Zahl von weiteren Untersuchungen geführt. Die Wahrscheinlichkeit, einen offenen Neuralrohrdefekt nachzuweisen, beträgt im Falle einer High-risk-Schwangerschaft für Neuralrohrdefekte 98 % mit einer Rate von 0,5 % für falsch positive. Man muß sich aber bewußt sein, daß die Situation durch ein niedriges Grundrisiko verändert wird. Das kann durchaus der Fall sein, wenn die primäre Indikation für die Amniozentese chromosomal war oder wenn sie sich aus einem Screeningprogramm der Mutter ergibt.

Auch hier muß das Ergebnis im Zusammenhang mit dem ursprünglichen genetischen Risiko interpretiert werden.

Tabelle 7.4. Fehlbildungen (außer Neuralrohrdefekten), die zu einem erhöhten AFP-Wert im Fruchtwasser führen

Spontaner intrauteriner Fruchttod
Omphalozele und Gastroschisis
Darm- oder Ösophagusatresie
Turner-Syndrom
Angeborene Nephrose
Steißbeinteratom
Blasenektopie
Umschriebene Hautdefekte
Meckel-Syndrom

Verdeckte Neuralrohrdefekte sind gewöhnlich nicht mit der AFP-Bestimmung im Fruchtwasser nachweisbar, sondern durch Ultraschall. Andererseits sind Neuralrohrdefekte nicht die einzigen Anomalien, die zu einem erhöhten AFP-Wert führen (Tab. 7.4.). Die häufigsten Faktoren in dieser Gruppe sind Austritt von Flüssigkeit bei offenen Defekten, Absonderungen von Urin oder Darmverschluß.

Außer dem Ultraschall gibt es 2 andere Techniken, die bei der Identifizierung von Neuralrohrdefekten angewendet werden können.

Fruchtwasserzellen von morphologisch neuralem Ursprung können schnell mit der Oberfläche verkleben. Die Azetylcholinesterase, mittels Gelelektrophorese untersucht, zeigt eine spezifische Extrabande, die vermutlich in Fällen von offenen Neuralrohrdefekten der Zerebrospinalflüssigkeit entstammt. Dieser Test ist besonders in Fällen von hohem AFP, aber niedrigem Grundrisiko wertvoll, bei denen die AFP-Bestimmung allein zu vielen falsch-positiven Ergebnissen führen könnte. Beim Gebrauch beider Tests können fast alle offenen Neuralrohrdefekte identifiziert werden.

Screening der Mutter auf Neuralrohrdefekte

Die große Mehrheit der Neuralrohrdefekte tritt ohne vorherige Familienauffälligkeit auf, und eine bedeutsame Verringerung dieser Gesamtprobleme hängt daher eher vom Screening der Mutter als von der Untersuchung der High-risk-Schwangerschaften ab. Es gibt bereits beträchtliche Erfahrungen mit dem Serum-AFP-Screening unter Verwendung sensitiver Radioimmunassays.

Trotz des gewachsenen Einflusses des AFP-Screening in der gynäkologischen Praxis müssen noch weitere Erfahrungen gesammelt werden. Im Vergleich zur Bestimmung im Fruchtwasser wird hier die Nachweisrate und die der falsch Positiven mehr vom Grundrisiko abhängen – in diesem Fall die Populationsinzidenz –, und daher kann man von der Annahme ausgehen, daß die große Mehrheit der Schwangerschaften mit erhöhten AFP-Ergebnissen normal verlaufen wird.

Sofern die Amniozentese durchgeführt wird, um das erhöhte Serum-AFP nochmals zu untersuchen, ist es erforderlich, Fruchtwasser-AFP und Acetylcholinesterase gemeinsam zu benutzen. In dieser Situation stellt der Ultraschall einen an Bedeutung zunehmenden Sekundärtest dar. Erhöhtes Serum-AFP bei Zwillingen muß erkannt werden, andererseits müssen sehr hohe Werte nicht das Ergebnis einer Zwillingsschwangerschaft oder von Anomalien sein (s. S. 112). Drohende Aborte mit fetomaternalen Blutungen sind andere häufige Ursachen für erhöhtes AFP. Auch der Zeitpunkt für die Serumprobe ist ein kritischer Faktor für die Interpretation: Etwa die 16. Schwangerschaftswoche ist als optimal anzusehen.

Selbst bei völliger Zustimmung zu einem Screeningprogramm ist eine offene Spina bifida durch AFP-Screening allein ohne eine unannehmbar hohe Zahl von anschließenden Amniozentesen nicht völlig nachweisbar. Etwa 80 % solcher Fälle wären nachweisbar, aber die praktischen Grenzen eines Screening erlauben nur einen Wert von 60 % als ungefähr erreichbares Limit. Der genaue Anteil wird von der Inzidenz abhängen.

Die Begrenzungen des Screening verbieten die Zuweisung einer High-risk-Schwangerschaft zu einer Screening-Kategorie und verlangen die Durchführung der Amniozentese. Das sollte bei allen Verwandten 1. und 2. Grades (Risiko 5 % bzw. 2 %) der Fall sein. Das Risiko für Cousin/Cousine 1. Grades (der Fetus mit dem Risiko ist Cousin/Cousine der erkrankten Person) ist nur ca. 1 %, so daß die Entscheidung in Abhängigkeit davon variieren wird, ob man die Serum-AFP-Werte abwartet.

Beobachtungen ergaben die Assoziation eines niedrigen AFP-Spiegels mit dem Down-Syndrom und erleichtern die Entscheidung über die Amniozentese in der Altersgruppe von 32–37 Jahren.

Präkonzeptionelle Prävention der Neuralrohrdefekte

Obwohl Ernährungsfaktoren vor vielen Jahren im Verdacht standen, Ursache für Neuralrohrdefekte zu sein, erwies sich deren unmittelbarer Einfluß erst seit den Arbeiten von Smithells et al. als wahrscheinlich. Sie fanden eine merkliche Minderung der Wiederholung, wenn Müttern von Kindern mit Neuralrohrdefekt präkonzeptionell Komplex-Vitamine gegeben wurden. Allerdings konnten auch durch diese Studie noch nicht alle Fragen geklärt werden.

Folsäure scheint der Hauptfaktor zu sein, und jeglicher Schutzeffekt hängt von ihrer regelmäßigen Zufuhr von Konzeptionsbeginn an ab. Wird erst bei einer schon erkennbaren Schwangerschaft damit begonnen, kann der Schutzeffekt nicht garantiert werden.

X-chromosomale Krankheiten

Besteht bei einer Schwangerschaft ein hohes Risiko für eine X-chromosomale Krankheit, kann man durch fetale Geschlechtsbestimmung das Risiko für den Fetus bestimmen. In einigen Fällen (Tab. 7.5.) ist auch die direkte pränatale Diagnose eines auffälligen männlichen Feten möglich. Hier kann die fetale Geschlechtsbestimmung in etwa der Hälfte der Fälle den Bedenken der Eltern entgegenwirken. Sie gibt somit einen Rückhalt im Falle eines schlechten Zellwachstums oder unzureichender biochemischer Untersuchungen. Zu den DNA- und den zytogenetischen Methoden für die fetale Geschlechtsbestimmung im ersten Trimester kommt die Chorion-Biopsie hinzu (s. unten).

Wenn eine Frau nur ein möglicher, aber kein definierter Carrier ist, muß das

Tabelle 7.5. Pränatale Diagnostik bei X-chromosomalen Krankheiten

Möglich für:	
Lesch-Nyhan-Syndrom	
Hunters Syndrom (MPSII)	
G6PD-Mangel	
Hyperammonämie (Ornithin-carbamyl-Tranferase-Mangel)	
Fabry-Syndrom	
Hämophilie A	
Hämophilie B	
Fragile-X-Syndrom	Fetalblut

Risiko schon vor der fetalen Geschlechtsbestimmung eingeschätzt werden bzw. sollte eine Carrier-Diagnostik vorgenommen werden. (s. Kap. 6). Wie bei jeder pränatalen diagnostischen Untersuchung ist auch die fetale Geschlechtsbestimmung sorgfältig zu planen.

Gelegentlich, wie z. B. bei der Hämophilie oder der Muskeldystrophie Becker, wird eine fetale Geschlechtsbestimmung für eine Schwangerschaft mit einem kranken Vater mit Blick auf Schwangerschaftsabbruch eines weiblichen Feten vorgeschlagen, da es sich unvermeidlich um einen Carrier handeln muß. Der Autor hat ernste Besorgnis angesichts dieser Tatsache. Da diese Töchter ja gesund sein werden und die Anlage auf die nächste Generation weitervererben, ist bei ihnen die direkte pränatale Diagnose ihrer eigenen zukünftigen Kinder möglich. Manchmal werden eugenische Gründe für den erbetenen Abort eines weiblichen Heterozygoten genannt. Der Autor vertritt hierzu die Ansicht, daß weder diese noch der Einsatz der fetalen Geschlechtsbestimmung zur Auswahl der Geschlechtszugehörigkeit des Kindes gerechtfertigt werden können. Die Entwicklung präzygotischer Methoden zur Vermeidung der Konzeption eines Fetus mit bestimmtem Geschlecht würde hier problemklärend wirken.

Angeborene Stoffwechselstörungen (s. auch Kap. 21)

Die Entwicklung von Techniken der pränatalen Diagnostik für eine Vielzahl von Stoffwechselstörungen war eine der großen Leistungen der biochemischen Humangenetik, auch wenn die Zahl von Risikofamilien für derartige Erkrankungen im Vergleich zu den chromosomalen Krankheiten, wie z. B. dem Down-Syndrom, klein ist. Viele der angeborenen Störungen sind jetzt pränatal nachweisbar, und viele Eltern mit kranken Kindern möchten sich darüber informieren. Tabelle 7.6. umfaßt die augenblickliche Situation, doch dürfte sich die Liste schnell vergrößern. Durch die Weiterentwicklung der fetalen Blutgewinnung und der DNA-Techniken wird die pränatale Diagnostik an Wert gewinnen.

Die folgenden Punkte müssen bei einer pränatalen Diagnostik der Stoffwechselerkrankungen in Betracht gezogen werden:

1. Die große Mehrheit dieser Krankheiten folgt der autosomal-rezessiven Vererbung, so daß nur Geschwister kranker Patienten ein hohes Risiko (1:4) tragen. Das Risiko für die anderen Verwandten ist selten hoch genug, um die Durchführung einer pränatalen Diagnostik zu rechtfertigen.

Tabelle 7.6. Pränatale Diagnose erblicher Stoffwechseldefekte (autosomal-rezessiver Erbgang, wenn nicht anders vermerkt; Diagnose an Fruchtwasserzellen, sofern kein anderer Hinweis besteht)

Krankheit	Veränderte Enzymaktivität bzw. Enzymdefekt	Allgemeine Hinweise
Adenosindesaminase-Mangel (kombinierte Immundefizienz)	Adenosindesaminase	
Adrenogenitales Syndrom	21-Hydroxylase	Fruchtwasseruntersuchung und Analyse indirekt über HLA-Kopplung
Adreno-Leukodystrophie	Defekt der langkettigen Fettsäuren	
Ahornsirup-Syndrom (Leuzinose)	α-Ketoazid-Dicarboxilase	
Argininbernsteinazidurie	Argininsuccinase	Argininbernsteinsäure auch im Fruchtwasser erhöht
Zitrullinurie	Argininsuccinat-Synthease	
Zystathioninurie	Cystathionase	wahrscheinlich eine harmlose Anomalie
Zystinosis	unbekannt	Akkumulation von mit intrazellulärem S^{35} markiertem Cystin
Fabry-Syndrom	α-Galaktosidase⁺⁾	X-chromosomal, variable Expressivität
Farber-Syndrom	Ceramidase	
Fukusidose	α-L-Fukosidase	
Galaktosämie (klass.)	Galaktose-1-Phosphat-Uridyl-Transferase	Behandlung möglich (s. S. 95)
Galaktosämie (Galaktokinase-Mangel)	Galaktokinase	relativ mild verlaufende und zu behandelnde Krankheit
Generalisierte Gangliosidose	saure β-Galaktosidase	
Gaucher-Syndrom	Glukocerebrosidase	heterogen
Glukose-6-Phosphat-Dehydrogenase-Mangel	Glukose-6-Phosphat-Dehydrogenase⁺⁾	häufig mild, zahlreiche Enzymvarianten, X-chromosomal dominant
Glutarazidurie	Glutaryl-CoA-Dehydrogenase	
Glykogenose I (V.-Gierke-Syndrom)	Glukose-6-Phosphatase	fetale Leberbiopsie (noch nicht durchgeführt)
Glykogenese II (Pompe-Syndrom)	α-1,4-Glukosidase	heterogen
Glykogenose III	Amylo-1,6-Glukosidase	
Glykogenose IV	Brancher-Enzym	
Hämoglobin S (Sichelzellenanämie)	β-Ketten-Substitution⁺⁾	Schweregrad variabel. Fetales Blut erforderlich oder DNA (s. S. 260)

Fortsetzung Tabelle 7.6.

Krankheit	Veränderte Enzymaktivität bzw. Enzymdefekt	Allgemeine Hinweise
Hämophilie A	Faktor VIII (GAG)+)	nur fetales Blut, X-chromosomal
Hämophilie B	Faktor IX+)	fetales Blut oder DNA, X-chromosomal
Homozystinurie	Cystathionin-Synthese+)	heterogen
X-gebundene Hyperammonämie	Ornithin-Carbamyl-Transferase+)	X-chromosomal, im weib. Geschlecht variable Expressivität, fetale Leberbiopsie
Hypercholesterolämie, familiär	LDL-Rezeptor+)	nur Homozygote nachweisbar. Nachweis von Heterozygotie wahrscheinlich mit Gen-Sonde
Hyperphosphatasie	alkalische Phosphatase	nur die schweren infantilen Formen nachweisbar
I-Zellen-Krankheit (Mukolipidose II)	? lysosomaler Membrandefekt	Erhöhung zahlreicher lysosomaler Enzyme
Krabbe-Syndrom	β-Galaktosidase	
Lesch-Nyhan-Syndrom	Hypoxanthin-Guanin-Phosphoribosyl-Transferase+)	X-Chromosomal rezessiv, heterogen
Metachromatische Leukodystrophie	Arylsulfatase A	heterogen
Mannosidose	α-Mannosidase	
Menkes-Syndrom	defekter Kupferstoffwechsel	X-chromosomal, abnorme Kupferaufnahme
Methylmalon-Azidurie	Methylmalonyl-CoA-Karbonylmutase	Nachweis von Methylmalonsäure im Fruchtwasser. Evtl. in utero zu behandeln, heterogen
Mukopolysaccharidose I (Hurler-Syndrom)	α-L-Iduronidase	MPS IS (Scheie-Syndrom) hat gleiche Enzymdefizienz. Der MPS-Spiegel im Fruchtwasser ist gebräuchlich für die Formen I, II und III
Mukopolysaccharidose II (Hunter-Syndrom)	Iduronat-Sulfatase	X-chromosomal, enzymatische Diagnose sowohl im Fruchtwasser als auch an Zellen möglich
Mukopolysaccharidose III A (Sanfilippo A-Syndrom)	Heparan-Sulfat-Sulfatase	
Mukopolysaccharidose III B (Sanfilippo B-Syndrom)	α-N-Acetyl-Hexosaminidase	Carrier-Nachweis im Serum möglich

Fortsetzung Tabelle 7.6.

Krankheit	Veränderte Enzymaktivität bzw. Enzymdefekt	Allgemeine Hinweise
Mukopolysaccharidose IV (Morquio-Syndrom)	Chondroitin-Sulfat-Sulfatase	
Mukopolysaccharidose VI (Maroteaux-Lamy-Syndrom)	Arylsulfatase B	
Mukoviszidose (Zystische Fibrose)	unbekannt (s. Kap. 18)	alkalische Phosphatase im Fruchtwasser, gekoppelte DNA-Sonde
Niemann-Pick-Syndrom (Sphingolipidose)	Spingomyelinase	heterogen
Phenylketonurie (klass.)	Phenylalanin-hydroxylase+)	zu behandeln (s. S. 256) DNA-Sonde in einigen Familien anwendbar.
Phenylketonurie (Dihydropteridinreduktase-Typ)	wie bereits angedeutet	ernsthaft und schwer zu behandeln
Saure Phosphatase-Defizienz (lysosomal)	saure Phosphatase	
Porphyrie, akute intermittierende	Uroporphyrinogen-Synthetase+)	autosomal-dominant, zu behandeln
Porphyrie, kongenitale erythropoetische	Uroporphyrinogen-Co-Synthetase	auch direkt nachweisbar im Fruchtwasser
Propionazidämie	Propionyl-CoA-Carboxylase	
Refsum-Syndrom	Phytansäure-Oxidase	möglich, aber nicht bestätigt
Sandhoff-Syndrom	β-N-Acetylhexos-Aminidase (A und B)	
Thalassämie (β)	defekte Ketten-Synthese+)	fetales Blut notwendig oder DNA (s. Kap. 21)
Tay-Sachs-Syndrom	β-N-Acetylhexos-Aminidase A	Carrier-Nachweis und Screening in high risk-Populationen möglich
Wolman-Syndrom	saure Lipase	
Xeroderma pigmentosum	DNA-Reparatur-Enzym (Endonuklease)	heterogen

+) klonierte DNA-Sonde existent

2. Für die Diagnostik der meisten Krankheiten ist die Fruchtwasserzellkultur notwendig. Wenn ein bestimmtes Enzym defekt ist und in kultivierten Hautfibroblasten nachgewiesen werden kann, ist im allgemeinen der Nachweis in einer Amniozellkultur ebenfalls möglich.
3. Zumeist ist dafür eine große Zahl von Zellen erforderlich, einschließlich Zeitverlust und dem möglichen Auftreten von Unsicherheiten. Ein späterer Schwangerschaftsabbruch wäre für ein Ehepaar, das mit einem Termin in der

Frühschwangerschaft durchaus einverstanden war, nicht mehr akzeptabel. Techniken, die eine sehr kleine Zellzahl benötigen, haben in letzter Zeit ihre Aussagekraft bewiesen.

4. Viele der Methoden sind außergewöhnlich schwierig und können nur durch einige wenige Labors durchgeführt werden. Eine sorgsame Beförderungsplanung des Biopsie-Materials ist notwendig, da Zellen über große Entfernungen verschickt werden können. Zum Glück besteht eine bemerkenswerte Kooperation zwischen den auf diesem Gebiet arbeitenden Labors, und es existieren verschiedene aktuelle Listen von Untersuchungszentren für verschiedene Krankheiten. Eine sorgsame Unterscheidung zwischen Einrichtungen hinsichtlich deren Erfahrungen in der pränatalen Diagnostik ist notwendig.
5. Wo immer möglich, sollten Krankheitsfälle parallel mit Risikofällen untersucht werden. Wenn ein krankes Kind vermutlich sterben wird, sollte keine Mühe gescheut werden, noch vorher eine genaue Enzymdiagnostik vorzunehmen und die Einfrierung kultivierter Zellen oder post mortem entnommenen Marterials für spätere Untersuchungen zu arrangieren. Eine Unterlassung könnte im Falle einer erneuten Schwangerschaft zu schweren Problemen führen.

Einige wenige erbliche Stoffwechselerkrankungen können heute direkt aus dem Fruchtwasser selber diagnostiziert werden, obwohl der Gebrauch kultivierter Zellen als eine Art Diagnose-Unterstützung wünschenswert bleibt. Das schließt die organische Acidurie (Propion- und Methylmalon-Acidurie), Mukopolysaccharidosen, die kongenitale adrenale Hyperplasie (21-Hydroxylaseform) und die kongenitale Nephrose (durch erhöhtes Fruchtwasser-AFP) ein.

Pränatale Vorhersage durch genetische Kopplung

Wenn bekannt ist, daß der Genlocus einer bestimmten Krankheit mit dem eines genetischen Markers eng gekoppelt ist, z. B. Blutgruppe oder einem ähnlichen Polymorphismus, könnte vom Phänotyp des Markers aus vorherbestimmt werden, ob eine Person ebenfalls das Gen für die Krankheit ererbt hat. Da sich die meisten Marker unabhängig vom Alter ausprägen, sollte eine solche Vorherbestimmung im frühen Kindesalter und – falls der Marker nachgewiesen werden kann – im fetalen Stadium stichhaltig sein. Mit der schnellen Aufdeckung der menschlichen Genkarte in den letzten Jahren und insbesondere mit der Entwicklung von gekoppelten DNA-Polymorphismen eröffnet dieser Lösungsweg beträchtliche Hoffnungen bei zahlreichen Krankheiten, bei denen wir entweder den zugrunde liegenden biochemischen Defekt nicht kennen oder wenn dieser in den kultivierten Zellen nicht ausgeprägt ist.

Der Gebrauch konventioneller Proteinpolymorphismen war durch den geringen Grad des Polymorphismus und durch die niedrige Zahl identifizierbarer enger Kopplungen begrenzt. Die Kopplung zwischen dem Sekretorlocus und der myotonen Dystrophie stellt ein Beispiel dar (s. Kap. 10), ist aber durch DNA-Marker abgelöst worden. Die jüngste Erkenntnis über den DNA-Polymorphismus, basierend auf den durch Restriktionsenzyme hergestellten unterschiedlich langen Fragmenten, verändert überall die Sachlage vollständig (s. Kap. 5). Vermutlich wird das den verstärkten Gebrauch der genetischen Kopplungsvorherbestimmung in der Schwangerschaft zur Folge haben. Die meisten DNA-Marker sind wesentlich stärker polymorph als die konventionellen Blutgruppen und Serumproteine, und ihre Abundanz bedeutet, daß verschiedene anhaftende Polymorphismen gemeinsam, in Form eines „Haplotypus", genutzt werden können, wie es u. a. beim HLA-System der Fall ist. Dadurch vergrößert sich ihr Anwendungsbereich erheblich. Eine unmittelbare Anwendung in der pränatalen Diagnose kann für alle DNA-Marker durch den Gebrauch der Chorionvilli erreicht werden, wie später noch diskutiert werden wird. Gekoppelte DNA-Polymorphismen umfassen 2 Hauptklassen, wie in Kapitel 5 gezeigt wurde. Wenn der spezifische Genlocus bekannt ist, wie für das Hämoglobin, können die Polymorphismen benachbarter DNA-Sequenzen oder sogar der in den Genen selbst existierenden für die Vorhersage genutzt werden. Diese sind so eng benachbart, daß Rekombination nahezu ausgeschlossen ist. Der zweite Lösungsweg besteht darin, einfach die zufällig aufgefundenen DNA-Polymorphismen als konventionelle Marker zu nutzen, wie es gemeinhin bei der Muskeldystrophie Duchenne und auch Becker (s. Kap. 10) möglich ist. Hier ist aber die Möglichkeit für Irrtümer infolge Rekombination ein ebenso großes Problem wie mit konventionellen Kopplungsmarkern und schließt gegenwärtig den pränatalen Einsatz in den meisten Fällen aus.

Die Arbeiten auf diesem Gebiet sind für autosomale Krankheiten, von denen die betreffenden Chromosomen bekannt sind (z. B. myotone Dystrophie auf Chromosom 19 und adulte polyzystische Nierenerkrankungen auf Nr. 16), bereits gut vorangekommen. Das gilt auch für die Chorea Huntington, bei der eine jüngst identifizierte Kopplung (s. Kap. 11) so ausgesprochen eng zu sein scheint, daß sie sicher für die pränatale Diagnostik nützlich sein wird.

Amniozentese

Praktische Aspekte

Ärzte, die Patienten zur Amniozentese überweisen bzw. deren Anwendung nahelegen, müssen über deren Aussagekraft und Nutzen unterrichtet sein. Die Notwendigkeit einer besonderen Einschätzung und genetischen Beratung vor der Schwangerschaft ist bereits betont worden, doch werden immer wieder verschiedene Punkte übersehen.

1. *Zeitplanung.* Die 15.–16. Schwangerschaftswoche ist der früheste Termin, an dem zuverlässig Material durch Amniozentese erhalten werden kann. Das bedeutet, daß das Ehepaar den Schwangerschaftsabbruch in der 18. Schwangerschaftswoche oder später akzeptieren muß. Das Verhalten einer Patientin kann sich aber auch während der Schwangerschaft ändern, besonders nach den ersten Kindesbewegungen.
2. *Wer sollte die Amniozentese ausführen?* Die Risiken vergrößern sich, wird die Amniozentese von einem wenig geübten Mediziner vorgenommen. Vieles spricht auch für eine zentralisierte Stelle, in der eine sachkundige Amniozentese durch einen Gynäkologen, ferner eine exakte genetische Beratung durch einen Humangenetiker und geeignete Laborvorteile miteinander verbunden werden können.
3. *Die Amniozentese selber.* Einige Patienten halten die Amniozentese für er-

schreckend und schmerzhaft, was jedoch nicht der Fall ist. Unter genauer Berücksichtigung der Schwangerschaftswoche und nach Lokalisation der Plazenta mittels Ultraschall kann die Punktion unter Lokalanästhesie durchgeführt werden. Eine stationäre Aufnahme ist nicht erforderlich, anschließende Ruhe aber ratsam. Es überrascht immer wieder, wie viele Frauen mit unklaren Vorstellungen über die Amniozentese überwiesen werden. Der Autor hält die Sprechstunden gemeinsam mit einem Gynäkologen ab. Das erlaubt eine sorgfältige Erläuterung der Amniozentesedurchführung und ihrer Risiken und gewährleistet gleichermaßen eine exakte genetische Beratung.
4. *Ergebnisse und Nachsorge.* Die Ehepaare müssen wissen, daß ein Ergebnis erst nach ungefähr 3 Wochen erwartet werden kann (biochemische Analysen dauern sogar manchmal länger) und es gelegentlich sogar notwendig ist, die Entnahme zu wiederholen. Man sollte aber auch erwähnen, daß es durchaus möglich ist, daß eine Anomalie gefunden wird, die zu der eigentlich gesuchten nicht in bezug steht (z. B. Neuralrohrdefekte in Schwangerschaften mit Risiko für Down-Syndrom). Für den Fall einer nur teilweisen Beantwortung durch Versagen der Kultur usw. muß eine unmißverständliche Strategie festgelegt werden. Nachsorge nach der Entbindung ist für die Überprüfung der getroffenen Vorhersage und die Beeinflussung des genetischen Risikos nachfolgender Schwangerschaften wichtig.

Die Risiken der Amniozentese

Ungeachtet der verschiedenen großen Studien sind die Risiken noch nicht völlig abzugrenzen. Die „British Medical Research Council" – Studie (MRC-Studie) zeigte höhere Risiken als die amerikanische und kanadische Studie; wahrscheinlich liegen die wahren Werte dazwischen. Richtwerte für die Diskussion mit Familien sind folgende:

1. *Abortneigung:* Das zusätzliche Risiko ist etwa 1 %. Eine wiederholte Amniozentese schließt ein viel höheres Risiko (5–10 %) ein.
2. *Perinatale Probleme:* In der MRC-Studie wurde eine Zunahme posturaler orthopäidscher Deformitäten gefunden, die aber von anderen nicht bestätigt wurden. Eine Zunahme neonataler respiratorischer Probleme kann vorkommen.
3. *Risiken für die Mutter:* Diese sind minimal, läßt man die Möglichkeit der Rh-Sensibilisierung einmal unberücksichtigt.

Im allgemeinen hat sich die Amniozentese als sicheres und zuverlässiges Verfahren erwiesen, wenngleich es nicht risikofrei ist. Sie muß daher selektiv und zweckdienlich gebraucht werden, und ihre Risiken müssen den Ehepaaren umfassend erläutert werden, damit diese sie abwägen können.

Der Ultraschall in der pränatalen Diagnostik

In den letzten 5 Jahren hat sich die Ultraschalldiagnostik schnell von einer ergänzenden Untersuchung zu einem sensitiven, wertvollen und verhältnismäßig risikofreien Verfahren für die pränatale Diagnose entwickelt. Das ist teilweise der technischen Entwicklung zu verdanken (z. B. Realtime Scanner, „schnelles" B-Bild) und zum Teil der größeren Erfahrung der daran arbeitenden Speziali-

Tabelle 7.7. Ultraschall in der pränatalen Diagnostik

Allgemeine Anwendungen
Genaue Datierung des Gestationsalters
Mehrlingsschwangerschaft
Plazentalokalisation vor der Amniozentese
ZNS-Fehlbildungen
Anenzephalus
Spina bifida (in Verbindung mit anderen Verfahren)
Hydrozephalus und Hydranzephalus
Mikrozephalus (noch unsicher)
Skelett-Fehlbildungen
schwere neonatale Knochendysplasien (z. B. Achondrogenesis)
Osteogenesis imperfecta (nur die schwere kongenitale Form)
Extremitätenfehlbildungen (besonders der Finger und Zehen)
Innere Fehlbildungen
Nierenagenesie
infantile polyzystische Erkrankungen
schwere obstruktive Uropathie
Omphalozele und Gastroschisis
fetale Tumore

sten (vgl. Campbell u. Pearce 1983). Tabelle 7.7. zeigt einige der hauptsächlichen Anwendungsgebiete. Einige allgemeine Hinweise sollen noch gegeben werden:

1. Es gibt einen immensen Unterschied zwischen den Ergebnissen erfahrener und im Fehlbildungsnachweis spezialisierter Personen und denen von Radiologen und Gynäkologen, die den Ultraschall mehr als allgemeines Hilfsmittel nutzen. Das trifft sowohl auf falsch positive wie auch falsch negative Befunde zu.
2. Obwohl die Anwendung des Ultraschalls selbst anscheinend risikofrei ist, muß man trotzdem das Risiko von Begleit- und Folgeuntersuchungen bedenken, die sich aus anscheinend abnormen oder unsicheren Befunden ergeben.
3. Bei Untersuchungen genetischer Anomalien muß das Grundrisiko in die Überlegung einbezogen sein. Die Fähigkeit, eine Anomalie im Gesichtsbereich mit hohem genetischen Risiko nachzuweisen oder auszuschließen ist völlig verschieden von der Situation bei geringem Risiko oder bei Nutzung des Ultraschalls als Screening. Diese Tatsache wird bei der Anwendung von den meisten übersehen.
4. Die besten Ergebnisse bei Ultraschalluntersuchungen sind durch Verbindung mit anderen geeigneten Verfahren zu erhalten (z. B. mit Amniozentese bei Neuralrohrdefekten). Die Bewertung der verschiedenen Tests wird verschieden ausfallen, aber für jedes einzelne Problem sollten sie in ihrer Gesamtheit berücksichtigt werden.

Die Diagnose einer kongenitalen Herzerkrankung durch Ultraschall stellt ein gutes Beispiel für die unsichere Stellung dieser Technik dar. Obwohl grobe Läsionen in der Frühschwangerschaft allgemein nachgewiesen werden können, erlauben die verfügbaren Hinweise keine Entscheidung für die Nutzung bei Untersuchungen von Familien mit der häufigeren Form kongenitaler Herzdefekte.

Fetoskopie

Die Entwicklung eines Instrumentes mit einer kleinkalibrigen, flexiblen Fiberoptik, die unter Lokalanästhesie (gewöhnlich mit zusätzlichen Sedativa) in die Amnionhöhle eingeführt werden kann, macht die direkte Inspektion des Fetus zwischen der 18. und 22. Schwangerschaftswoche zu einer realen Möglichkeit. Insbesondere können Fehlbildungen, einschließlich der der Extremitäten (besonders der Finger und Zehen), des Gesichtes (einschließlich Defekte der Ohren und Spaltbildungen) und des Genitale, erkannt oder ausgeschlossen werden. Die fetale Geschlechtsbestimmung ist mit dieser Methode ebenfalls möglich. Dagegen ist die Betrachtung der Wirbelsäule komplizierter, so daß der Ultraschall hier eher geeignet ist. Das Risiko bei der Fetoskopie durch einen weniger erfahrenen Operateur beträgt jetzt etwa 2–5 %. Anhaltender Fruchtwasserverlust ist die Hauptkomplikation. Die Fetoskopie ist sicher in der pränatalen Diagnostik struktureller Fehlbildungen bei Risikoschwangerschaften eine wertvolle Methode. Doch sollte der überweisende Arzt den persönlichen Kontakt zu einem erfahrenen Kollegen anstreben und auch sicherstellen, daß das genetische Risiko zuvor genau festgestellt wurde.
Die Fetoskopie hat bei der Diagnose struktureller Fehlbildungen bis zu einem gewissen Grad die Ergebnisse durch Ultraschall erreicht. Im allgemeinen sollte sie dennoch nur durchgeführt werden, wenn eine sachkundig ausgeführte Ultraschalluntersuchung zum Nachweis oder Ausschluß eines Defektes versagte. Der größte Wert dieser Methode besteht in der Möglichkeit der Entnahme fetalen Blutes und von Gewebeproben.

Entnahme fetalen Blutes und Gewebes

Die direkte Probenentnahme mittels Fetoskopie hat in hohem Maße die Plazentaaspiration als eine Methode der reinen fetalen Blutgewinnung abgelöst. Tabelle 7.8. zeigt einige Krankheiten, bei denen die Diagnose an Hand des fetalen Blutes nützlich ist. Die Liste wird sich wahrscheinlich erweitern, obwohl die Entwicklung der DNA-Techniken sie in einigen Situationen ablösen könnte (z. B. Thalassämie). Erwähnt sei, daß die fetale Blut-Kreatin-Kinase für die pränatale Diagnose der Muskeldystrophie Duchenne nicht zuverlässig ist.

Tabelle 7.8. Blutentnahme in der pränatalen Diagnostik

Begründete Anwendung
Thalassämie
andere Hämoglobinopathien
Hämophilie A und B
Chromosomen-Bruch-Syndrome (z. B. Fanconi-Anämie)
Fragile-X-Syndrom
Weniger gut begründete Anwendung
Immundefizienz-Syndrome
chronische Granulomatose
Erythrozytenenzym-Defizienz
Gerinnungsstörungen
Blutgruppen
kongenitale Infektionen (Rubeolen, Zytomegaloviren)

Die fetale Hautbiopsie erwies sich für eine Vielzahl von ernsthaften Indikationen als zuverlässig und sicher. Das schließt die letale und dystrophe Epidermolysis bullosa, die Ichthyosis erythroderma, Sjögren-Larsson-Syndrom und auch den schweren okulokutanen Albinismus ein. Als Folge der Biopsie gibt es gewöhnlich keine sichtbaren Makel. Auch die fetale Leberbiopsie, eine scheinbar wirklich heroische Prozedur für den Uneingeweihten, scheint ein ausführbarer Lösungsweg bei Stoffwechselkrankheiten zu sein, wie z. B.: X-chromosomale Hyperammonämie und Glykogenose Typ I, bei denen das Enzym auf die Leber beschränkt ist (s. Tab. 7.6.).

Chorionbiopsie

Die pränatale Diagnostik im ersten Trimester benutzt fetales Gewebe, das man von den Chorionvilli erhält. Damit stellt diese Form der pränatalen Diagnostik einen großen Fortschritt dar. Sie wird vermutlich in naher Zukunft die Bedeutung der Amniozentese erreichen. Frühere Versuche, dieses Vorgehen für die fetale Geschlechtsbestimmung zu nutzen, wurden nicht weiter verfolgt. Aber die Entwicklung diagnostischer Techniken auf der Basis der DNA und die Schwierigkeit, dafür eine ausreichende Anzahl von Amnionzellen zu erhalten, stellten einen Ansporn dar, verbesserte Methoden der Chorion-Biopsie zu entwickeln.

Allgemein werden die Proben zwischen der 8. und 11. Schwangerschaftswoche entnommen. In diesem Stadium ist das Choriongewebe noch nicht zu einer Plazenta lokalisiert. Schwierig wird es sein, Gewebe nach der 12. Woche zu gewinnen. Mit einer flexiblen Plastikkanüle geht man unter Ultraschallkontrolle durch die Cervix hindurch und aspiriert villöses Material. Eine alternative Möglichkeit ist die Entnahme mittels eines Fetoskopes. Das Gewebe der Mutter ist mikroskopisch zu analysieren und zu entfernen, so daß die verbleibenden Villi aus reinem fetalen Gewebe bestehen, das für eine Reihe von diagnostischen Verfahren genutzt werden kann, z. B.:

1. DNA-Untersuchung, inbegriffen die fetale Geschlechtsbestimmung durch X- und Y-chromosomenspezifische DNA-Sequenzen.
2. Chromosomendarstellung. Schnelle und direkte Chromosomenanalysen sind jetzt ebenso verfügbar wie die Anlage von Kulturen.
3. Enzymuntersuchungen (Normalreihen sind noch zu etablieren).

Die Erfahrungen mit der Chorion-Biopsie sind bereits relativ umfangreich, aber ihre Sicherheit muß dennoch genauer abgeschätzt werden. Sobald Sicherheit und Zuverlässigkeit eingeschätzt worden sind, können diese Verfahren früher eingesetzt werden als die Techniken für das mittlere Trimester, wie z. B. die Amniozentese. Daher ist es notwendig, daß die Kliniker Risiko-Familien ermutigen sollten, in Fällen, in denen eine Chorion-Biopsie möglich ist, eine Schwangerschaft unmittelbar zu melden. Versuche, den Wert der Techniken in Low-risk-Schwangerschaften abzuschätzen, werden überall vorgenommen.

Zwillinge und pränatale Diagnostik (s. auch S. 125)

Die Aufdeckung einer Zwillingsschwangerschaft wirft ernsthafte praktische Probleme hinsichtlich der Amniozentese auf, verändert andererseits aber auch die genetischen Risikodaten, die ja normalerweise für eine Einkindschwangerschaft aufgestellt werden. Die Probleme bei der Einschätzung modifizierter Risiken

Tabelle 7.9. Genetische Risiken bei Zwillingsschwangerschaften (nach Hunter und Cox 1979)

	Chromosomenanomalie	Neuralrohrdefekt	X-chromosomal (nur fetale Geschlechtsbestimmung)	X-chromosomal (spezifischer diagnostischer Test)	autosomalrezessiv
Vor der Amniozentese					
Risiko für Einlingsschwangerschaft	Y*	1/25	1/2	1/4	1/4
Risiko, daß mindestens 1 Zwilling krank ist	5/3 Y	2/25	2/3	3/8	3/8
Risiko, daß beide Zwillinge krank sind	≃ 1/3 Y	< 1/100	1/3	1/3	1/8
Zwilling A normal, Risiko, daß Zwilling B anormal ist	2/3 Y	1/25	1/3	1/6	1/6
Nach der Amniozentese (ein Fruchtsack sorgfältig untersucht)					
Zwilling A abnormal, Chance, daß Zwilling B normal ist	2/3 − 2/3 Y	9/10	1/3	1/2	1/2
Zwilling A abnormal, Risiko, daß Zwilling B abnormal ist	1/3 + 2/3 Y	1/10	2/3	1/2	1/2

* Risiko wird mit dem mütterlichen Alter variieren

wurden 1979 von Hunter und Cox diskutiert und sind in Tabelle 7.9. zusammengefaßt. Es wird angenommen, daß ein Drittel der Zwillingspaare monozygotisch ist. Die Risiken sind allgemein höher als für eine Einkindschwangerschaft, und sie ändern sich, sofern Informationen für einen Zwilling durch Amniozentese verfügbar sind. Diese Daten schließen aber nicht die generell vergrößerten Risiken für Fehlbildungen ein, die bekanntermaßen mit monozygoten Zwillingsschwangerschaften verbunden sind (s. S. 101). Es ist notwendig, die interessierten Ehepaare von diesen veränderten Risiken in Kenntnis zu setzen, auch wenn eine pränatale Diagnostik nicht in Betracht gezogen wurde.

Ein weiterer Gesichtspunkt ist die Erhöhung der Normwerte für das Serum-AFP der Mutter bei Zwillingsschwangerschaften. Für solche Situation sind jetzt Zwillingsperzentile erarbeitet. Es sollte beachtet werden, daß alle Zwillingsschwangerschaften, die mit einem Neuralrohrdefekt enden, einen Serum-AFP-Wert haben, der dem 75fachen des mittleren Wertes für normale Einkindschwangerschaften entspricht.

Für einen selektiven Abort im Falle der Krankheit nur eines Zwillings werden z. Z. die notwendigen Techniken erarbeitet, dennoch treten bei der Behandlung von Zwillingsschwangerschaften allgemein Schwierigkeiten auf.

Aspekte bezüglich der Mutter in der genetischen Beratung während einer Schwangerschaft

Obwohl die pränatale Diagnose prinzipiell den Fetus betrifft, muß die genetische Beratung auch die mütterlichen Aspekte achten. Bei vielen dominant erblichen Krankheiten wird auch die Mutter durch die Krankheit auffällig sein. Das könnte ein unmittelbares Risiko für ihre Gesundheit während der Schwangerschaft darstellen bzw. zu Komplikationen während der Entbindung führen.

Eine Publikation von Schulman und Simpson (1981) gibt einen beachtenswerten Einblick in diesen etwas vernachlässigten Aspekt der genetischen Beratung. Einige wenige Beispiele für eine Reihe zu berücksichtigender Probleme sollen an dieser Stelle kurz gegeben werden.

Die Gesundheit der Mutter ist in der Schwangerschaft beachtlich belastet durch:

Zystische Fibrose (respiratorische Dekompensation)
Homozystinurie (Thromboseneigung)

Komplikationen bei der Entbindung:

Achondroplasie (Beckendisproportion, Uterusmyome)
Ehlers-Danlos-Syndrom (vorzeitige Ruptur von Membranen)
Myotone Dystrophie (Hämorrhagie postpartum, Probleme bei der Anästhesie).

Literatur

Brock, D. J. H.: Erly Diagnosis of Fetal Defects. Churchill Livingstone, Edinburgh 1982.

Campbell, S., and Pearce, J. M.: Ultrasound visualisation of congenital malformations. Br. Med. Bull. **39** (1983): 322–331.

Ferguson-Smith, M. A. (Ed.): Early prenatal diagnosis. Br. Med. Bull. **39** (1983), no. 4.

Freye, H.-A.: Pränatale Diagnostik genetisch bedingter Erkrankungen. Sitz.-Ber., Akad. Wiss. DDR, Nr. 9/N, Akademie-Verlag, Berlin 1984.

Gosden, J. R., Mitchell, A. R., Gosden, C. M. et al.: Direct vision chorion biopsy and chromosome specific DNA probes for determination of fetal sex in first trimester prenatal diagnosis. Lancet II, (1982): 1416–1419.

Hunter, A. G. W., and Cox, D. M.: Counselling problems when twins are discovered at genetic amniocentesis. Clin. Genet. **16**(1979): 34–42.

Medical Research Council Working Party on Amniocentesis: An assessment of the hazards of amniocentesis. Br. J. Obstet. Gynaecol. **85** (1978): 1–14.

Murken, J.–D., und Stengel-Rutkowski S., (Hrsg.): Pränatale Diagnostik. Enke, Stuttgart 1978.

– – und Schwinger E., (Eds.): Prenatal Diagnosis. Proceedings of the 3rd European Conference on Prenatal Diagnosis of Genetic Disorders. Enke, Stuttgart 1979.

Old, J. M., Ward, R. H. T., Petrou, M. J. et al.: First-trimester fetal diagnosis for haemoglobinopathies. Lancet II, (1982): 1413–1416.

Rodeck, C. H., and Nicolaides, K. H.: Fetoscopy and fetal tissue sampling. Br. Med. Bull. **39** (1983): 332–337.

– and Morsman, J. M.: First-trimester chorion biopsy. Br. Med. Bull. **39** (1983): 338–342.
Schulman, J. D., and Simpson, J. L. (Eds.): Genetic Diseases in Pregnancy. Academic Press, New York 1981.
Smithells, R. W., Sheppard, S., Schorah, C. J. et al.: Possible prevention of neural tube defects by periconceptional vitamin supplementation. Lancet I (1980): 339–340.
Williamson, R., Eskdale, J., Coleman, D. V. et al.: Direct gene analysis of chorionic villi: a possible technique for first trimester antenatal diagnosis of haemoglobinopathies. Lancet II (1981): 1125–1127.

Kapitel 8

Spezielle Probleme in der genetischen Beratung

Blutsverwandtschaft

Blutsverwandtschaft oder Ehen zwischen nahen Verwandten sind ein häufiges und ernstes Problem bei der genetischen Beratung. Tritt in der Familie eine genetisch bedingte Krankheit auf, wird Blutsverwandtschaft die Risiken bedeutend beeinflussen. Sogar ohne eine bekannt gewordene Krankheit können Ehepaare, die blutsverwandt sind, an dem Risiko ihrer Nachkommen interessiert sein. Drei Aspekte sind hier bei der genetischen Beratung zu berücksichtigen:

1. Wie ist das genaue Verwandtschaftsverhältnis der beiden Personen?
2. Wie wird das Risiko für eine genetisch bedingte Krankheit in der Familie durch das Vorkommen von Blutsverwandtschaft beeinflußt?
3. Wie hoch ist die Wahrscheinlichkeit, daß ein schädliches Gen durch beide Ehepartner auf das Kind übertragen wird, so daß das Kind infolge Deszendenz für dieses Gen homozygot ist?

Hier soll der Versuch unternommen werden, die Fragen in einfacher Form zu beantworten und dabei einen Komplex mathematischer Näherungen zu vermeiden. Diese Fragen sind mehr für den Populationsgenetiker von allgemeinem Interesse. Detaillierte Berechnungen zu diesem Thema kann man in Lehrbüchern über Genetik finden.

Tabelle 8.1. Verwandtschaftsgrad

	Anteil der durch Abstammung gleichen Gene
1. Grad	
Geschwister	1/2
dizygotische Zwillinge	
Eltern	
Kinder	
2. Grad	
Halbgeschwister	
Onkel, Tante	1/4
Neffe, Nichte	
3. Grad	
Vetter 1. Grades	
Halbonkel, Halbtante	1/8
Halbvettern	

Tabelle 8.2. Verwandtschaftsmuster

Verwandtschaftsverhältnis (zwischen den markierten Personen)	Verwandtschaftsgrad	Anteil der durch Abstammung gleichen Gene	Wahrscheinlichkeit für Homozygotie durch Deszendenz (F)
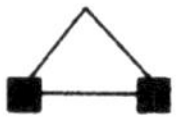 monozygotische Zwillinge	—	1	—
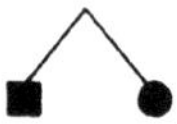 dizygotische Zwillinge	1.	1/2	1/4
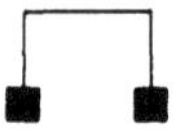 Geschwister	1.	1/2	1/4
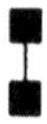 Elter-Kind	1.	1/2	1/4
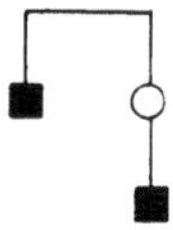 Onkel (Tante) – (Nichte) Neffe	2.	1/4	1/8
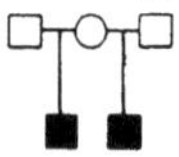 Halbgeschwister	2.	1/4	1/8
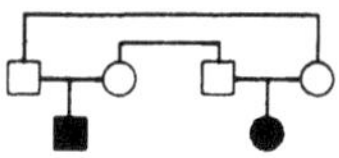 zweifache Vettern 1 Grades		1/4	1/8
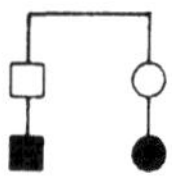 Vettern 1. Grades	3.	1/8	1/16
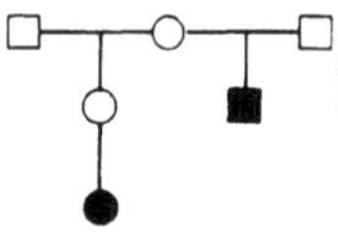 Halbonkel – Nichte (oder ähnliche Kombination)	3.	1/8	1/16
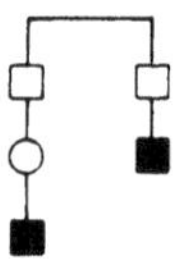 Vettern 1. Grades mit Generationsverschiebung	4.	1/16	1/32
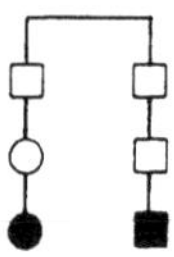 Vettern 2 Grades	5.	1/32	1/64

Fortsetzung Tabelle 8.2.

Verwandtschaftsverhältnis (zwischen den markierten Personen)	*Verwandtschaftsgrad*	*Anteil der durch Abstammung gleichen Gene*	*Wahrscheinlichkeit für Homozygotie durch Deszendenz (F)*
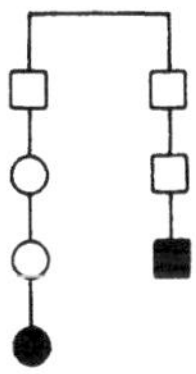 *Vettern 2. Grades mit Generationsverschiebung*		1/64	1/128
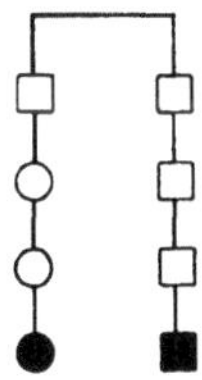 *Vettern 3. Grades*		1/128	1/256

Genetische Verwandtschaft

Eine genaue Vorstellung über die Verwandtschaft der Personen ist bei allen genetischen Beratungen notwendig, ungeachtet der Tatsache, ob Blutsverwandtschaft besteht oder nicht. Wenn aber eine Heirat zwischen engen Verwandten in Betracht gezogen wird, hat das für die genetische Beratung besondere Bedeutung. Tabelle 8.1. faßt die Hauptkategorien der Verwandtschaft zusammen. Es ist stets wichtiger, ein präzises Stammbaummuster zu entwickeln, als sich auf verbale Beschreibungen zu verlassen. Tabelle 8.2. gibt dafür einige Beispiele.

Ehen zwischen Verwandten 1. Grades sind im allgemeinen durch Gesetz und gesellschaftliche Normen verboten, aber Inzest zwischen Vater und Tochter oder zwischen Geschwistern sind häufiger als allgemein bekannt und führen zu den nachfolgend diskutierten besonderen Problemen. Heirat zwischen Verwandten 2. Grades ist in manchen Ländern ebenfalls gesetzlich verboten, andererseits sind Ehen zwischen Onkel und Nichte bei einigen asiatischen Völkern häufig.

Ehen zwischen Vettern 1. Grades sind der häufigste Grund für Ehepaare, um genetischen Rat zu erbitten. Diese Ehen sind in vielen westlichen Ländern gesetzlich erlaubt, können allerdings religiöse oder gesellschaftliche Vorbehalte auslösen. Bei vielen asiatischen Völkern werden sie sogar aktiv gefördert. Die weniger häufige Ehe zwischen Halbonkel und Nichte (Tab. 8.2.) ist in genetischer Sicht identisch mit der zwischen Vettern 1. Grades.

Hinsichtlich der entfernteren Verwandten könnte die Terminologie verwirren. Der im Englischen gebrauchte Terminus „once removed" drückt eine Verschiebung der Generationsfolge zwischen Verwandten aus. Daher ist der Sohn eines Cousins 1. Grades eben ein Cousin 1. Grades, aber mit einer Generationsverschiebung, während die Kinder, deren Eltern Vettern 1. Grades sind, selbst Vettern 2. Grades darstellen (Tab. 8.2.).

Tabelle 8.3. Gesetzliche Einschränkungen für Heiraten

Heirat	DDR	Großbritannien	USA
Vollgeschwister	nicht erlaubt	nicht erlaubt	nicht erlaubt
Elter-Kind	nicht erlaubt	nicht erlaubt	nicht erlaubt
Großelter-Enkel	nicht erlaubt	nicht erlaubt	nicht erlaubt
Halbgeschwister	nicht erlaubt	nicht erlaubt	nicht erlaubt in 42 Staaten
Onkel-Nichte (Tante-Neffe)	erlaubt	nicht erlaubt	nicht erlaubt
Halbonkel-Nichte (Halbtante-Neffe)	erlaubt	nicht erlaubt	nicht erlaubt in 18 Staaten
Vettern 1. Grades	erlaubt	erlaubt	nicht erlaubt in 30 Staaten
Vettern 1. Grades mit Generationsverschiebung	erlaubt	erlaubt	nicht erlaubt in 7 Staaten
Zweifache Vettern 1. Grades	erlaubt	erlaubt	nicht erlaubt in Nord-Carolina

Es soll erwähnt werden, daß die in Tabelle 8.1. gezeigten Verwandtschaftsgrade auch der genetischen Terminologie zugrunde liegen.

Einige gesetzliche Aspekte für Ehen zwischen Blutsverwandten sind in Tabelle 8.3. widergegeben. Für die genetische Beratung sollte man diese Legalitäten/Illegalitäten kennen, da viele Ehepaare unausgesprochene Sorgen und Ängste sowohl über die Legalität ihres Verwandtschaftsverhältnisses als auch über das genetische Risiko haben. Es ist verständlich, daß die Situation territorial unterschiedlich ist. Selbst innerhalb eines Landes kann es Unterschiede geben, wie es z. B. von Farrow und Juberg 1969 über die USA berichtet wird.

Einige europäische Staaten haben kürzlich die Einschränkungen für Ehen zwischen den meisten engverwandten Personen zum Teil oder völlig aufgehoben.

Nimmt man all diese Faktoren zusammen, sieht man, daß es sowohl zahlreiche gesetzliche als auch genetische „Fallen“ für blutsverwandte Ehen gibt. Bestehen Zweifel, sollte das Ehepaar über die Gesetzesgrundlagen informiert werden, bevor die Diskussion der genetischen Risiken beginnt.

Das Risiko einer Blutsverwandtschaft mit einer bestimmten genetischen Krankheit in der Familie

Im allgemeinen wird eine Blutsverwandtschaft keinen Einfluß auf die Risiken haben, sofern die Krankheit X-chromosomal rezessiv oder autosomal-dominant ist, nicht beide Ehepartner entweder die Erkrankung haben oder für das in Betracht kommende Gen Carrier sind. Dagegen stellt hier die autosomal-rezessive Vererbung das Hauptproblem dar, und wahrscheinlich sind auch bei polygen bedingten Krankheiten die Risiken erhöht.

Die wesentliche Frage bei einer autosomal-rezessive Krankheit lautet: Wie groß ist die Chance, daß das schädliche Gen sich gleichzeitig in beiden Familien erhalten hat und dann homozygot beim Kind erscheint? Man behandelt die Situation am besten wie in dem in Abbildung 8.1. gezeigten Beispiel. In diesem Fall hat ein Mann, dessen Schwester eine seltene autosomal-rezessive Krankheit hat, seine Cousine 1. Grades geheiratet. Das sehr geringe zusätzliche Risiko für eine Mutation kann zunächst vernachlässigt werden. Die Chance, daß der Ehemann das schädliche Gen trägt, ist 2/3 (nicht 2/4, da ja die Homozygotie ausgeklammert wurde). Daß das Kind von ihm das kranke Gen erhalten wird, trifft daher mit einer Wahrscheinlichkeit von 1/3 zu.

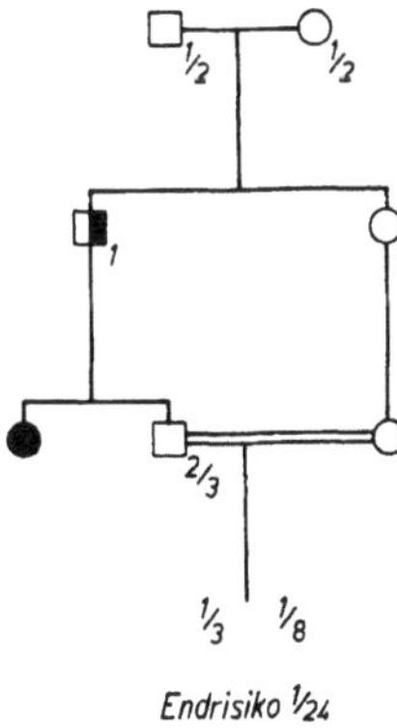

Abb. 8.1.
Genetisches Risiko in einer Ehe zwischen Blutsverwandten (Erklärung s. Text)

Nun muß das Risiko, daß seine Ehefrau (Cousine 1. Grades) gleichfalls Carrier ist, eingeschätzt werden. Zunächst müssen beide Eltern des Ehemannes Carrier sein, ebenso einer der gemeinsamen Großeltern väterlicherseits. Damit beträgt die Chance für deren Tochter 1/2 und für die Enkelin 1/4.

Die Chance der Vererbung des Gens auf ihr Kind ist 1/8. Daraus ergibt sich das Endrisiko von 1/3 × 1/8 = 1/24, daß das Kind das Gen von beiden Seiten gleichzeitig geerbt hat.

Ein zweites Beispiel ist in Abbildung 8.2. dargestellt. Es ist komplizierter, hat aber den gleichen Lösungsweg. Jeder Generation wird ein um die Hälfte geringeres Risiko übertragen.

Allgemeine Risiken der Blutsverwandtschaft

Die Einschätzung des Risikos für die Nachkommen bei Blutsverwandtschaft, sofern keine Krankheit in der Familie bekannt ist, basiert auf zwei Gesichtspunkten: Hinweise auf die wahrscheinliche Anzahl kranker rezessiver Gene, für die gesunde Personen der Population Carrier sind und Begutachtung des Ausganges der Schwangerschaft bei Ehen zwischen Blutsverwandten.

Verschiedene Studien haben gezeigt, daß jeder Mensch wenigstens ein Gen für eine schwere rezessive Krankheit trägt, und vermutlich mindestens zwei letale Gene, die zu einem Spontanabort oder einer Totgeburt führen können. Benutzt man diese beiden Bedingungen als Grundlage, können Risiken leicht eingeschätzt werden, sofern man die Verwandtschaft des betreffenden Ehepaares kennt.

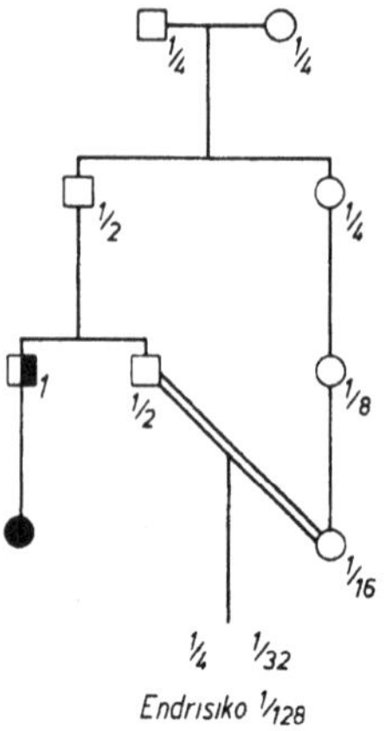

Abb. 8.2.
Genetische Risiken in einer Ehe zwischen Blutsverwandten (Vettern I. Grades mit Generationsverschiebung). Die Chance, daß das Kind für die seltene autosomal-rezessive Krankheit, die bei der Nichte des Ehemannes vorliegt, homozygot sein wird, ist 1:128.

Der einfachste Weg ist, den Weg eines solchen kranken Gens von dem oder den gemeinsamen Vorfahren bis zum Risiko für die Nachkommenschaft in ähnlicher Weise wie im vorherigen Abschnitt aufzuzeichnen. In Abbildung 8.3. ist das für die Heirat zwischen Vettern 1. Grades gezeigt. Das Risiko, daß ein krankes Gen die Nachkommenschaft gleichzeitig über beide Linien erreicht, beträgt 1:64. Da der andere gemeinsame Vorfahre in der gleichen Weise zu berücksichtigen ist, beträgt das Endrisiko 1:32. Falls jede Person Träger der beiden Letalgene ist, ergibt sich in der gleichen Weise ein Risiko von 1:16.

Diese Einschätzung stimmt mit dem Risiko, daß irgendein Gen in der Deszendenz homozygot sein wird, überein. Dieser Wert ist als Inzuchtkoeffizient (F) bekannt und bildet den allgemein verwendeten Maßstab für die Bestimmung der Verwandtschaftsdistanz zwischen zwei Persônen (Tab. 8.1.). Er kann aber in gleicher Weise sowohl populationsgenetisch interpretiert als auch im Hinblick auf Einzelpersonen verwendet werden.

Untersuchungen über die tatsächlichen Risiken für die Nachkommen von blutsverwandten Ehen (Tab. 8.4.) variieren zwischen den Populationen in ihren Ergebnissen beträchtlich.

Eine Analyse der Zunahmen spezieller genetischer Erkrankungen unabhängig von den Umweltfaktoren ist nicht möglich. Eine Studie von Schull (1958) aus Japan über 10 Jahre hinweg zeigt für die Nachkommen von Vettern 1. Grades eine Erhöhung der Mortalität von 3 % gegenüber der von nichtverwandten Eltern, dagegen aber nur eine geringe Erhöhung für schwere Fehlbildungen (1,7 % gegenüber 1 %). Die Nachkommen von Vettern 1. Grades mit Generationsverschiebung und Vettern 2. Grades zeigen keine erhöhte Fehlbildungsrate.

Studien über die Nachkommenschaft eines Inzestes (Adams u. Neel 1967, Seemanova 1971) haben die vorausgesagten hohen Risiken für die Nachkommen bestätigt. Sie weisen ein Risiko von etwa 1/3 in der Kindersterblichkeit oder für schwere Mißbildungen auf. Zusätzlich scheint ein erhöhtes Risiko für geistige Retardierung ohne körperliche Anomalien zu bestehen, so daß nur etwa die Hälfte dieser Kinder völlig normal sein wird. Das wirft weitere spezielle Pro-

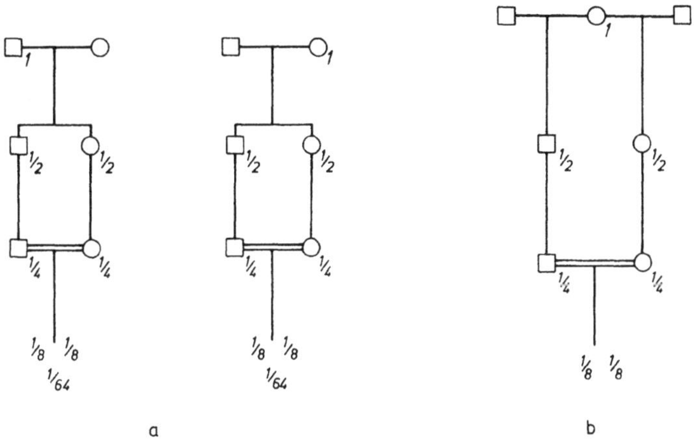

Abb. 8.3. a) Ehen zwischen Vettern I. Grades. Die Chance, daß ein schädliches Gen eines gemeinsamen Vorfahren durch Deszendenz bei einem Kind homozygot sein wird, ist 1:64. Da es zwei gemeinsame Vorfahren gibt, wird das Risiko das zweifache sein (Gesamtrisiko 1/32)
b) Ehen zwischen Halbvettern I. Grades. Die Situation ist die gleiche, wie für Vettern I. Grades, aber mit dem Unterschied, daß nur ein gemeinsamer Vorfahre zu berücksichtigen ist (Gesamtrisiko 1/64).

bleme auf, da solche Kinder häufig für eine Adoption vorgesehen sind. Adoptionseinrichtungen und die potentiellen Adoptiveltern möchten wissen, wie hoch das Risiko für eine nicht erkannte ernste rezessive Krankheit ist. Vermutlich werden sich etwa 3/4 derartiger Krankheiten in den ersten 6 Lebensmonaten manifestieren, und insofern sollte dieses Alter abgewartet werden, bevor man sich endgültig für eine Adoption entscheidet. Es ist auch notwendig, auf häufigere autosomal-rezessive Krankheiten, wie z. B. zystische Fibrose und PKU, zu testen.

Darüber hinaus gibt es keinen eindeutigen Hinweis auf einen signifikanten Effekt durch Blutsverwandtschaft hinsichtlich der Intelligenz bei Ehen zwischen Vettern 1. Grades oder entfernteren Verwandten.

Schließlich ist zu betonen, daß Blutsverwandtschaft auch ohne das Auftreten

Tabelle 8.4. Die beobachtete Zunahme schwerer Fehlbildungen und der Mortalität unter den Nachkommen blutsverwandter Eltern

Inzest	30 %
Vettern 1. Grades	3 %
Vettern 1. Grades mit Generationsverschiebung und Vettern 2. Grades	1 %

einer bekannten genetischen Krankheit in der Familie die Ursache für eine erhöhte Sterblichkeit und Mißbildungsrate zu sein scheint. Das hat Bedeutung bei Kindern eines Inzestes, aber auch bei entfernteren Verwandtschaftsgraden. Ehen zwischen Vettern 1. Grades (dem häufigsten Beratungsproblem) scheinen ein zusätzliches Risiko von ungefähr 3 % zu haben, so daß ein Gesamtrisiko für Anomalien oder Kindersterblichkeit von 5 % eine annähernde Richtschnur ist. Wahrscheinlich ist das Risiko für Populationen mit langer Tradition für Vettern-Ehen gering. Jüngste Untersuchungen aus Indien haben keine deutlichen Unterschiede hinsichtlich Fehlbildungen oder perinataler Verluste zwischen blutsverwandten und nichtblutsverwandten Ehen gezeigt.

Mehrfache Blutsverwandtschaft

Die Menschen können auf verschiedenen Wegen verwandt sein. Daraus resultieren nicht nur Schwierigkeiten beim Entwurf des Stammbaumes, sondern auch bei der Einschätzung des exakten Verwandtschaftsgrades. Der einfachste Weg ist, sich mit jedem Modus der Verwandtschaft separat zu beschäftigen, für jeden den Inzuchtkoeffizienten auszuarbeiten und ihn hinzuzurechnen. Komplizierter Situationen könnten die Unterstützung eines versierten Kollegen verlangen, aber die hier dargestellte Methode dürfte für die meisten Beratungssituationen ausreichend sein. Abbildung 8.4. gibt ein Beispiel. So sind die Ehepaare Vettern 1. Grades, wenn man von dem einen Elternpaar ausgeht, aber andererseits auch

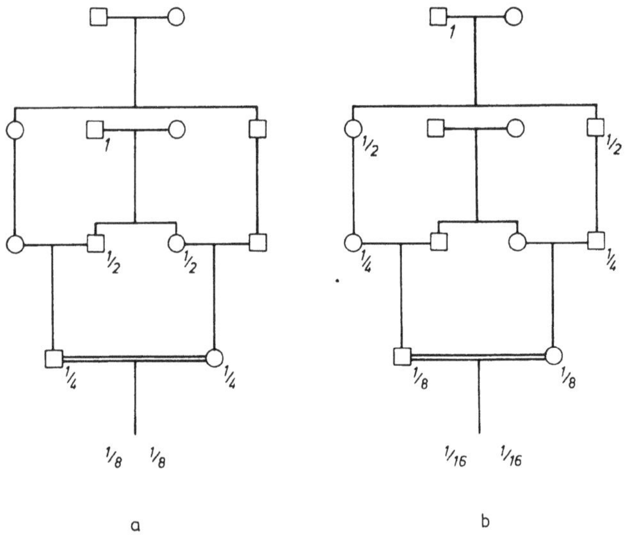

Abb. 8.4. Risikoeinschätzung bei mehrfacher Blutsverwandtschaft. Ein schädliches rezessives Allel ist für jede Person anzunehmen. a) Das Risiko beträgt $2 \times 1/8 \times 1/8 = 1/32$. b) Das Risiko beträgt $2 \times 1/16 \times 1/16 = 128$. Das Gesamtrisiko ist $1/32 + 1/128 = 5/128$ (4 %).

Vettern 2. Grades, bezogen auf das andere Ehepaar. Der Inzuchtkoeffizient (F) beträgt daher insgesamt 5/64 und resultiert aus den Werten 1/16 für den Verwandtschaftsgrad Vettern 1. Grades + 1/64 für den der Vettern 2. Grades (Tab. 8.2.). Das Risiko einer schweren rezessiven Krankheit aus der Annahme eines schädlichen Gens pro Person, wäre die Hälfte des genannten Wertes und würde 5/128 oder ungefähr 4 % betragen.

Andererseits kann die Weitergabe eines schädlichen Gens wie in Abbildung 8.4. aufgezeichnet werden, indem man zuerst die „innere Schlinge" (Vettern 1. Grades) und dann die „äußere" (Vettern 2. Grades) berücksichtigt. Die beiden Wege ergeben Risiken von 1/32 bzw. 1/128 (jeder Weg muß zweimal in die Berechnung eingehen, da ja 2 gemeinsame Vorfahren in Betracht kommen). Somit entsteht ein kombiniertes Risiko von 5/128.

Inzuchtpopulationen

Ehepaare können durch ihre Zugehörigkeit zu Inzuchtpopulationen eng verwandt sein. Gewöhnlich werden sie daher auch zahlreiche Gene gemeinsam haben.

Solche Populationen, vor allem, wenn sie Isolate darstellen oder sich von einer kleinen Initialpopulation ableiten, sind für seltene rezessiv vererbte Krankheiten bekannt. Für viele von ihnen sind Einschätzungen des Inzuchtkoeffizienten (F) der gesamten Population verfügbar. Aber auch in den am häufigsten auftretenden Inzuchtpopulationen erreicht der Grad der Blutsverwandtschaft selten den von Vettern 1. Grades.

In einigen Fällen kann die Kenntnis der Frequenz für Carrier eines schädlichen Gens in der genetischen Beratung verwendet werden. Somit wäre für einen gesunden Mann mit einer an der Tay-Sachs-Krankheit leidenden Schwester das Risiko, einen Carrier zu heiraten, 1:20 bei der Heirat einer Ashkenasim (jüdischer Abstammung), aber nur 1:400 bei einem Partner nichtjüdischer Abstammung.

Fehlen Informationen dieser Art, dann ähneln die Risiken denen der Partnerverwandtschaft mit Inzuchtkoeffizient. Daher würde für ein Ehepaar der Hutteriten-Gemeinschaft (hochingezüchtet) in Kanada (F = 0,03 oder 1/67) das Risiko der Nachkommen für eine rezessiv ererbte Krankheit ähnlich dem für Vettern 2. Grades sein (F = 1/64). Eine praktische Risikoüberprüfung steht aber selten zur Verfügung.

Kommt in einer Inzuchtpopulation zusätzlich noch eine Ehe zwischen Blutsverwandten hinzu, müssen die beiden Beträge addiert werden. So würde das Risiko für Homozygote (= F) bei einer Vetternehe 1. Grades in einer Waliser Zigeunerpopulation wie folgt aussehen:

1/16 (F für Vetternehen 1. Grades)
+ 1/50 (F für die gesamte Population)
= 1/12

Das Risiko für eine schwere rezessive Krankheit würde dann die Hälfte betragen = 1/24.

Vaterschaft und Nichtvaterschaft

Die Ungewißheit über die Vaterschaft ist ein Thema, das schon immer interessiert hat. Allerdings mehr aus gesetzlichen und gesellschaftlichen Gründen als wegen der Beziehungen zu genetischen Erkrankungen. Tatsächlich haben einige frühere Gesellschaften die Tatsache der Vaterschaft nicht anerkannt. Erst seit relativ kurzer Zeit wird angenommen, daß der Beitrag von Vater und Mutter für ein Kind ungefähr gleich ist. Die Möglichkeit einer Nichtvaterschaft muß in der humangenetischen Familienberatung immer berücksichtigt werden, wenn ein verwirrendes Stammbaummuster zu erklären ist. Im Gegensatz dazu ist Nichtmutterschaft ein ausgesprochen selten auftretendes Problem. Es tritt hauptsächlich bei möglicher Kindesverwechslung in Entbindungskliniken und in Fällen von Kindesentführung auf, wo die Frau dann behauptet, es sei ihr eigenes Kind.

Der Vaterschaftsnachweis ist in erster Linie vom Gebrauch genetischer Blutpolymorphismen abhängig. Dabei ist es verständlich: Je polymorpher ein System ist, um so größer ist die Chance für die Unterscheidung zweier Personen. Die wichtigsten Systeme sind:

1. Blutgruppenantigene (besonders AB0, Rh, MNS, Duffy, Kidd).
2. Erythrozytenenzyme (besonders saure Phosphatase, PGM, GPT).
3. Serumproteine (besonders Haptoglobine, GM, Gc).
4. HLA-Antigene
5. DNA-Polymorphismen.

Letztgenannte haben die Tests nach der von Jeffries et al. 1985 entdeckten hypervariablen Minisatelliten-Sequenz völlig verändert. Das erlaubt eine fast vollkommene Unterscheidung aller Personen, ausgenommen monozygotischer Zwillinge.

Hämoglobinvarianten, z. B. HbS, können in ethnischen Gruppen mit hoher Frequenz hilfreich sein.

Paternitätsausschluß

Es ist stets einfacher, eine Vaterschaft auszuschließen, als diese nachzuweisen, so daß der Ausschluß im allgemeinen vom Gericht akzeptiert wird. Ein Ausschluß kann folgendermaßen erfolgen (Maternität gilt als sicher):

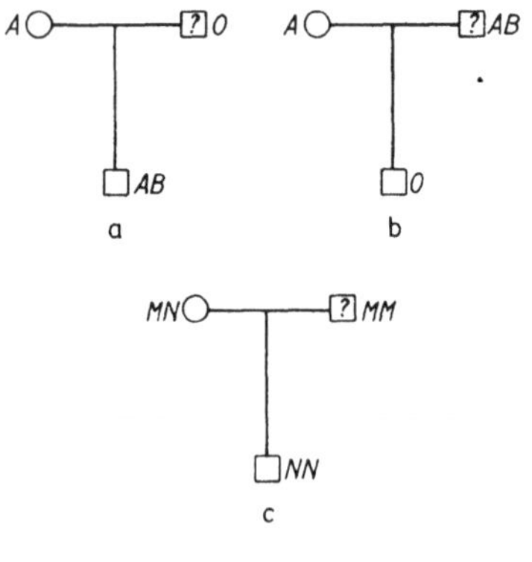

Abb. 8.5.
Vaterschaftsausschluß. a) AB0-System. Das Kind hat u. a. das Antigen B, das aber weder bei der Mutter noch beim mutmaßlichen Vater vorliegt. b) AB0-System. Das Kind hat vom mutmaßlichen Vater keines der beiden Antigene A und B ererbt (die Mutter muß heterozygot A0 sein). c) MN-System. Das Kind ist homozygot NN. Ein N erhielt es von der Mutter, während aber das andere N nicht vom vermeintlichen Vater kam, wie es auch nicht eines seiner M-Allele empfing.

1. Das Kind besitzt ein Blutgruppenantigen (oder andere genetische Marker), das bei keinem der Eltern vorhanden ist.
2. Das Kind besitzt nicht das Antigen, für das der vermeintliche Vater homozygot ist.
3. Das Kind ist homozygot für ein Antigen, das der vermeintliche Vater nicht besitzt.

Beispiele für diese Möglichkeiten sind in Abbildung 8.5. wiedergegeben.

Das HLA-System hat von allen die meisten Polymorphismen geliefert, mit einem Ausschluß der Paternität von wenigstens 75 % aller Fälle. Die Blutgruppen sind weniger effektiv, das AB0-System garantiert für 20 % der Fälle, das Rh- und MNS-System für 30 % den Ausschluß.

Am gebräuchlichsten ist das Zusammenwirken von Systemen, inbegriffen das HLA-System, die Hauptblutgruppen, Serumproteine und Erythrozytenenzyme. Das erlaubt einen Paternitätsausschluß in wenigstens 95 % der Fälle. Ohne Zweifel werden DNA-Polymorphismen in naher Zukunft diese konventionellen Methoden ersetzen. Auf die Möglichkeit der Verwendung hypervariabler Minisatelliten-Sequenzen wurde bereits hingewiesen.

Bestätigung der Paternität

Im Gegensatz zum Ausschluß war die Bestätigung bis in jüngste Zeit weniger sicher. Per definitionem ist bei der Bestätigung ein alternativer Vater nicht vorhanden (andererseits könnte er auch beim Ausschluß getestet sein). Die Methode besteht im Aufstellen der relativen Wahrscheinlichkeit, daß das Kind ein bestimmtes Gen vom vermeintlichen Vater erhalten hat, im Vergleich zu der Chance, daß dieses Gen auch von einem Unbekannten hätte kommen können. Wenn sowohl der Vater als auch das Kind das gleiche seltene Antigen besitzen, spricht das natürlich stark für eine Paternität. Im allgemeinen führt aber die Summierung der zahlreichen kleineren Wahrscheinlichkeiten zum Beweis. Sie können miteinander kombiniert eine Gesamtwahrscheinlichkeit ergeben, die allerdings niemals 100 % erreicht. Gerichte in Großbritannien und den USA akzeptieren jetzt auf Wahrscheinlichkeitsschätzung basierende Beweise für die Paternität, die in einem dazu ernannten Zentrum ausgeführt werden. Der Gebrauch von DNA-Techniken wird in Zukunft in den meisten Fällen eine eindeutige Festlegung der Paternität erlauben.

Zwillinge

Zwillingsstudien haben in der Humangenetik immer eine große Rolle gespielt. Die meisten der verfügbaren Daten sind aber für die genetische Beratung weder geeignet noch von Bedeutung. Hier sollen nur einige wenige der wichtigeren Gebiete diskutiert werden. Einige weiterführende Literaturzitate sind am Ende dieses Kapitels angeführt. Zwillingsschwangerschaft in bezug auf pränatale Diagnostik wurde bereits in Kapitel 7 behandelt.

Bestimmung der Zygotie

Diese kann einfach sein, wenn beide Zwillinge verschiedenen Geschlechts sind und somit die Zygotie feststeht.

Drillinge und andere Mehrlingsschwangerschaften als Ergebnis von medikamentösen Ovulationsinduktoren sind gleichfalls meistens di- oder polyzygotisch. Bei einem Zwillingspaar gleichen Geschlechts stammt die glaubwürdigste klinische Information von der eigenen Identifizierung als „gleich" und der Verwechslung durch andere. Eine enge Korrespondenz mit detaillierten Genotypenbestimmungen wurde nachgewiesen. Die Plazentation ist kein geeigneter Hinweis. Möglichst sollten Blutgruppenbestimmungen und HLA-Typisierung vorgenommen werden, die in der Mehrzahl der Fälle den Ausschluß der Monozygotie erlauben.

Bei der Einschätzung der Wahrscheinlichkeit für Monozygotie geht man analog der Paternitätstestung vor.

Risiken für monozygotische Zwillingspaare

Für eine mendelnde Krankheit sollte vollständige Konkordanz bestehen: entweder haben beide Zwillinge die Krankheit oder nicht. Oft gibt es auch bemerkenswerte Ähnlichkeit in den klinischen Merkmalen und dem Alter, in dem sich die Krankheit manifestiert.

Bei dominant-erblichen Krankheiten kann ein erkranktes monozygotisches Zwillingspaar mit normalen Eltern als Ergebnis einer Neumutation interpretiert werden (anders bei dizygotischen Zwillingen), und für die nachfolgenden Kinder der Eltern besteht kein erhöhtes Risiko.

Für nichtmendelnde Krankheiten wird das Risiko für einen Zwillingspartner mit der genetischen Ursache der Krankheit variieren und in Fällen sehr hoch sein, in denen die genetischen Faktoren vorherrschend sind (wie z. B. auch bei normalen Gesichtsmerkmalen und Dermatoglyphen).

Risiken für dizygotische Zwillinge

Da dizygotische Zwillinge nicht ähnlicher sind als Geschwister, sind Risiken für mendelnde Krankheiten im wesentlichen die gleichen. Für nichtmendelnde Bedingungen ergibt das beteiligte intrauterine Umfeld ein etwas höheres Risiko, als man es bei Geschwistern vorfindet, doch sind genaue Werte kaum verfügbar. In einigen Fällen kann die Konkordanz geringer als erwartet sein. Daher sind bei Neuralrohrdefekten kranke Zwillingspartner die Ausnahme, und es ist möglich, daß eine solche Schwangerschaft nicht ausgetragen wird.

Dieser Gesichtspunkt verdient, bei der Diagnostizierung eines abnormen Zwillings in der pränatalen Diagnose Beachtung.

Zwillingsschwangerschaften in Familien

Monozygotische Zwillinge sind selten familiär, sondern haben eher eine konstante Inzidenz von etwa 4 auf 1000 Schwangerschaften. Im Gegensatz dazu zeigen dizygotische Zwillinge eine markante geografische Variation und kommen häufig familiär vor, vor allem in der mütterlichen Linie. Die Häufigkeit beträgt ungefähr 6 auf 1000 Schwangerschaften in Europa und in der weißen Population Amerikas. Unter der afroamerikanischen Bevölkerung kommt Dizygotie in 1 % der Schwangerschaften vor und bis zu 4 % in Teilen von Nigeria. Das Wiederholungsrisiko für dizygotische Zwillinge beläuft sich für Europa ungefähr auf 1,7 %.

Mißbildungen bei Zwillingen
Monozygotische Zwillinge haben eine erhöhte Gesamtmißbildungsrate von etwa 5 % und damit das Zweifache von dem der Einkindschwangerschaften. Das ist in der genetischen Beratung von beträchtlich größerer Bedeutung als die Zwillingsbildung selbst. Die Erhöhung gilt für Unterschiede in strukturellen Mißbildungen, einschließlich der Neuralrohrdefekte und Spaltbildungen.

Siamesische Zwillinge
Hierbei handelt es sich um ein sehr seltenes Ereignis von nicht vollständiger Trennung monozygotischer Zwillinge. Wiederholung in einer Familie ist höchst unwahrscheinlich. Durch die Ultraschalldiagnostik ist man jetzt in der Lage, frühzeitig Hinweise auf dieses Problem zu erhalten.

Dysmorphologie

Die Untersuchung der angeborenen Mißbildungen, ihre Entwicklungsgrundlage und ihre Ätiologie, sowohl genetisch als auch umweltbedingt, hat sich in den letzten Jahren schnell ausgeweitet. Der Terminus „Dysmorphologie“ beschreibt treffend ein Arbeitsgebiet, das zu einem anerkannten Teil der medizinischen Genetik als auch der Pädiatrie wurde. Die Bücher von Smith (1981, 1982) liefern einen Überblick zum augenblicklichen Stand dieses Gebietes.

Eine Anzahl der Hauptsyndrome ist in den speziellen Abschnitten dieses Buches erwähnt. Viele treten aber zu selten auf oder sind noch unklar definiert, doch wird sich diese Situation schnell ändern. Von einigen Gesichtspunkten aber sollte der Kliniker Kenntnis haben:

1. Praktisch ist es nicht länger angebracht, ein dysmorphes Kind als „Multiple angeborene Anomalie“ oder „seltsam aussehendes Kind“ zu bezeichnen. Die Kombination der Defekte ist im Zusammenhang zu sehen und zu verstehen.

2. Vollständige und genaue Dokumentation, gegebenenfalls einschließlich der Autopsie- und zytogenetischen Untersuchungen, ist notwendig, besonders, wenn keine aktive Therapie wegen der Schwere der Defekte weiterhilft.

3. Obwohl das Wiederholungsrisiko vieler Fehlbildungssyndrome gering ist, gibt es doch viele mendelnde Syndrome mit hoher Wiederholungsrate. Diese müssen voneinander unterschieden werden, soll man beruhigende, aber falsche Ratschläge vermeiden. Analog müssen die sekundären „Deformations“-Syndrome genau unterschieden werden, deren Prognose im allgemeinen gut ist.

4. Neuere pränatale Techniken, wie z. B. die Fetoskopie, können bei nachfolgenden Schwangerschaften angewendet werden. Um Fehler zu vermeiden, muß das genetische Wiederholungsrisiko genau eingeschätzt werden.

5. Wenn die Diagnose irgendwie zweifelhaft ist, sollte die Hilfe eines Kollegen mit spezieller Erfahrung in Anspruch genommen werden. In den meisten Einzugsgebieten dürfte ein Fachmann tätig sein, z. B. ein klinischer Genetiker oder auch ein Pädiater. Selbst wenn die Diagnose zweifelhaft bleibt, kann sie vielleicht zu einem späteren Zeitpunkt eingeordnet bzw. korrigiert werden.

Gesetzliche Probleme in der medizinischen Genetik

Nur wenige Gebiete der medizinischen Praxis können sich gesetzlichen Aspekten entziehen. Die medizinische Genetik, die viele kontrovers diskutierte und relativ neue Gesichtspunkte bietet, ist nicht ausgenommen. Im Gegenteil überrascht, wie relativ selten hier ernste medizinrechtliche Probleme entstehen. Der Autor vermutet, daß das mehr auf die Toleranz und das Vertrauen der Patienten zurückzuführen ist als auf die Fähigkeiten des Berufsstandes! Unverkennbar gibt es aber Gebiete, die eng an offizielle Regelungen gebunden sind, z. B. die donogene artifizielle Insemination, die *In-vitro*-Fertilisation (Kap. 9) und die Forderung nach fetaler Geschlechtsbestimmung aus nichtmedizinischen Gründen.

Literatur

Adams, M. S., and Neel, J. V.: Children of incest. Pediatrics **40** (1967): 55–62.

Baird, P. A., and McGillivray, B.: Children of incest. J. Pediat. **101** (1982): 854–857.

Friedrich, W.: Zwillinge. Dtsch. Verlag d. Wissenschaften, Berlin.

Friedrich, W., und O'Yabat vel Job (Hrsg.): Zwillingsforschung international. Dtsch. Verl. d. Wissenschaften, Berlin 1986.

McKusick, V. A.: Medical Genetic Studies of the Amish. Johns Hopkins University Press, Baltimore 1978.

Seemanova, E.: A study of children of incestuous matings. Hum. Heredity **21** (1971): 108–128.

Smith, D. A.: Recognisable Patterns of Human Malformation. Saunders, Philadelphia 1982.

– Recognisable Patterns of Human Deformation. Saunders, Philadelphia 1981.

Williams, E. M., and Harper, P. S.: Genetic study of Welsh gypsies. J. Med. Genet. **14** (1977): 172–176.

Kapitel 9

Organisation der genetischen Beratung

Es ist das primäre Anliegen dieses Buches, den Kliniker in der genetischen Beratung der Patienten und ihrer Familie zu unterstützen; gleichzeitig sollen bestehende Ängste hinsichtlich der Überweisung zu einem Spezialisten abgebaut werden. Die Organisation der genetischen Beratung verlangt sorgfältige Überlegungen. Die aufgeführten Aspekte sind dazu bestimmt, dem Patienten noch wirksamer und erfolgreicher Hilfe leisten zu können.

Allgemeine Aspekte

1. Zeit

Eine angemessene Zeit ist notwendig, soll eine genetische Beratung effektiv sein. Der hauptsächliche Vorteil für Patienten ist darin zu sehen, daß wahrscheinlich ein medizinischer Genetiker in der Lage ist, seinem Problem mehr Zeit zu widmen als das ein sehr beschäftigter Kliniker kann. Allzu häufig klagen die Patienten nicht etwa darüber, daß ihr Arzt sie ungenau beraten hat, sondern daß die Zeit für eine angemessene Beantwortung ihrer Fragen zu knapp bemessen war.

Verständlicherweise ist es die erste Pflicht eines Arztes, dafür zu sorgen, daß jedem Patienten die für die zu seiner Problemlösung notwendige Zeit zur Verfügung steht. Nach Ansicht des Autors ist 1 Stunde erforderlich, um einen Stammbaum vollständig aufzunehmen, die Untersuchung des Patienten vorzunehmen und die genetischen Risiken zu diskutieren. Häufig macht sich ein erneuter Besuch nötig, um die Untersuchungsergebnisse oder Protokolle, die man von Verwandten erhielt, zu erläutern. Gewöhnlich wird hierfür 1/2 Stunde benötigt. Die Untersuchung einer großen Familie dauert beträchtlich länger, und es ist ratsam, in Etappen vorzugehen. Eine Verwandtschaft von über einem Dutzend Personen kann in einer Einrichtung schon Bestürzung hervorrufen. Andererseits läßt sich den häufig entgegengesetzten Ansichten der verschiedenen Familienzweige am besten getrennt begegnen.

2. Die Sitzungen

Ruhe und ein ungestörtes Gespräch sind erforderlich. In vielen Polikliniken ist das aber auf Grund der baulichen Struktur nahezu unmöglich, während der in den meisten Kinderkliniken herrschende Lärm gleichfalls ungünstig ist. Von Vorteil ist ein Raum ohne Telefon, gleichzeitig sollte auch das Kommen und Gehen hilfsbereiter Schwestern vermieden werden. Der Autor fand es sehr zweckmäßig und vorteilhaft, an der Tür ein Schild mit der Aufschrift „Genetische Beratung, bitte nicht stören“ anzubringen. Nur eine geringe Anzahl von Personal sollte anwesend sein, um die Patienten nicht in der Darlegung persönlicher Details zu hemmen, gewöhnlich sind ein Arzt und ein Fürsorgerin ausreichend, evtl. kann ein Student zugegen sein. Eine Belastung durch große Gruppen von Studenten oder Auszubildender sollte vermieden werden.

Sofern das klinische Gespräch in einer pädiatrischen Einrichtung stattfindet, muß es dort auch eine günstige Möglichkeit zur Untersuchung von Erwachsenen geben.

3. Die Ausstattung

Die Anforderungen daran sind gering, und das ist in einer Zeit mit kostenaufwendiger Technik erfreulich. Durch Zentralisation ist man in der Lage, auch Patienten aus verhältnismäßig entlegenen Gebieten ausgezeichnet Hilfe zu leisten. Eine hinreichende Untersuchungsausrüstung ist notwendig. Für viele der zur Beratung überwiesenen Patienten werden noch Diagnosen erforderlich sein. Eine Gelegenheit zur Blutentnahme oder Röntgenuntersuchung (vor allem für das Skelett) sollte vorhanden sein, Proben für die meisten Labortests, einschließlich der zytogenetischen, biochemischen und DNA-Diagnostik können notfalls außerhalb gewonnen und für die Analyse in das Zentrallabor gebracht werden.

4. Stammbäume und Protokolle

Die Zahl der beobachteten Familien vergrößert sich mit bemerkenswerter Schnelligkeit. Wenn man sich nicht von Anfang an für ein eindeutiges und einfaches Protokoll-System entschieden hat, wird sich der Kliniker bald außerstande sehen, wichtige Informationen zu finden. Das Anlegen und die Aufbewahrung systematischer Protokolle ist die Grundlage für viele Befunderhebungen zur Erforschung erblicher Krankheiten. Wo es angebracht ist, sollten sie auch bei Nachuntersuchungen und präventiven Langzeitmaßnahmen Berücksichtigung finden.

Ein klarer und detaillierter Stammbaum ist Grundlage einer guten genetischen Beratung, und bereits ein einfacher Bogen ist dafür geeignet, die Angaben sauber und ordentlich aufzunehmen. Dagegen ist es in jedem Fall abzulehnen, zunächst einen groben Stammbaum aufzustellen, um ihn später zu verbessern; Zeit und Energie sind selten vorhanden, um dies wirklich zu tun. Mit Übung kann ein klarer Stammbaum schnell angefertigt werden, indem man die in Kapitel 1 genannte Methode und die Symbole benutzt. Wichtige Informationen können auf dem unteren Rand vermerkt werden, wobei man zum sicheren Auffinden der betreffenden Personen Buchstaben verwendet. Die Abbildung 1.2. auf S. 11 zeigt dafür typische Stammbäume.

Darüber hinaus ist es notwendig, weitere medizinische Details zu protokollieren. In der Einrichtung des Autors war es immer üblich, diese Details im eigentlichen Untersuchungsbericht zu vermerken. Eine Kopie davon und Briefe zusammen mit dem Stammbaum werden in der medizinisch-genetischen Einrichtung aufbewahrt, um für Konsultationen unmittelbar zur Verfügung zu stehen.

Ein einfaches, brauchbares Register ist wesentlich, vor allem für Territorien, in denen viele nichtverwandte Personen den gleichen Familiennamen haben. Es kann schon verwirrend sein, daß Frau ..., von der man glaubte, daß sie ein Kind mit einer Muskeldystrophie Duchenne habe, in Wirklichkeit ein Risiko für Chorea Huntington hat. Rechnergestützte Register sind großen speziellen Einrichtungen vorbehalten. Für die meisten Kliniken wird ein einfaches Kartenregister ausreichend sein. Der Autor gibt jeder *Verwandtschaft* eine einmalige Seriennummer und ordnet allen Mitgliedern diese Nummer zu. Jedes Mitglied, das die Beratungsstelle aufsuchte (oder von dessen Verwandten Details existieren), hat eine separate Registerkarte mit Namen, Adresse, Geburtsdatum usw., aber die gleiche Familiennummer und einen Hefter, in dem Familiendetails aufbewahrt werden. Diese Karten sind alphabetisch geordnet, und ein separates Diagnoseregister ist angelegt.

Dieses System wurde von dem der Moore-Klinik, Baltimore, übernommen und scheint für bis zu 10 000 Familienprotokolle geeignet zu sein. Es ist nicht perfekt, aber flexibel und leicht aufzubewahren. Welches Protokollsystem auch immer benutzt wird, wichtig ist seine sorgfältige Handhabung.

Der genetische Beratungsdienst

Der Umfang der zu bewältigenden Aufgaben, die Heterogenität und Kompliziertheit der Probleme und die oftmals notwendig werdende rasche Befundermittlung machen einen regional organisierten Beratungsdienst erforderlich. Viele Länder, darunter auch Großbritannien, haben ein solches System von regionalen genetischen Beratungszentren entwickelt. Dabei hat sich gezeigt, daß aus wissenschaftlichen und ökonomischen Gründen den zahlreichen kleinen Beratungsstellen wenige größere, materiell und personell gut ausgestattete Beratungsstellen vorzuziehen sind. Da die Mittel begrenzt und der potentielle Bedarf sehr groß sind, ist es wichtig zu entscheiden, wie diese am besten durch die Ärzte u. a. berufene Personen eingesetzt werden können.

Tabelle 9.1. Überweisungen zur genetischen Beratungseinrichtung (1.000 aufeinanderfolgende Überweisungen; Präamniozentese-Beratung und Untersuchungsbesuche sind ausgeklammert)

		%
Angeborene Fehlbildungen	Neuralrohrdefekte	8,5
	Chromosomenanomalien	5,1
	andere Fehlbildungen	4,1
Erbliche neurologische Krankheiten	Chorea Huntington	9,5
	Muskeldystrophien	12,4
	geistige Retardierung (unspezifisch)	2,5
	sonstige	8,7
Skeletterkrankungen		12,7
Erbliche Stoffwechseldefekte		13,3
Erbliche Erkrankungen anderer Systeme		15,7
Geburtshelferisch-gynäkologische Probleme (pränatale Diagnose ausgeklammert)		6,4
Blutsverwandschaft		1,1

Das Personal für die Beratung umfaßt Ärzte, Naturwissenschaftler, Psychologen, Schwestern, Fürsorgerinnen und medizinisch-technische Kräfte. Noch vor 20 Jahren wurde die genetische Beratung zumeist von nichtmedizinisch ausgebildeten Genetikern durchgeführt, weil nur sehr wenige Mediziner Kenntnisse von und Interesse an der Genetik hatten. Die heutige Situation hat sich dahingehend geändert, daß die Mehrzahl der Beratungen in der Hand medizinisch-geschulten Personals mit einem bestimmten Grad genetischer Ausbildung liegt. Die rasche Entwicklung solcher Gebiete wie Pränataldiagnostik, Screening und frühzeitige Therapie in Verbindung mit der Darlegung zahlreicher klinisch erkennbarer Syndrome machen es dem nichtklinischen Genetiker schwer, den aktuellen Kenntnisstand der klinischen Genetik zu verarbeiten, obgleich die meisten der für diesen Fortschritt verantwortlichen biochemischen und zytogenetischen Grundlagen von Nichtmedizinern geschaffen wurden.
Zusätzlich zu den nichtmedizinischen Genetikern hat weiteres nichtmedizinisches Personal wichtige Aufgaben in der genetischen Beratungsklinik zu übernehmen. So werden z. B. ein erfahrener und einfühlsamer Sozialarbeiter oder eine Fürsorgerin oft in der Lage sein, Probleme aufzuspüren, die bisher nicht angesprochen wurden. Sie können andererseits für das Verständnis der Erörterungen im Beratungsgespräch sorgen, das in der Praxis nicht in jedem Fall vorliegt. In manchen Fällen kann praktische Hilfe erforderlich und ebenso wertvoll sein wie die genetische Beratung selbst.

Die Beratung nach Totgeburten und Schwangerschaftsabbruch

Nach dem Tode eines Säuglings oder nach einer Totgeburt haben die Eltern Trost und Unterstützung besonders nötig. Diese Notwendigkeit wird leider noch allzuoft von Ärzten ignoriert, besonders auch nach der Geburt eines fehlgebildeten Kindes. Unempfindlichkeit oder eine nicht angemessene Betreuung in dieser Situation können die Einstellung der Eltern gegenüber einer weiteren Schwangerschaft und der genetischen Beratung ernsthaft beeinträchtigen. Häufig macht sich eine Mutter übertriebene Vorstellungen von der Fehlbildung, vor allem, wenn sie den Säugling nicht gesehen hat.

Mit dem verstärkten Einsatz der pränatalen Diagnostik und dem Schwangerschaftsabbruch beim Vorliegen genetischer Erkrankungen im mittleren Trimester wird deutlich, daß Eltern entsprechende Hilfe bei derartigen Auseinandersetzungen mit dem Gefühl von Kummer und Schuld besonders benötigen.

Die Unterstützung der genetischen Beratung

Genetische Beratung vollzieht sich nicht in einem Vakuum. Themen wie „Carrier-Diagnostik“ und „Pränatale Diagnostik“ wurden bereits dargestellt. Aber es gibt eine Anzahl weiterer praktischer Aspekte, die sich bei der genetischen Beratung ergeben.

Kontrazeption

Für die Familienplanung ist ein guter Kontakt zu einer Eheberatungsstelle für jeden in der genetischen Beratung tätigen Kliniker wichtig. Es ist immer vernünftig, in einem frühen Stadium taktvoll über eine eventuelle Kontrazeption zu sprechen, besonders wenn die Untersuchungsergebnisse erst nach einigen Wochen oder Monaten vorliegen, bevor die endgültige Beratung stattfinden kann. Es ist überraschend, wie häufig Ehepaare, die Kenntnis von dem genetischen Risiko haben und keine Kinder bekommen möchten, trotzdem keine Maßnahmen zur Verhütung einer Schwangerschaft ergreifen.

Sterilisation

Für die Langzeitkontrazeption in Fällen, bei denen ein Ehepaar sich endgültig gegen weitere Kinder entschieden hat, wäre eine Sterilisation mitunter wünschenswert. Das kann sich auch auf junge Leute beziehen. Bevor die Sterilisation vorgenommen wird, gilt es aber, folgende Fragen sorgfältig zu klären:

1. Welches genaue genetische Risiko besteht für die Nachkommen? Es ist nicht außergewöhnlich, daß die Sterilisation „aus genetischen Gründen" gewünscht wird, auch wenn die Risiken für die Übertragung einer Krankheit sehr gering sind.
   Als Beispiel können Geschwister eines Patienten mit einer autosomal-rezessiven Krankheit angeführt werden.
2. Gibt es Alternativen, wie z. B. Carrier-Diagnostik oder pränatale Diagnose, die das Risiko reduzieren oder verhindern können?
3. Besteht die Aussicht, daß ein Fortschritt unseres Kenntnisstandes die Situation in den nächsten Jahren ändern wird?
4. Stimmt das Ehepaar tatsächlich darin überein, daß die Sterilisation der beste Weg ist, und welcher Partner soll sich ihr unterziehen?

Im allgemeinen erscheint es logisch, die erkrankte oder Risikoperson im Falle einer dominanten Krankheit zu sterilisieren. Für autosomal-rezessive Erkrankungen gibt es dafür hingegen keinen genetischen Grund. In jedem Fall muß eine Sterilisation auf dem Prinzip der Freiwilligkeit beruhen. Viele Ehepaare wählen die Vasektomie wegen ihrer Unkompliziertheit und wegen des geringeren Risikos. In manchen Fällen verlangt der gesunde Partner, sterilisiert zu werden, und die Motivation dafür kann sehr komplex sein. Im Falle einer schweren Krankheit muß die Möglichkeit, daß sich der gesunde Ehepartner wiederverheiraten und Kinder haben möchte, durchaus in Erwägung gezogen werden.

Sterilisation eines geistig Behinderten ist ein schwieriges und emotionales Problem. Genetische Risiken für die Nachkommen sind oft verbunden mit allgemeinen Fragen, ob ein Kind z. B. zufriedenstellend durch die Eltern aufgezogen werden kann. Ungeachtet der Argumente hinsichtlich der Rechte der Behinderten, sich fortzupflanzen, scheint Sterilisation in manchen Fällen angebracht zu sein.

Artifizielle Insemination durch einen Spender (AID)

AID spielt bezüglich der genetischen Beratung eine, wenn auch begrenzte, Rolle. Der Einsatz ist überall durch soziale Faktoren stärker eingeschränkt als durch technische. Für den Kliniker ist es wichtig, die Möglichkeiten und Grenzen zu kennen, auch wenn ein weitverbreiteter Einsatz in naher Zukunft unwahrscheinlich ist.

Die Erfahrung hat gelehrt, daß der Spendersamen in flüssigem Stickstoff ohne bedeutenden Verlust seiner Lebensfähigkeit aufbewahrt werden kann. Auch die

Verlustrate an Feten ist unbedeutend, und ein erhöhtes Risiko für Fehlbildungen in der anschließenden Nachkommenschaft besteht ebenfalls nicht.

Die Insemination beim Menschen wird hauptsächlich in Fällen von männlicher Infertilität vollzogen. Die genetischen Indikationen für AID können wie folgt zusammengefaßt werden:

1. Autosomal-dominante Erkrankungen des Mannes oder ein Risiko dafür (z. B. Chorea Huntington).
2. Seltene autosomal-rezessive Erkrankungen, insbesondere wenn der Mann erkrankt ist oder beide Eltern heterozygot sind und wenn eine pränatale Diagnose nicht verfügbar ist oder ein Schwangerschaftsabbruch vom Ehepaar nicht akzeptiert wird. In dieser Situation würde jedes Elternteil ein belastetes Gen beisteuern. Ein nichtverwandter Spender ist aber aller Wahrscheinlichkeit nach für dieses Gen kein Carrier.
3. Polygene Erkrankungen mit einer Häufung erkrankter männlicher Personen. Hier gibt es weitaus weniger Sicherheit, eine Wiederholung zu vermeiden.

Bei der Auswahl der Spender müssen deren Anonymität, Gesundheit, durchschnittliche Intelligenz gewährleistet sein, aber auch familienanamnestisch dürfen keine Auffälligkeiten und keine verwandtschaftlichen Beziehungen zum Rezipienten bestehen.

Weil AID beim Menschen eine relativ neue Entwicklung ist, gibt es noch wenig Information über langzeitlige Konsequenzen.

In-vitro-Fertilisation und Embryotransfer

Die In-vitro-Fertilisation ist inzwischen zur Behandlung einiger Formen der Infertilität (s. Edwards 1983) eingeführt worden. Bei humangenetischer Indikation stellt sie die Verwendung einer Eizelle eines nichtverwandten Spenders in Aussicht, um ernste autosomal-dominante Krankheiten wie auch X-gekoppelte rezessive Krankheitszustände zu vermeiden. Erinnert sei an die Muskeldystrophie Duchenne. Da potentielle Eizellenspender auch Schwestern oder andere Verwandte sein können, ist größte Sorgfalt nötig, um zu vermeiden, daß Personen ausgewählt werden, die Carrier des Gens sein könnten.

Adoption

Die Frage einer Adoption erhebt sich bei der genetischen Beratung in folgenden Standardsituationen:

1. Für ein Risikoehepaar mit vererbbarer genetischer Erkrankung ist die Adoption ein Weg zur Erfüllung eines bestehenden Kinderwunsches.
2. Ein für die Adoption vorgesehenes Kind hat in der Familienanamnese eine genetische Erkrankung. Die vermittelnde Einrichtung möchte vor der Adoption wissen, wie groß das Risiko ist.

Bis vor kurzem war es möglich, die Adoption Ehepaaren zu empfehlen, die kein Risiko eingehen wollten, ein eigenes Kind mit einer genetischen Krankheit zu haben. Mit dem zunehmenden Gebrauch des Schwangerschaftsabbruches und dem Trend, daß alleinstehende Mütter ihre Kinder behalten, verringert sich die Zahl der zu adoptierenden Kinder rasch. Ehepaare mit einer genetischen Familienbelastung finden sich daher im Hinblick auf eine eventuelle Adoption in Konkurrenz mit manchen gesunden, aber infertilen Ehepaaren.

Ein Personenkreis mit besonderen Schwierigkeiten bei der Adoption ist der, bei dem ein Partner ein hohes Risiko für eine Spätentwicklung einer schweren genetischen Krankheit hat, wie z. B. die Chorea Huntington. Hier muß die Entscheidung in jedem Fall auf der Grundlage einer sorgfältigen Abschätzung der Risikogröße, d. h. der Wahrscheinlichkeit, daß sich die Krankheit dieses Elternteils während der Entwicklung des Kindes herausbilden wird, und der Natur der Krankheit, getroffen werden. Bei einem Krankheitszustand mit solch ernsten Konsequenzen wie bei der Chorea Huntington sind nur wenige Adoptionseinrichtungen bereit, ein Ehepaar mit einem Risiko anzuerkennen. Ausgenommen sind wenige Fälle, bei denen es sich um die Unterbringung eines älteren Kindes handelt, das zu der Zeit der Manifestierung der Krankheit bei einem Adoptivelternteil bereits erwachsen sein wird.

Adoption und das Risikokind

Häufig wird von der Adoptionseinrichtung ein Ratschlag erbeten, wenn es gilt, ein Kind mit einer ernsten Krankheit in der Familienanamnese zu adoptieren. Dieser Rat wird, zum Schaden des Kindes, der Mutter und der Adoptiveltern gleichermaßen, selten *vor* der Geburt erbeten.

Die Einschätzung der Risiken des Kindes unterscheidet sich nicht von der genetischer Beratungssituationen, obgleich die Nichtverfügbarkeit (oder Unsicherheit) des biologischen Vaters durchaus Schwierigkeiten mit sich bringen könnte. Ein besonderes Problem besteht aber dort, wo das Kind aus einer Inzucht hervorging (s. Kap. 8) und Risiken für eine Vielzahl rezessiv erblicher Krankheiten bestehen. In dieser Situation und bei Krankheiten wie der Muskeldystrophie Duchenne ist die Verschiebung der Unterbringung des Kindes ratsam, bis ein Großteil des Risikos ausgeschlossen werden kann.

Besteht ein hohes Risiko für eine Krankheit mit später Manifestation, sind viele Kinder von der Adoption ausgeschlossen. Das ist bedauernswert, da für das Kind eine Familie zweifellos geeigneter wäre, sich mit diesen Problemen zu befassen, als es eine Institution vermag.

Genetisches Register

Das Aufbewahren von genauen und vollständigen Berichten ist ein notwendiger, obgleich oft vernachlässigter Teil aller Bereiche der klinischen Medizin. Die lange Zeitdauer und die präventive Natur der medizinischen Genetik lassen das zu einem besonders wichtigen Aspekt werden. Ein großer Teil der in der genetischen Beratung gewonnenen Informationen mag erst Jahre später voll genutzt werden. Die Schwester eines Jungen mit Muskeldystrophie Duchenne oder das Kind eines Patienten mit Polyposis coli kann zu jung gewesen sein, um zur Zeit der beginnenden Familienuntersuchung irgendeinen Hinweis zu geben.

Sind die Unterlagen nicht sorgfältig aufbewahrt worden, müssen die Untersuchungen wiederholt werden. In ähnlicher Weise kann die Kenntnis nützlich sein, daß eine Person mit unklaren neurologischen Symptomen und einer möglichen Chorea Huntington in der Familienanamnese in Wirklichkeit ein Mitglied eines Stammbaumes mit gesicherter Diagnose ist.

Ein genetisches Register ist mehr als ein genaues Aufzeichnungssystem. Der Terminus „Register“ besagt, daß die Erfassung systematisch erfolgt, auf Vollständigkeit ausgerichtet ist und auch ständig auf aktuellem Stand gehalten wird. Genetische Register können verschieden sein und von einem einfachen Kartenindex bis hin zu einem komplexen Computersystem reichen.

Tabelle 9.2. Krankheiten, die für ein präventives Register berücksichtigt werden sollten

X-chromosomal rezessiv
Muskeldystrophie Duchenne und Becker
Hämophilie A und B
Andere ernsthafte seltene X-chromosomale Krankheiten
Autosomal-dominant
Polyposis coli (und andere erbliche neoplastische Syndrome)
polyzystische Nierenerkrankungen
Chorea Huntington
Retinitis pigmentosa (auch X-chromosomale Form bekannt)
myotone Dystrophie
Marfan-Syndrom
Chromosomal
Translokations-Down-Syndrom (und verwandte Translokationen)

a) *Spezifisches Krankheitsregister.* Das ist der Typ, der sicher für die Kliniker mit speziellem Interesse an einer besonderen Gruppe erblicher Krankheiten am bedeutendsten ist. Hierbei sind die genetischen Aspekte nur Teil des Anliegens. Ein solches Register kann ebensogut wie bei der genetischen Beratung eine Hilfe bei der gesundheitlichen Betreuung und in der Forschung sein. Beispielsweise gibt es regionale Register für solche Krankheitszustände wie Hämophilie, Polyposis coli und zystische Fibrose.
b) *Präventive Register.* Hier geht es speziell darum, in Familien mit vielen Risikopersonen eine genetische Beratung zu ermöglichen und andere präventive Maßnahmen bei genetischen Erkrankungen anzuwenden. Für ein derartiges Register (Tab. 9.2.) eignen sich die dominanten Krankheiten mit später Manifestation, wie z. B. polyzystische Nierenleiden, Chorea Huntington oder X-chromosomale Krankheiten wie Muskeldystrophie Becker und Duchenne. Die genaue Kenntnis erkrankter und Risikopersonen in einer Region ist eine beträchtliche Hilfe für die Sicherung einer rechtzeitigen genetischen Beratung, d. h. bevor das erkrankte oder potentiell erkrankte Kind geboren wird. Im Gegensatz dazu sind autosomal-rezessive Krankheiten, die häufigen polygenen Krankheitszustände und chromosomale Anomalien (abgesehen von Translokationen) für diesen Registertyp nicht geeignet, da die Risiken entweder niedrig sind oder sich auf die unmittelbaren Familien beschränken.

Andere Registertypen können zur Überwachung der Befunderhebungen einer Amniozentese oder anderer Maßnahmen genutzt werden. Doch dürften diese hauptsächlich in speziellen medizinisch-genetischen Einrichtungen benutzt werden. Hierbei sollten allerdings einige Probleme bedacht werden:

1. Wie kann man das Register spezifizieren und den Umfang begrenzt halten? Es ist nur allzuleicht, dessen Bereich und Umfang so auszudehnen, daß es außer Kontrolle gerät (ein dem Autor bekanntes „High-risk-Kinder"-Register schloß über die Hälfte aller Kinder des Gebietes ein!). Es ist besser, man beschränkt sich auf eine kleine Zahl gut definierter Krankheiten und befaßt sich gründlich mit ihnen.
2. Wie kann man die Qualität aufrechterhalten? Ein ungenaues und veraltetes Register ist völlig nutzlos. Die Akzeptierung falscher Werte aus fremden Quellen ist sogar gefährlich. Im allgemeinen ist die Person, die das Register führt, die einzige, die die Informationen sorgfältig über lange Zeit überprüft. Natürlich erfordert die Aktualisierung eines Registers beträchtliche Arbeit und auch Kosten.
3. Vertraulichkeit. Das ist kein Problem bei Erkrankungen, wie z. B. der Hämophilie, die sozial akzeptiert werden. Aber für eine Krankheit wie die Chorea Huntington ist Vertraulichkeit von allergrößter Wichtigkeit. Es ist notwendig, daß keinerlei Information ohne Erlaubnis der betreffenden Person weitergegeben wird, daß das Register sicher aufbewahrt wird und keine identifizierbaren Details in irgendein Computersystem eingegeben werden.

Literatur

Emery, A. E. H., Brough, C., Crawfurd, M., et al.: A report on Genetic Register. J. Med. Genet. **15** (1978): 435–442.

Harper, P. S.: Genetic registers and the prevention of genetic disorders. In: Carter, C. O. (ed.): Developments in Human Reproduction. Academic Press, New York 1983, 117–137.

Körner, U.: Positionsbestimmung zur In-vitro Fertilisierung und zum Embryotransfer beim Menschen. Z. Klin. Med. **40** (1985): 1815–1816.

II. Spezielle Organsysteme

Kapitel 10

Neuromuskuläre Erkrankungen

Muskuläre Dystrophien

Allzuoft werden Patienten zur genetischen Beratung oder sogar zu pränatalen Untersuchungen mit der Diagnose „Muskeldystrophie" überwiesen ohne Angaben des Typs der Dystrophie. Die meisten Laien (und einige Ärzte!) haben den Eindruck, daß alle Muskeldystrophien im männlichen Geschlecht zum Ausbruch kommen, aber durch Frauen übertragen werden. Daher ist eine zweifelsfreie Diagnose prinzipiell die erste Aufgabe der genetischen Beratung. In Tabelle 10.1. sind die wichtigsten Kategorien der Muskeldystrophien einschließlich ihrer Erbmodi aufgeführt. Übersichten der letzten Zeit geben weitere Details der genetischen Aspekte (Emery 1980; Harper 1984).

Muskeldystrophie Duchenne

Das Duchenne-Syndrom stellt eines der Hauptprobleme in der genetischen Beratung dar, besonders für Pädiater und Neurologen. Der Modus der X-chromosomal gebundenen rezessiven Vererbung bedeutet, selbst bei einem einzelnen Fall in der Familie, für zahlreiche weibliche Verwandte ein Risiko, Carrier zu sein. Es ist wichtig, daß die Familienmitglieder genau beraten werden und daß sowohl der genetische als auch der biochemische Hinweis zur Bestimmung des Carrier-Status korrekt genutzt werden. Zur Zeit ist das häufig nicht der Fall, und die sich ergebende Fehlinformation kann für die betreffende Familie unheilvolle Folgen haben.

Sieht man vom Carrier-Nachweis ab, ist die einzige begründete Präventivmaßnahme die fetale Geschlechtsbestimmung in der Schwangerschaft definierter

Tabelle 10.1. Die progressiven Muskeldystrophien

Muskeldystrophie Duchenne	X-chromosomal rezessiv
Muskeldystrophie Becker	
Emery-Dreifuss-Typ	
Frühe „Duchenne-ähnliche" Muskeldystrophie,	autosomal-rezessiv
Muskeldystrophie Typ Erb, Glieder-Gürtel-Typ	
fazio-skapulo-humerale	
distale	autosomal-dominant
okulo-pharyngeale	
myotone Dystrophie	autosomal-dominant

oder High-risk-Carrier mittels DNA-Diagnostik im ersten Trimester und durch zytogenetische Analyse an Chorionbiopsaten (Gosden et al. 1982; Williams et al. 1983). Der Nachweis der Kreatinkinase im fetalen und im Nabelschnurblut von Neugeborenen ist nicht zuverlässig genug (Emery 1982). Durch neuere Arbeiten konnte festgestellt werden, daß sich der Duchenne-Locus auf dem kurzen Arm des X-Chromosoms befindet. Mit den DNA-Polymorphismen (ungefähr 15 Centimorgan-Einheiten auf jeder Seite) besteht in naher Zukunft eine begründete Hoffnung für eine pränatale Diagnostik im ersten Trimester auf DNA-Basis. Die augenblicklichen Marker sind zu weit entfernt, um zufriedenstellende Testergebnisse zu liefern. Einige neue Marker wurden der Duchenne-Region selber zugeordnet und zeigen in 5–10 % der Fälle eine Gendeletion. Hier ist jetzt eine pränatale Diagnose zweifellos möglich. Um zu verhüten, daß kranke Kinder geboren werden, bevor das erste in einer Familie als solches erkannt wurde, gibt es z. Z. Diskussionen darüber, ob ein neonatales Screening für die Krankheit wünschenswert sei.

Carrier-Diagnostik

Das allgemeine Problem der Risikoberechnung für eine letale X-chromosomale Krankheit wurde schon besprochen (s. Kap. 2 und 6). Eine Frau mit zwei kranken Söhnen oder mit einem kranken Sohn und einem kranken männlichen Verwandten ist ganz eindeutig ein obligater Carrier mit dem Risiko, daß 50% der weiteren Söhne krank und 50% der Töchter Carrier sind. Die empirischen Risikoziffern für verschiedene Verwandtschaftsgrade zeigt Abbildung 10.1.

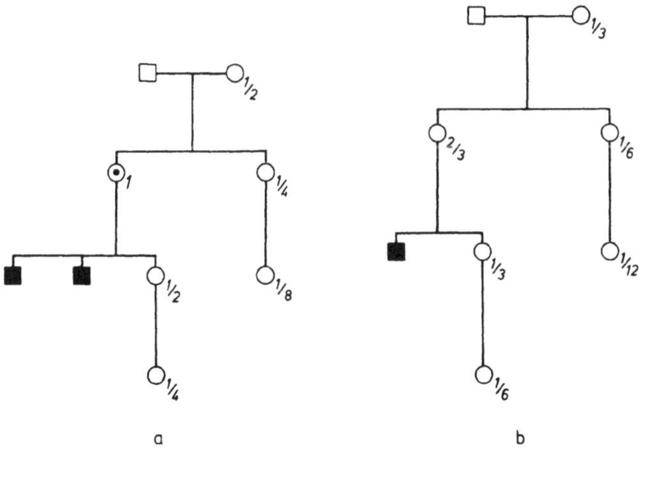

Abb. 10.1. a) Genetische Grundrisiken bei der Muskeldystrophie Duchenne. b) Genetische Grundrisiken bei einem isolierten Fall von Muskeldystrophie Duchenne (Details s. Text)

Im allgemeinen wird das ursprüngliche Risiko einer belasteten Person mit jeder Generation um die Hälfte verringert. Isolierte Fälle sind ein besonderes Problem. Obwohl es Argumente für den Anteil der Neumutation gibt, legen die beobachteten Daten nahe, daß das Carrier-Risiko für die Mutter eines neuen Falles 2/3 und für die Großmutter 1/3 ist (Abb. 10.1b).

Das empirische Risiko allein sollte in der genetischen Beratung nicht verwendet werden, sondern nur kombiniert mit anderen genetischen Hinweisen. Ergebnisse aus der Carrier-Untersuchung sind gleichfalls einzubeziehen. In der Praxis bedeutet das den Gebrauch der Serum-Kreatinkinase. Andere Methoden, wie z. B. Pyruvatkinase, können zusätzliche Informationen liefern. Wenige Frauen zeigen offenbar Muskelschwäche; es sind aber gewöhnlich diejenigen, bei denen die Carrier-Diagnostik klare und eindeutige Ergebnisse zeigt. Muskelbiopsien sollten nur von Zentren mit speziellen methodischen Erfahrungen durchgeführt werden.

Serum-Kreatinkinase (CK)

Zur Durchführung dieses Tests sind exakte Probennahme und Interpretation der Ergebnisse sowie ein zuverlässig arbeitendes Labor notwendig, um Mißbrauch zu vermeiden.

CK-Ergebnisse werden durch viele Faktoren, einschließlich der Einwirkung des Sonnenlichtes und der Aufbewahrungsdauer der Proben beeinflußt. Faktoren wie Alter, Schwangerschaft, Therapie, übertriebene Körperbewegung und nichtverwandte Krankheiten müssen in die Berechnung einbezogen und der Durchschnitt von drei Ergebnissen für die Errechnung der Risiken genutzt werden.

Die Sensibilität des Serumkreatinkinasenachweises für die Aufdeckung des Carrier-Status bei Muskeldystrophie Duchenne ist durch Punktschätzungen(Quotienten von Wahrscheinlichkeiten) und Wahrscheinlichkeitsberechnungen des Risikos nach dem Likelihood-Verfahren für spezifische CK-Werte beträchtlich größer geworden. In jedem Fall ist es günstiger, diese Methode zu verwenden als die gewonnenen Ergebnisse einfach als „normal" oder „abnormal" einzustufen (Tab. 10.2.). Das ist besonders dort kritisch, wo das Ergebnis innerhalb der „Normwert"-Reihe liegt, wie das in 1/3 der Fälle vorkommt. Es ist zu sehen, daß ein „niedriger Normalwert" sehr für eine normale Situation spricht, während ein „hoher Normalwert" den Carrier-Status vermuten läßt.

Einleuchtend ist aber auch, daß es einen Neutralpunkt gibt (Wahrscheinlichkeitsverhältnis 1), an dem die Chance, Carrier zu sein, weder vergrößert noch vermindert ist.

Schließlich muß betont werden, daß diese Wahrscheinlichkeiten für eine Frau kein Carrier-Risiko darstellen. Sie müssen unter dem Aspekt des ursprünglichen genetischen Risikos und anderer verfügbarer Informationen interpretiert werden, will man große Irrtümer vermeiden. Wenn möglich, sollten alle potentiellen Carrier einer Familie zusammen getestet werden, weil die Ergebnisse eines Mitgliedes das Risiko der anderen bedeutend beeinflussen können. Das Alter, in dem ein potentieller Carrier getestet werden sollte, ist umstritten.

Infolgedessen ist der Autor auch nicht geneigt, junge Mädchen zu testen, da in dieser Altersgruppe obligate Carrier fehlen und auch bezüglich der „Norm-

Tabelle 10.2. Die Wahrscheinlichkeit, Carrier zu sein, bei verschiedenen Serum-Kreatin-Kinasespiegeln (CK), (nach Angaben von Sibert et al. 1979)

CK (IE/Leiter)	Wahrscheinlichkeitsverhältnis	Probabilität	CK	Wahrscheinlichkeitsverhältnis	Probabilität
< 40	0,12	0,11	120–	12,79	0,93
40–	0,12	0,11	130–	25,12	0,96
50–	0,16	0,14	140–	49,02	0,98
60–	0,27	0,22	150–	94,34	0,99
70–	0,46	0,32	160–	180,9	0,995
80–	0,86	0,46	170–	342,5	0,997
90–	1,67	0,63	180–	641,0	0,998
100–	3,28	0,77	190+	<1000	< 0,999
110–	6,49	0,87			

Diese Werte basieren auf dem oberen Grenzwert (95%) des normalen Wertes für weibliche Erwachsene von 100 IE/L und können, ohne modifiziert zu werden, nicht bei anderen Analysemethoden angewendet werden. Wer immer den Kreatin-Kinase-Spiegel in der genetischen Beratung benutzt, sollte sicher gehen, daß die Normwerte des Labors standardisiert und möglichst in Begriffe der Wahrscheinlichkeit wie oben ausgedrückt sind. Diese Wahrscheinlichkeit sollte nur im Verbindung mit dem genetischen Risiko gebraucht werden (s. Text).

reihe“ der CK-Werte Kenntnisse fehlen. Befunde aus jüngster Zeit legen nahe, daß die Serum-Kreatinkinase normaler Mädchen um die Menarche herum höher ist als bei Erwachsenen. Infolgedessen sollten Wahrscheinlichkeiten, die auf leicht erhöhtem Spiegel basieren, bei dieser Gruppe als vorläufig angesehen werden. Während der Schwangerschaft ist der CK-Spiegel merklich reduziert, so daß ein Carrier-Test meist zu Irrtümern beim Interpretieren eines „normalen“ Wertes führt.

Der Gebrauch und die Interpretation der Kreatinkinase und die Berechnung der Risiken beim Carrier-Nachweis für die Muskeldystrophie Duchenne können gelegentlich äußerst schwierig sein und verlangen immer größte Sorgfalt. Es ist besonders wichtig, die Risiken für potentielle Carrier vor der fetalen Geschlechtsbestimmung (und eventuellen pränatalen Diagnostik an einer Chorionbiopsie) abzuschätzen.

Der mögliche Wert der unlängst aufgezeigten gekoppelten Marker wurde bereits im Hinblick auf die pränatale Diagnostik erwähnt. Mit entsprechender Sorgfalt kann dieses Vorgehen bereits in Kombination mit dem CK-Test genutzt werden, um eine endgültige Vorhersage für den Carrier-Status zu treffen (Harper et al. 1983). Es ist wahrscheinlich, daß enger gekoppelte Marker den Wert dieser Methode erheblich vergrößern werden, die direkte Identifikation des Gens selbst ist noch nicht abgeschlossen.

Populationsscreening für die Muskeldystrophie Duchenne

Der außergewöhnlich hohe Spiegel an Kreatinkinase in präsymptomatischen Fällen von Muskeldystrophie Duchenne läßt keinen Zweifel daran, daß männliche Belastete (keine Carrier) schon bald nach der Geburt nachgewiesen werden können. Die Werte aus dem Nabelschnurblut sind dafür allerdings zu variabel. Es wird aber heute empfohlen, ein Populationsscrening im männlichen Geschlecht durch die Verwendung von Neugeborenem-Material vorzunehmen, das auf Filterpapier, wie beim PKU-Test, aufgebracht wird (Zellweger u. Antonik 1975). Obgleich ein solches Screening durchführbar ist, gibt es doch ernsthafte Zweifel, ob dieser Weg gerechtfertigt ist:

1. Es gibt keine effektive Behandlung. Daher müßte die Geburt eines Kindes in einer Familie mit bereits präsymptomatisch auffälligen Kindern verhindert werden. Inwieweit die in diesen Familien wahrscheinlich verursachte Unruhe (und in Familien, welche sich als falsch-positiv erweisen) durch die sich ergebenden Vorteile aufgewogen wird, ist fraglich.
2. Da 1/3 der Fälle als Neumutation angesehen werden (ohne Risiko für andere Familienmitglieder), während die Hälfte der verbleibenden 2/3 isolierte Fälle von Carrier-Müttern sind, könnte die Inzidenz der Krankheit durch Populationsscreening nur etwa um 1/3 reduziert werden.

Die Bemühungen sollten sich z. Z. auf die Absicherung konzentrieren, daß die Familien bekannter Fälle vollständig und genau getestet und umfassende Register der bekannten und mutmaßlichen Carrier in allen Landesteilen geführt werden. Es scheint voreilig, sich auf Screening einzulassen, bevor die begrenzten, aber notwendigen Methoden des Carrier-Nachweises in den bekannten Familien nicht durchgeführt wurden.

Muskeldystrophie Becker (späte Manifestation, X-chromosomal)

Um eine genaue Prognose geben zu können ist die Abgrenzung gegenüber der Muskeldystrophie Duchenne wichtig, obwohl der Erbmodus und die genetischen Risiken im wesentlichen ähnlich sind. Der Anteil der Carrier, der einen erhöhten CK-Spiegel zeigt, ist niedriger als bei der Muskeldystrophie Duchenne (etwa 50 %) und altersabhängig (Skinner et al. 1975). Erkrankte Männer pflanzen sich häufig fort. Alle Töchter sind dann unabhängig vom CK-Spiegel, zwangsläufig Carrier, die Söhne hingegen gesund. In isolierten Fällen oder jenen, die auf Geschwister beschränkt sind, muß die autosomal-rezessive Beckengürtel-Dystrophie unterschieden werden (s. unten). Genetische Kopplungsdaten aus letzter Zeit (Kingston 1983) zeigen, daß die Becker- und Duchenne-Muskeldystrophie Allele sein können. Das würde bedeuten, daß Vorhersagetests auf der DNA-Basis wahrscheinlich bei beiden Krankheitszuständen gleich anwendbar sind. Der seltene Emery-Dreifuß-Typ mit Kontrakturen und Herzinsuffizienz scheint endständig auf dem langen Arm des X-Chromosoms lokalisiert zu sein.

Andere progressive Muskeldystrophien (s. Tab. 10.1.)

Die *Fazioskapulohumorale Dystrophie* hat häufig einen milden Verlauf. Deshalb müssen Risikopersonen sorgfältig untersucht werden, bevor sie als „normal" angesehen werden können. Ein Jugendlicher, der infolge der Untersuchung als vollständig normal eingeschätzt ist, wird die Krankheit nicht entwickeln oder übertragen. Das Auffinden erhöhter CK-Werte ist eine Hilfe beim frühzeitigen Nachweis, doch können die Werte bei schwach ausgeprägter Form oder Präsymptomatischen Fällen normal sein. Daher schließt ein normaler Wert die Krankheit nicht aus. Die *autosomal-rezessive Beckengürtel-Dystrophie* im männlichen Geschlecht ist vom Typ Becker schwer zu unterscheiden. Die Risiken sind aber ganz verschieden, infolgedessen ist die fetale Geschlechtsbestimmung ungeeignet. Leichte Fälle bei Frauen können mit den sich selten manifestierenden Carriern der DMD verwechselt werden. In beiden Geschlechtern ist die Verwechslung mit der benignen spinalen Muskelatrophie durchaus möglich, jedoch erfolgt die Vererbung auf der gleichen Grundlage. Treten „Duchenne"-ähnliche Erkrankungen bei jungen Mädchen auf, sollten Chromosomenuntersuchungen zum Ausschluß eines Turner-Syndroms oder einer X-chromosomalen Translokation durchgeführt werden.

Kongenitale Myopathien (Tab. 10.3.)

Sofern der Erbmodus innerhalb einer bestimmten Familie nicht eindeutig feststeht, sollte die genetische Beratung für diese heterogene Gruppe nicht ohne Diagnostik mittels einer Muskelbiopsie durchgeführt werden. Intrafamiliäre Variation im Schweregrad kann bezeichnend sein, und sowohl dominante als auch rezessive Vererbung ist für die Haupttypen beschrieben worden. Die X-chromosomale Form der letalen zentronukleären (myotubulären) Myopathie ist häufigerer Grund für Säuglingssterblichkeit, als ursprünglich angenommen. Muskelbiopsieuntersuchungen tragen zur Identifizierung einiger Carrier bei.

Tabelle 10.3. Angeborene Myopathien

	Erblichkeit
Nemaline Myopathie	autosomal-dominant oder autosomal-rezessiv
Zentronukleäre (myotubuläre) Myopathie	autosomal-dominant oder autosomal-rezessiv, X-chromosomal rezessiv, letaler neonataler Typ (s. Text)
Zentrale Kernaplasie	autosomal-dominant (gewöhnlich)
Angeborene Myopathie mit Fasertyp-Disproportion	unsicher
Angeborene Muskeldystrophie	autosomal-rezessiv (heterogen)
Angeborene myotone Dystrophie	autosomal-dominant (mütterlich vererbt)

Metabolische Myopathien

Spezifische metabolische Defekte wurden für eine zunehmende Zahl von Myopathien gefunden, wie in Tabelle 10.4. gezeigt wird. Das betont die Notwendigkeit der vollständigen biochemischen und ultrastrukturellen Untersuchung eines Falles von Muskelleiden vor der genetischen Beratung.

Tabelle 10.4. Metabolische Myopathien

	Erblichkeit
Mitochondriale Myopathien (heterogen)	autosomal-rezessiv
Infantiler Cytochromoxidase-Mangel	autosomal-dominant
Spätform mit Ophthalmoplegie	(einige Familien)
Hypermetabolische (Typ Luft)	sporadisch
Mit retinalen und anderen Veränderungen (Kearns-Sayre-Typ)	unsicher, meist sporadisch
Carnitin-Palmityltransferase-Mangel	autosomal-rezessiv
McArdle-Syndrom (Glykogenose Typ V)	autosomal-rezessiv
Andere Glykogenosen (mit Ausnahme Typ VIII)	autosomal-rezessiv
Maligne Hyperpyrexie	autosomal-dominant (oft subklinisch)

Myotone Dystrophie

Diese autosomal-dominante Krankheit, der lange Zeit das besondere Interesse des Autors galt, rangiert als Beratungsproblem an zweiter Stelle unter den erblichen Muskelerkrankungen nach der Muskeldystrophie Duchenne. Die extreme klinische Variabilität bringt spezielle Schwierigkeiten mit sich.

Eindeutig erkrankte Personen haben ein Risiko von 50 % für kranke Nachkommen. Erkrankte Frauen, selbst bei nur leichter Manifestation, haben ein beträchtliches Risiko (Tab. 10.5.) für ein belastetes Kind mit der schweren Frühform dieser Erkrankung (Harper 1975). Diese kann sich in einer erhöhten Säuglingssterblichkeit, schweren Respirationsstörungen nach der Geburt und schwerer körperlicher und geistiger Entwicklungsstörung bei den Überlebenden äußern. Das Risiko ist besonders hoch für Frauen, die schon ein derart erkranktes Kind haben. Für die Nachkommen kranker Männer ist das Risiko für diese Form dagegen gering. Obwohl der klinische Schweregrad der Krankheit eine intrafamiliäre Korrelation zeigt, ist deren Variabilität doch so groß, daß eine nur leicht erkrankte Person keinerlei Garantie hat, daß die Krankheit in den nachfolgenden Generationen nur in der gleichen milden Weise auftreten wird.

Einen genetischen Ratschlag für Familienmitglieder mit Risiko muß eine sorgfältige Untersuchung, Elektromyografie und Spaltlampenuntersuchung bei Linsentrübung vorausgegangen sein.

Bei meinen eigenen Untersuchungen fand ich unter den asymptomatischen Verwandten 1. Grades 15 % mit klinischen Auffälligkeiten und weitere 5 % von

Tabelle 10.5. Risiken für die Nachkommen von Frauen mit myotoner Dystrophie (nach Harper 1979)

	%
Normal	50,0
Neonatale Sterblichkeit, Totgeburt	12,0
Schwer erkrankt, aber überlebend	9,0
Späte Erkrankung	29,0

Genträgern (Harper 1973). Wenn kleine Linsentrübungen die einzige Anomalie sind, sollten diese gezählt werden, da normale Personen nur eine geringe Anzahl davon aufweisen. Auch bei gründlicher Untersuchung kommt es vor, daß ein geringer, anscheinend normaler Anteil später die Anomalie entwickeln wird. Solche Befunde scheinbarer Normalität in der Kindheit sollten vor Familiengründung nochmals abgeschätzt werden.

Ein glaubwürdiger biochemischer Vorhersagetest ist bis jetzt nicht gefunden worden; CK-Werte sind oft in frühen Stadien noch normal, obgleich ein erhöhter Wert Veranlassung für weitere Untersuchungen sein sollte.

Die myotone Dystrophie ist auf dem Chromosom 19 lokalisiert, und es existieren verschiedene gekoppelte Marker. Der engste und klinisch nützlichste ist die DNA-Sonde Apo C_2, die weniger als 5 % Rekombination zeigt. Genauere Marker werden bald zur Verfügung stehen.

Die myotone Dystrophie ist häufig durch Trägheit und Apathie charakterisiert. Das Gen wird größtenteils von Personen übertragen, die sich selbst nicht als abnormal einschätzen. Neumutationen sind ausgesprochen selten. Untersuchungen und Beratungen sind besonders bei Fällen nur leicht erkrankter Frauen gerechtfertigt, deren Nachkommen mit dem Risiko der schweren kongenitalen Form der Krankheit behaftet sind.

Andere myotone Syndrome (Tab. 10.6.)

Diese sind im Vergleich zur myotonen Dystrophie, die sorgfältig ausgeschlossen sein muß, selten. Die Myotona congenita (Thomsen-Syndrom) ist heterogen, und wenigstens die Hälfte der Fälle ist rezessiv erblich, ungeachtet ihrer Prominenz in einigen großen Familien mit dominanter Vererbung. Die zwei Typen zeigen klinische und genetische Unterschiede. Da Neumutationen für diesen gutartigen Krankheitszustand wahrscheinlich selten sind, kann bei Vorliegen eines

Tabelle 10.6. Die myotonen Syndrome

	Erblichkeit
Myotone Dystrophie	autosomal-dominant
Myotonia congenita	
a) Thomsen-Syndrom	autosomal-dominant
b) rezessive Form	autosomal-rezessiv
c) mit schmerzhaften Krämpfen	autosomal-dominant
Paramyotonia congenita	autosomal-dominant
Periodische Paralyse	
a) Hypokalämische	autosomal-dominant
b) Normo-/Hyperkalämische (Adynamia episodica hereditaria)	autosomal-dominant
Chondrodystrophische Myotonie (Schwartz-Jampel-Syndrom)	autosomal-rezessiv
Erworbene Myotonie	
a) medikamentös induzierte	
b) mit Malignität verbunden	
familiäre Krämpfe ohne Myotonie (verschiedene Formen)	autosomal-dominant

isolierten Falles für die weiteren Kinder gesunder Eltern ein Risiko von 1:4 angegeben werden. Entsprechend ist auch das Risiko eines solchen isolierten Falles für die Krankheitsübertragung gering.

Malignes Hyperpyrexie-Syndrom

Diese leichte und an sich subklinische Myopathie, prädisponierend für eine schwere und häufig verhängnisvolle hyperpyrektische Reaktion nach Narkotika-Inhalation, ist dominant erblich. Alle Verwandten 1. Grades eines bestätigten Falles sollten untersucht werden. Man muß aber der Diagnose so sicher wie möglich sein. Eine Muskelhypertrophie kann vorhanden sein, und die Serum-CK ist gewöhnlich erhöht. Doch der einzig sichere Test für die Existenz des Gens ist die pharmakologische Reaktion einer aus einem frischen Bioptat gewonnenen Muskelfaser.

Myasthenia gravis

In der gewöhnlichen adulten Form sind die genetischen Risiken äußerst gering – in einer Studie an 400 Patienten waren zwei erkrankte Geschwister die einzigen familiären Fälle. Vorübergehende angeborene Myasthenia gravis wurde in 20 % der Nachkommen kranker Mütter gesehen, aber im Gegensatz zur entsprechenden Situation bei der myotonen Dystrophie entsteht hier keine permanente Krankheit. Die einzige Gruppe, die eine klare genetische Grundlage zeigt, ist die seltene Form mit Manifestation im Kindesalter und anscheinend autosomal-rezessiver Vererbung. Diese Gruppe besteht wahrscheinlich aus verschiedenen Typen einer Rezeptordefizienz, bei denen Antikörper fehlen. Interessant ist, daß eine Assoziation zwischen Myasthenia gravis und dem HLA-Antigen DRw3 und B_8 (s. Tab. 3.4., S. 58) gefunden wurde. Das ist eine gute Illustration für die Tatsache, daß solche Assoziationen kein Beweis dafür sind, daß eine Krankheit ursächlich überwiegend genetisch bedingt ist.

Spinale Muskelatrophien

Diese heterogene Gruppe von Erkrankungen der Vorderhornzellen des Rückenmarks verlangt auf klinischer, elektromyografischer und histologischer Basis eine sorgfältige Unterscheidung von den primären Myopathien. Die große Mehrheit aller Typen folgt einer autosomal-rezessiven Vererbung, so daß sporadische Fälle auch als solche beraten werden sollen, selbst wenn ihre Zuordnung zu einem bestimmten Typ schwierig ist. Pränatale Diagnostik ist z. Z. nicht durchführbar.

Typ I

Schwere frühinfantile spinale Muskeldystrophie (Werdnig-Hoffmann-Syndrom), autosomal-rezessiv. Die erste Manifestation erfolgt bei der Geburt oder kurz danach. Tod stets vor dem 2. Lebensjahr, gewöhnlich vor dem 18. Monat. Der Schweregrad bei anderen erkrankten Geschwistern ist eng korreliert (Pearn et al. 1983), so daß, ausgehend vom 1:4-Risiko für die Wiederholung, das Risiko für eine schwere Behinderung des überlebenden Kindes gering ist. Ein Geschwister, das im Alter von 6 Monaten anscheinend gesund ist, wird mit großer Sicherheit normal sein.

Typ II

Juvenile spinale Muskelatrophie. Dieser Gruppe gehören jene Fälle mit Erstmanifestation zwischen dem 2. und 12. Lebensmonat an, Überlebenszeit reicht bis über das 2. Lebensjahr. Die Mehrzahl ist in der Kindheit schwer behindert. Auch bei Geschwistern leichter Fälle kann in der Kindheit eine schwere Behinderung vorkommen. Die Unterschiede zwischen Geschwistern sind größer als beim frühinfantilen Typ, aber anscheinend werden gesunde Geschwister im Alter von 2 Jahren bereits ein um 90 % verringertes Risiko haben.

Typ III

Gutartige spinale Muskelatrophien (Kugelberg-Welander-Syndrom). Die meisten Fälle folgen einem autosomal-rezessiven Erbgang. Einige wenige isolierte Fälle können umweltbedingt sein bzw. dominante Neumutationen darstellen. Gelegentlich wurde über Familien mit einer X-chromosomalen Vererbung berichtet; sie sind aber im Vergleich zu autosomal-rezessiven Fällen zu selten, um die Beratung für isolierte Fälle bei Männern zu beeinflussen. Die Nachkommenschaft kranker Personen wird gewöhnlich normal sein, doch wenn ein isolierter Fall mit Manifestation im Erwachsenenalter vorliegt, ergibt die Möglichkeit einer dominanten Vererbung für die Nachkommen ein Risiko von 1:20.

Moebius-Syndrom

Diese Diagnose wird häufig fälschlich auf Kinder mit anderen Myopathien oder mit Vorderhornzellen-Syndrom, begleitet von Lähmungen der Gesichts- und Augenmuskulatur, angewendet. Wenn diese ausgeschlossen werden können, ist das Wiederholungsrisiko gering.

Muskelatrophie, neurale, peronäale (Charcot-Marie-Tooth-Syndrom, erbliche sensorische Neuropathie)

Diese Gruppe verbindet die erblichen Neuropathien mit den spinalen Muskelatrophien. Alle Modi der Vererbung wurden beschrieben, doch ist die Mehrzahl autosomal-dominant. Untersuchungen der Nervenleitungs-Geschwindigkeit erlauben die Unterscheidung von zwei Gruppen (Thomas et al. 1974).

Typ I (verzögerte Nervenleitung). Erste Manifestation gewöhnlich frühzeitig mit sensorischem Verlust und geringer Invalidität. Die meisten Fälle sind autosomal-dominant, etwa 20 % aber rezessiv. Für einen isolierten Fall ist das Risiko etwa 1:12 für Geschwister und 1:16 für Kinder (Harding und Thomas 1980).

Typ II (normale Nervenleitung). Häufig späte Manifestation und gutartig. Die Vererbung ist bei der großen Mehrheit autosomal-dominant. Scheinbar normale Familienmitglieder sollten aber sorgfältig untersucht werden, um subklinische Formen auszuschließen. Für isolierte Fälle ist das Risiko etwa 1:30 für Geschwister und 1:10 für Kinder.

Andere erbliche Neuropathien

Diese seltenen Krankheiten, meistens autosomal-dominant erblich, werden bei isolierten Fällen selten erkannt. Genetische Ratschläge sollten besser auf dem Manifestationsmuster in einer bestimmten, einzelnen Familie basieren als auf festgesetzten Regeln. Diese Gruppe schließt die amyloische Neuropathie mannigfacher Verschiedenheit und verschiedene andere Typen ein, die nur von wenigen Familien bekannt sind. Die rezessiv erbliche Stoffwechselkrankheit des Fabry-Syndroms (X-chromosomal) und das Refsum-Syndrom (autosomal-dominant) können ebenfalls als Neuropathien auftreten.

Die seltenen sensorischen Erkrankungen „kongenitale Schmerzunempfindlichkeit" und „familiäre Dysautonomie" folgen beide ebenfalls der autosomal-rezessiven Vererbung, letztere tritt fast nur bei der jüdischen Bevölkerung auf. Die schwere erbliche sensorische Neuropathie mit atrophischen Veränderungen ist in ihrer Vererbung auch rezessiv. Die hypertrophische Neuropathie ist allgemein unter dem Charcot-Marie-Tooth-Syndrom zusammengefaßt.

Eine vollständige Klassifikation der erblichen Neuropathien wurde durch Baraitser (1982) gegeben.

Literatur

Baraitser, M.: The Genetics of Neurological Disorders. Oxford University Press, Oxford 1982.

Becker, P. E.: Myotonia congenita and Syndromes associated with Myotonia. Thieme, Stuttgart 1977.

Becker, P. E., und Koch, G.: Krankheiten des Nervensystems. In: Becker, P. E. (Hrsg.): Humangenetik. Bd. V/1. Thieme, Stuttgart 1966.

Davies, K. E., Pearson, P. L., Harper, P. S., et al.: Linkage analysis of two cloned DNA sequences flanking the Duchenne muscular dystrophy locus on the short arm of human X-chromosome. Nucleic Acids Res. **11** (1983): 2303-2312.

Dubowitz, V.: Muscle Disorders in Childhood. Saunders, Philadelphia 1978.

Emery, A. E. H.: Duchenne muscular dystrophy. Genetic aspects, carrier detection and antenatal diagnosis. Br. Med. Bull. **36** (1980): 117-122.

Freye, H.-A., und Quandt, J.: Genetische Grundlagen neurologischer Erkrankungen. In: Quandt, J., und Sommer, H. (Hrsg.): Neurologie – Grundlagen und Klinik. 2. Aufl. S. 965–1002. Thieme, Leipzig 1982.

Gardner-Medwin, D., Bundey, S., and Green, S.: Early diagnosis of Duchenne muscular dystrophy. Lancet **I** (1978): 1102.

Gosden, J. R., Mitchell, A. R., Gosden, C. M., et al.: Direct vision chorion biopsy and chromosome specific DNA probes for determination of fetal sex in first trimester prenatal diagnosis. Lancet **II** (1982): 1413–1416.

Harding. A., and Thomas, P. K.: Hereditary distal spinal muscular atrophy. J. Neurol. Sci. **45** (1980): 337–348.

Harper, P. S.: Presymptomatic detection and genetic counselling in myotonic dystrophy. Clin. Genet. **4** (1973): 134–140.

– Congenital myotonic dystrophy in Britain. I. Clinical Aspects. Arch. Dis. Child. **50** (1975): 503–513.

Harper, P. S.: Myotonic Dystrophy. Saunders, Philadelphia 1979.

– O'Brien, T., Murray, J. M., et al.: The use of linked DNA polymorphisms for genotype prediction in families with Duchenne muscular dystrophy. J. Med. Genet. **20** (1983): 252–254.

– Genetics of muscular dystrophies. In: Progress in Medical Genetics. Vol. 6. Saunders, Philadelphia 1984.

Kingston, H. M., Thomas, N. S. T., Pearson, P. L., et al.: Genetic linkage between Becker muscular dystrophy and a polymorphic DNA sequence on the short arm of the X chromosome. J. Med. Genet. **20** (1983): 255–258.

Moser, H.: Duchenne muscular dystrophy: Pathogenetic aspects and genetic prevention. Hum. Genet. **66** (1984): 17-40.

Pearn, J. H., Carter, C. O., and Wilson, J.: The genetic identity of acute infantile spinal muscular atrophy. Brain **96** (1983): 463–470.

Sibert, J. R., Harper, P. S., Thompson, R. J., et al.: Carrier detection in Duchenne muscular dystrophy. Evidence from a study of obligatory carriers and mothers of isolated cases. Arch. Dis. Child. **54**(1979): 534–537.

Skinner, R., Emery, A. E. H., Anderson, A. J. B., et al.: The detection of carriers of benign (Becker-type) X-linked muscular dystrophy. J. Med. Genet. **12** (1975): 131–134.

Thomas, P. K., Calne, D. B., and Stewart, G.: Hereditary motor and sensory polyneuropathy (peroneal muscular atrophy). Ann. Hum. Genet. **38** (1974): 111–153.

Walton, J. M.: Disorders of Voluntary Muscle. Churchill Livingstone, Edinburgh 1981.

Williams, H., Upadhyaya, M., Brown, C. S., et al.: First trimester fetal sexing in a pregnancy at risk for Duchenne muscular dystrophy. Lancet **II** (1983): 568–569.

Zellweger, H., and Antonik, A.: Newborn screening for Duchenne muscular dystrophy. Pediatrics **55** (1975): 30–34.

Kapitel 11

Erkrankungen des Zentralnervensystems und psychiatrische Krankheiten

In diesem Kapitel werden 4 Gruppen von Krankheiten behandelt:

1. Chronische Erkrankungen des ZNS, viele von ihnen sind progressiv, und zur Zeit ist eine Therapie meist unmöglich
2. Fehlbildungen des ZNS
3. Geistige Retardierung
4. Verhaltensstörungen.

Alle 4 Gruppen treten verhältnismäßig häufig auf, stellen eine ernste Belastung für den Patienten und die Familie dar und sind in ätiologischer Hinsicht schwer verständlich. Aus diesen Gründen ist die genetische Beratung von besonderer Wichtigkeit. Zum Glück hat sich eine beträchtliche Anzahl eingehender Studien dem genetischen Aspekt dieser Erkrankungen gewidmet, so daß die Beratung auf einer sicheren Basis beruht.

Chorea Huntington

Unter den mendelnden Krankheiten stellt diese Erkrankung das größte und schwierigste genetische Beratungsproblem im Erwachsenenalter dar. Den Familien ist durch diese Krankheit Belastung und Sorge auferlegt, und die präventiven und therapeutischen Maßnahmen sind oft unzulänglich.

Die Chorea Huntington, obgleich regulär autosomal-dominant erblich, manifestiert sich spät und sehr variabel, und das verursacht die meisten Schwierigkeiten. Einer erkrankten Person oder dem Ehepartner mitzuteilen, daß die Kinder ein Risiko von 50% tragen, ist eine einfache (wenn auch niederdrückende) Überlegung, aber die meisten Ratsuchenden sind ja die gesunden Nachkommen selbst. Bis in allerjüngste Zeit war für das präklinische Stadium kein erprobter Test vorhanden. Infolgedessen war es unmöglich, zwischen denen zu unterscheiden, die gesund bleiben werden und deren Kinder frei jeglichen Risikos sind, und den Gruppen mit Manifestation der Krankheit im späten Alter.

Ungeachtet dessen kann die sorgfältige Verwendung aller verfügbaren genetischen Hinweise und Kenntnisse der Altersverteilung bei der Krankheitsmanifestation von beträchtlichem Nutzen sein, wie das auch in Abbildung 11.1. gezeigt wird. Obwohl diese Kurve für eine bestimmte Population aufgezeichnet ist, scheint sie allgemein anwendbar zu sein. Diese Information ist besonders wertvoll, wenn ein Risikoelternteil relativ jung verstarb, aber scheinbar gesund war, wie in Abbildung 11.2. zu sehen ist.

Eine schwierige Frage – und das nicht nur bezüglich der Chorea Huntington – ist, wie weit die Manifestationszeitpunkte innerhalb der Familie übereinstim-

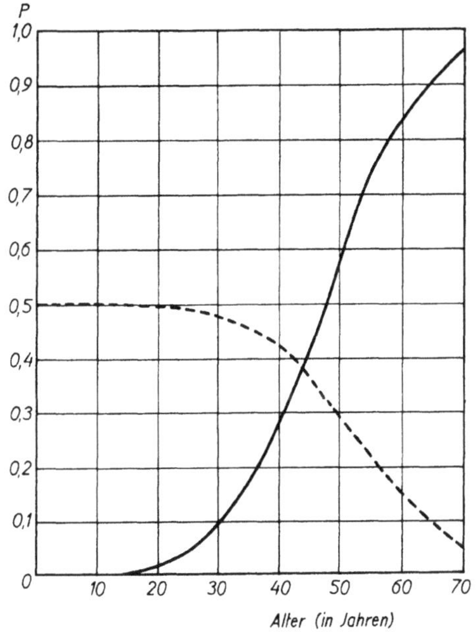

Abb. 11.1. a) Die Wahrscheinlichkeit, daß eine Person mit dem Gen für Chorea Huntington die Krankheit in einem bestimmten Alter entwickeln wird (ausgezogene Linie). b) Die Wahrscheinlichkeit, daß das gesunde Kind eines kranken Elternteils das Gen für die Chorea Huntington in einem bestimmten Alter hat (unterbrochene Linie). (Harper et al. 1979 und ergänzende Daten von Dr. R. Newcombe)

men. Die Variation innerhalb einer Familie kann so groß sein, daß es besser ist, sich auf die Arbeitskurve zu verlassen. Wie auch immer, Geschwister von Fällen jüngeren Alters haben mit 25 Jahren ein um die Hälfte verringertes Risiko, das im Alter von 40 dann im Grunde völlig abgebaut ist.

Die Jugendform der Chorea Huntington ist selten, aber doch gut belegt und fast immer *väterlicherseits* übertragen (das Gegenstück zur Myotonen Dystrophie). Häufig stellt sie sich atypisch dar, geistige Retardierung und Rigidität treten eher auf als bei der Chorea. Es ist unwahrscheinlich, die in der Kindheit vorkommende Chorea auf die Chorea Huntington zurückzuführen, und es sollten andere Krankheitszustände, z. B. die *gutartige erbliche Chorea* (s. unten), berücksichtigt werden.

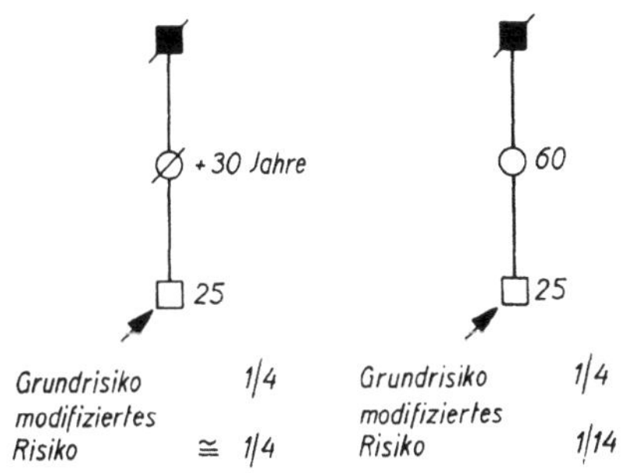

Abb. 11.2. Der Gebrauch von altersmodifizierten Risiken bei der Chorea Huntington

Isolierte Fälle

Die meisten dieser Fälle erweisen sich nach gründlicher Untersuchung der lebenden Familienangehörigen sowie der Berichte über die vorherigen Generationen keineswegs als isoliert. Manchmal erscheint es unmöglich, die Übertragung der Krankheit auszuschließen, wenn beispielsweise die Eltern früh verstarben und Berichte bzw. Protokolle fehlen. In anderen Fällen könnte die Vaterschaft angezweifelt werden. Echte isolierte Fälle sind selten, aber sicherlich existent. Sie machen etwa 1 % aus, obwohl einige Fachleute einen höheren Anteil für wahrscheinlich halten. Wenn sorgfältige neurologische Untersuchungen andere Ursachen des klinischen Bildes ausgeschlossen haben, sollte der Fall als Chorea Huntington mit einem Risiko von 50% für die Nachkommen akzeptiert werden. Leider weigern sich einige Neurologen, ohne positive Familienanamnese eine Chorea Huntington zu diagnostizieren. Tatsächlich erwiesen sich die meisten Fälle von Chorea mit fortschreitender Manifestation im Alter als Chorea Huntington. Bestehen berechtigte Zweifel, wird die Zeit selbst dazu beitragen, die Situation überschaubarer zu machen. Bei belasteten Personen sollte eine Autopsie vorgenommen werden, um die Diagnose zu bekräftigen und sie bei unbelasteten Personen, die aus anderen Gründen verstorben sind, auszuschließen.

Assoziierte Probleme

Die Berechnung der Risiken ist vielleicht die einfachste Aufgabe in der genetischen Beratung von Familien mit Chorea Huntington. Tabelle 11.1. zeigt einige der Probleme, die sich ergeben, von denen aber nur wenige in einfacher Weise beantwortet werden können. Alle Erwachsenen mit hohem Risiko sollten darüber informiert sein, bevor sie Kinder haben. Einige Eltern beschützen ihre Kinder vor der Kenntnis bis in das Erwachsenenalter. Das hat langfristige Folgen, die für sie oft unheilvoll sind und zu tiefen Familienzerwürfnissen führen. Eine in zunehmendem Maße offene Haltung gegenüber der Krankheit scheint diese Probleme zu verringern. Die zunehmende Bevölkerungsmobilität jedoch könnte einen entgegengesetzten Effekt haben, indem sie die Kenntnisse über den familiären Background verringert.

Der Zeitpunkt, zu dem die Information gegeben werden soll, wird von Familie zu Familie verschieden sein. Doch mit dem Schulabschluß ist altersmäßig wahrscheinlich der beste Zeitpunkt gegeben, um die Problematik zu erörtern. Weitere Diskussionen können dann geführt werden, wenn eine Heirat geplant ist, ohne daß es dann zu einem disruptiven Schock kommt.

Tabelle 11.1. Probleme in der genetischen Beratung bei der Chorea Huntington

- Sollten alle Risikopersonen darüber informiert werden?
- In welchem Alter sollte die Information gegeben werden?
- Wer sollte die Information geben?
- Sollte ein Register der Risikopersonen bestehen?
- Sollte der genetische Rat „direkt“ sein?
- Welche Unterstützung ist für Risikopersonen erforderlich?
- Welcher Ausweg besteht für jene, die auf Nachkommen verzichten?

Man kann nicht genug betonen, daß Personen mit hohem Risiko für die Chorea Huntington befähigt werden müssen, die ihnen gegebene Information zu verarbeiten. Das trifft vor allem dann zu, wenn die Krankheit in einer Familie erstmals diagnostiziert wurde oder wenn die beteiligten Personen, bevor sie selbst aktiv um Rat ersuchten, als Teil einer ausgedehnten Familienuntersuchung gesehen werden. Wenn möglich, sollte die Erstinformation durch einen verantwortlichen Familienangehörigen oder einen mitfühlenden Hausarzt zusammen mit der genetischen Beratungsstelle erfolgen.

Für die zunehmende Zahl von Familienmitgliedern mit hohem Risiko, die sich gegen eine Nachkommenschaft aussprechen, ist es wichtig, Alternativen zu finden. Eine pränatale Diagnostik steht gegenwärtig nicht zur Verfügung und eine Adoption ist gewöhnlich ausgeschlossen. Andererseits kann die Adoption oder Erziehung eines älteren Kindes durch den Probanden durchaus möglich sein, sofern ein geringes Risiko dafür besteht, daß sich die Krankheit entwickelt, bevor ein solches Kind selbständig geworden ist.

AID sollte dort ernsthaft erwogen werden, wo der Ehemann das Risiko trägt und die Ehe stabil ist.

Schließlich ist die Vertraulichkeit der Berichte und Register ein spezielles Problem bei der Chorea Huntington, da eine falsche Information außerordentlich schädlich sein kann.

Eine solche Information muß auf den Arzt beschränkt bleiben, der direkt in das Familiengeschehen einbezogen ist. Der Zugang für Verwaltungsangestellte, allgemeines Gesundheitspersonal, Schulen u. a. Einrichtungen sollte ohne ausdrückliche Einwilligung der betreffenden Person nicht gestattet sein.

Ungeachtet der oben angeführten kritischen Anmerkungen vertritt der Autor bezüglich der Aussicht auf langfristige Prävention der Chorea Huntington eine optimistische Haltung. Die meisten Fälle sind vererbt, und somit können die Risikopersonen identifiziert werden. Erfahrung mit einer systematischen genetischen Beratung einer vollständigen Population von High-risk-Familienmitgliedern in Süd-Wales (Harper 1981) lassen vermuten, daß die künftige Inzidenz der Krankheit tatsächlich reduziert werden kann (s. Kap. 25).

Vorhersagetests

In der Vergangenheit wurden zahlreiche Anstrengungen unternommen, einen Test auf biochemischer oder andersartiger Grundlage zu finden. Damit wäre dann die Basis für die Vorhersage gelegt, ob eine Risikoperson für die Chorea Huntington diese Krankheit später auch entwickeln wird oder nicht.

Die einem derartigen Test innewohnende Problematik für die Personen, die sich als abnormal erweisen, ist hinreichend bekannt. Aber durch das Fehlen eines erprobten Tests ist diese schwere Entscheidung bisher zurückgestellt. Infolge eines jüngst aufgedeckten eng gekoppelten DNA-Polymorphismus, lokalisiert auf Chromosom 4, hat sich die Situation total geändert (Gusella et al. 1983). Diese dramatische, aber nicht völlig unerwartete Entwicklung ist vermutlich bis jetzt die bedeutendste Anwendung der rekombinanten DNA-Technologie auf genetische Erkrankungen. Sie liefert in naher Zukunft die Grundlage für die genetische Vorhersage und pränatale Diagnostik. Die Rekombination zwischen Marker und Krankheit ist vermutlich unter 5 %. Es gibt keinen Hinweis auf Heterogenität, und etwa 80 % der Personen sind für diesen Marker potentiell informativ.

In der Zwischenzeit müssen die Beratungsstellen, die mit Chorea-Huntington-Familien zu tun haben, sorgfältig über ihre Vorbereitung zu einem solchen Test nachdenken, der unbedingt mit einer Nachsorge der belasteten Personen verbunden werden muß.

Multiple Sklerose

Familiäres Vorkommen (nicht in jedem Fall genetisch bedingt) ist trotz relativer Seltenheit gut belegt.Das Risiko für Verwandte 1. Grades ist annähernd 1 %, und selbst monozygotische Zwillingspaare sind gewöhnlich diskordant. In den Familien, in denen Eltern und Kind erkrankt sind, erhöhen sich die Risiken beträchtlich (etwa 5 % für die nachfolgenden Kinder). Eine Assoziation besteht mit dem HLA DRw2-Antigen, ist aber zu schwach, um in der genetischen Beratung eingesetzt zu werden. Wahrscheinlich sind in erster Linie immunologische oder vielleicht auch infektiöse Faktoren für die Ätiologie des Leidens verantwortlich, wobei aber vermutlich ein spezifischer Genotyp vorhanden sein muß.

Syringomyelie

Die Wiederholung in einer Familie ist außergewöhnlich.

Parkinson-Syndrom

Nur allzu oft konnte der Autor beobachten, daß ein „Parkinson"-Syndrom in vergangenen Generationen einer Familie sich als Chorea Huntington erwiesen hat. Das ist wahrscheinlich mehr auf den wohlmeinenden Versuch zurückzuführen, den genetischen Aspekt der letzteren Krankheit herunterzuspielen und nicht primär eine tatsächliche diagnostische Verwechslung.

Die meisten Fälle von Parkinson-Syndrom sind eher idiopathisch als sekundär arteriosklerotische oder postenzephalitische Fälle. Die Prävalenz liegt in den meisten europäischen Ländern bei 1:10 000. Viele einzelne Familienhäufungen wurden beschrieben, doch sind die meisten Fälle sporadisch.

Eine Studie (Martin et al. 1973) hat gezeigt, daß das Risiko für Geschwister mit dem Manifestationsalter des Probanden variiert und etwa 1:12 beträgt, wenn das Alter unter 45 Jahren liegt, 1:20, wenn es zwischen 45 und 65 Jahren und unter 1:50, wenn es über 65 Jahren ist. Obwohl einige Serien für Kinder höhere Risiken vermuten lassen, erscheint es dennoch angeraten zu sein, beim Fehlen anderer erkrankter Familienangehöriger die genannten Zahlen zu benutzen.

Andere unwillkürliche Bewegungsstörungen

Erbliches Zittern (Essentieller oder idiopathischer Tremor) ist eine häufige und benigne Krankheit mit autosomal-dominanter Vererbung und später Manifestation. Es ist wichtig, den Symptomenkomplex vor allem von anderen Bewegungsstörungen zu unterscheiden. Im Gegensatz dazu stehen verschiedene gutartige dominant vererbte Formen des Muskelzitterns von Kopf und Kinn, die in der Kindheit beginnen.

Torsionsdystonie (Leitsymptome: plötzliches Auftreten von lang anhaltenden Spannungen in mehreren Muskeln = Dystonie, und die langsam drehendschraubenden Bewegungen = Torsion) in der Kindheit kann einem autosomal-dominanten oder autosomal-rezessiven Erbgang folgen (Bundey 1975). Die letztere Form macht 1/3 der Fälle aus und tritt bei den Ashkenasim (mittel- und osteuropäische Juden) häufig auf. Da beide Formen nicht unterschieden werden können, beträgt das Risiko für Geschwister eines isolierten Falles etwa 10 %. Die meisten Fälle mit Manifestation im Erwachsenenalter scheinen sporadischer Natur zu sein.

Erbliche benigne Chorea (arythmische Bewegungen) ist charakterisiert durch eine nicht progressive Chorea ohne geistigen Verfall von Kindheit an. Die Vererbung erfolgt autosomal-dominant mit reduzierter Penetranz im weiblichen Geschlecht. Es ist außerordentlich wichtig, diesen benignen Krankheitszustand nicht mit der Chorea Huntington zu verwechseln (Harper 1978).

Familiäre paroxysmale Choreo-Athenose zeigt intermittierende Symptome, wie es der Name auch ausweist. Sie ist autosomal-dominant.

Es existieren noch mannigfaltige andere erbliche Bewegungsstörungen einschließlich seltener striato-nigraler Degenerationen. Andererseits müssen auch Stoffwechseldefekte, wie Morbus Wilson und Lesch-Nyhan-Syndrom, in Erwägung gezogen werden.

Narkolepsie

Eine Studie über die Störung der Schlafregulation und der Koordination der Elemente des REM-Schlafes (Baraitser und Parker 1978) hat die früheren Eindrücke einer mendelnden Vererbung bekräftigt. Die Risiken entsprechen nahezu denen bei autosomaler Dominanz und betragen etwa 40 % für die Nachkommen eines erkrankten Patienten. Das Risiko für die Geschwister eines isolierten Falles ist beträchtlich geringer (14 %).

Erbliche Ataxien

Die genetische Heterogenität und verwirrende Klassifikation sind wahrscheinlich ein größeres Problem als in fast jeder beliebigen anderen Gruppe von Krankheiten. Trotzdem gestattet eine sorgfältige Familiendokumentation und klinische Einschätzung in den meisten Fällen, eine korrekte genetische Beratung zu geben, selbst bei unsicherer Diagnose. Die zahlreichen verschiedenen Typen sind in der einführenden Tabelle bei McKusick (1982) sowie in der Übersicht von Harding (1984) zu finden:

1. Erbliche Ataxie als Teil eines generalisierten Syndroms. Etwa 50 solcher Syndrome sind identifiziert worden, viele bei einer einzigen Familie.
2. Die klassische Friedreichsche Ataxie mit Reflexanomalien, Herzschäden und früher Erstmanifestation ist autosomal-rezessiv. Das Risiko für die Nachkommen einer erkrankten Person ist gering. Defekte bei den Heterozygoten sind nicht bekannt.
3. Andere Ataxien mit einer Manifestation in der Kindheit oder Adoleszenz sind allgemein autosomal-rezessiv.
4. Sich spät manifestierende Ataxien, von Merkmalen der oberen motorischen Neuronen begleitet (zerebellare Ataxie Nonne-Pierre-Marie), sind fast immer autosomal-dominant. Die neurologischen Charakteristika sind viel variabler als bei der klassischen Friedreichschen Ataxie. In einigen Familien tritt eine

Optikusatrophie als prominentes Merkmal auf. Die Krankheit ist zweifellos heterogen, aber eine Zahl pathologischer Entitäten kann innerhalb einer Familie vorkommen. Die enge Kopplung mit dem HLA-System ist für zwei Familien gezeigt worden (Jackson et al. 1977). Inwieweit man das aber verallgemeinern kann, ist unbekannt. In solchen Familien würde die HLA-Typisierung eine Vorhersage für belastete Angehörige schon in der Kindheit erlauben und eventuell sogar vor der Geburt.

5. X-chromosomale zerebellare Ataxie. Diese ist sehr selten, dennoch gut dokumentiert (Shokeir 1970). Die Fälle sind zu selten, um die Beratung von isolierten männlichen Fällen mit Ataxie zu beeinflussen.

Eine Zahl von Patienten wird nun leider in keine der oben genannten Gruppen passen. Wenn der einzelne Erbmodus innerhalb einer Familie charakteristisch ist, sollte das die Grundlage für die Beratung sein. Für isolierte Fälle ist es vernünftig, autosomal-dominante Vererbung vorauszusetzen, sofern es keinen gegenteiligen Beweis gibt.

Erbliche spastische Paraplegia

Diese beidseitige Lähmung verläuft oft gutartig; normalerweise besteht eine autosomal-dominante Vererbung, aber auch der X-chromosomal gebundene oder autosomal-rezessive Erbmodus kann in verschiedenen Familien vorkommen. Es ist unmöglich, für die Nachkommen eines isolierten Falles ein hohes Risiko auszuschließen. Die Eltern sollten aber stets sorgfältig untersucht werden, da die Manifestation, besonders bei Frauen, sehr gering sein kann. Eine Verwechslung mit der durch Sauerstoffmangel hervorgerufenen Gehirnlähmung ist häufig.

Senile und präsenile Demenz

Diese intraneuronalen Proteinstoffwechselstörungen (Hauptgruppe Alzheimersche Krankheit) führen zu großen Problemen in Diagnostik und Beratung. Die Möglichkeit, daß eine Chorea Huntington Ursache einer familiären Häufung ist, muß sogar nach dem 70. Lebensjahr berücksichtigt werden.

Bei der senilen Demenz unbekannter Ursache wurde eine vierfache Erhöhung des allgemeinen altersspezifischen Risikos bei Geschwistern und Nachkommen von Patienten beobachtet (Larson et al. 1963). Das läßt vermuten, daß selbst in diesem späten Stadium spezifische genetische Faktoren wirksam sind. Während dies bedeutende Folgerungen.für die Gesellschaft hat, sind die Risiken für die Einzelpersonen nicht hoch – sie liegen bei 1,5% im Alter von 70 Jahren, 5% bis zu 75 Jahren und 8% bei 80 Jahren. Es ist zweifelhaft, ob viele Leute für diese Art von Problemen genetische Beratung benötigen bzw. darum ersuchen.

Bei präseniler Demenz fehlt oft eine Diagnose oder, wenn vorhanden, überzeugt sie wenig. Auch die konventionellen Ansichten über die Vererbung wurden erheblich durch Befunde erschüttert, nach denen die familiäre Häufung (an sich typisch für autosomal-dominante Vererbung) durch ein infektiöses Agens hervorgerufen sein kann. Eine schleichende Virusätiologie ist jetzt für das Creutzfeldt-Jakob-Syndrom bewiesen und für einige Familien mit der Alzheimerschen Krankheit möglich, abgesehen von speziellen Problemen der Kuru in Neuguinea. Ein Überblick (Masters et al. 1979) hat gezeigt, daß 15 % aller

Creutzfeldt-Jakob-Fälle in Nord-Amerika familiär gehäuft auftreten. Vom praktischen Standpunkt aus kann gelten: Tritt ein Fall von Alzheimer- oder Creutzfeldt-Jakob-Syndrom isoliert auf, ist das Risiko für Geschwister oder Kinder gering (etwa 3 %); in Fällen mit familiärer Häufung dagegen ist das Risiko weitaus größer. Erscheint der Erbmodus autosomal-dominant, sollte entsprechend beraten werden, selbst wenn das angebliche „Gen“ überhaupt keines ist.

Die Form der präsenilen Demenz, die als Picksche Krankheit bekannt ist, scheint ein höheres genetisches Gesamtrisiko zu haben als der Alzheimer-Typ, sofern kein übertragbares Agens nachgewiesen wurde. Ein Risiko von 7 % wurde für Geschwister bestimmt, und ähnlich kann das Risiko auch für Kinder sein. Doch gibt es keine gesicherten Daten (Sjögren et al. 1952). In dieser Serie hatten 19 % der Fälle einen erkrankten Elter. Es ist aber nicht gerechtfertigt, das mit dem Risiko für die Nachkommen gleichzusetzen, da eine bevorzugte Ermittlung familiärer Fälle wahrscheinlich ist.

Migräne

Die Populationsprävalenz beträgt 5–10 %, die Risiken innerhalb der Familien sind groß. Aber wie bei vielen häufigen Charakteristika kann ein einzelnes Hauptgen nicht verantwortlich gemacht werden. Die ungefähren Risiken sind:

Nachkommen von 2 belasteten Eltern	70 %
Nachkommen von 1 belasteten Elter	45 %
Nachkommen von 2 unbelasteten Eltern, aber jeder mit einem belasteten Geschwister	30 %.

Die familiäre hemiplegische Migräne kann gelegentlich als dominant vererbtes Merkmal vorkommen.

Neurofibromatose

Die Vererbung der neurokutanen Prozesse mit multiplen, regellos verstreuten, kleinen perineuralen Fibromen erfolgt autosomal-dominant, mit Neumutationen in 1/4 bis 1/2 aller Fälle (Corey et al. 1979). Eine sorgfältige Untersuchung der scheinbar unbelasteten Familienangehörigen ist unbedingt erforderlich. Das Vorhandensein von 6 oder mehr pigmentierten Flecken über 1,5 cm Durchmesser und der charakteristischen Erscheinung ist ein Hinweis auf das Vorhandensein des Gens. Kleinkinder zeigen häufig unauffällige Zeichen der Krankheit, aber eine sorgfältige Untersuchung kann gewöhnlich die Krankheit im Alter von 1 Jahr ausschließen. Es gibt keinen Beweis, daß bestimmte Familien mit Neurofibromatose frei von jeder Beeinträchtigung sind. Die meisten Übersichten haben gezeigt, daß etwa 1/3 der belasteten Personen ernsthafte Probleme haben, 2/3 sind leicht erkrankt.

Von-Hippel-Lindau-Syndrom

Diese Krankheit ist durch Hämangiomatosen und Tumoren der Retina, des Gehirns (vor allem des Cerebellum), der Nieren und anderer innerer Organe charakterisiert. Die Vererbung erfolgt normalerweise autosomal-dominant, obwohl eine Familie mit mutmaßlichem rezessiven Erbgang erwähnt wurde (Shokeir 1970). Die Penetranz kann unvollständig sein, und insofern sollten anscheinend unauffällige Mitglieder sorgfältig untersucht werden. CT-Scanning kann hilfreich sein. Die Notwendigkeit zur wiederholten Einschätzung sowohl der Patienten als auch der Verwandten macht diese Krankheit für ein präventives Register besonders geeignet.

Tuberöse Sklerose

Diese Krankheit folgt einem autosomal-dominanten Erbgang, verursacht aber wegen ihrer Variabilität beträchtliche Probleme in der Beratung (Gomez et al. 1979). Die klassischen Hautläsionen (multiple pigmentlose Flecken, Adenoma sebaceum, Subunguale Fibrome) können die einzigen vorhandenen Anomalien bei einigen Patienten sein, während andere eine Epilepsie entwickeln oder geistig retardiert sind. CT-Scanning ist besonders bei intraventrikulären Läsionen geeignet; Röntgenaufnahmen des Schädels können Verkalkungen zeigen. Ausgehöhlter Zahnschmelz ist ein weiteres in letzter Zeit erkanntes Merkmal. Im Durchschnitt sind die Nachkommen bezüglich der Krankheit schwerer betroffen als die Eltern.

Wenigstens 2/3 der Fälle scheinen Neumutationen zu sein, und in diesen Fällen ist das Wiederholungsrisiko für künftige Kinder minimal. Die sorgfältige Untersuchung der Eltern einschließlich der Untersuchung der Haut unter UV-Licht auf depigmentierte Flecken, röntgenologische Schädeluntersuchung und in Zweifelsfällen CT-Scanning sollten durchgeführt werden, bevor der betreffende Fall tatsächlich als Neumutation betrachtet werden kann.

Epilepsie

Die Prävalenz von wiederholten epileptischen Anfällen wird bei uns mit 0,4–0,7 % angegeben, in Nordamerika beträgt sie etwa 1 % und in Großbritannien wird sie ähnlich sein (Anderson u. Hauser 1984; Anderson et al. 1982).

Die Anfälle können eine sekundäre Folge von umweltbedingten oder erblichen Krankheiten sein. Unter den primären epileptischen Krankheiten folgen die meisten keinem mendelnden Erbgang, abgesehen von:

a) *Myoklonische Zuckungen (Impulsiv-petit-mal).* Die klinischen Anfallsmuster bestehen im EEG aus generalisierten Gruppen von Spikes mit einzelnen oder mehreren Spike- oder Polyspike-and-show-wave-Komplexen, die bilateral symmetrisch sind und frontal die größte Amplitude erreichen (vgl. Rabending 1985). Sie werden wahrscheinlich durch ein Hauptgen kontrolliert, das einem autosomal-dominanten Modus folgt. Nahezu 50 % der Verwandten 1. Grades zeigen in der Adoleszenz diese Auffälligkeit im EEG, doch ist die Penetranz in der frühen Kindheit wie auch im Erwachsenenalter stark herabgesetzt. Ein abnormes EEG bedeutet nicht gleichzeitig klinische Attacken. Das empirische Risiko für Geschwister beträgt etwa 6 %.
b) *Progressive myoklone Epilepsie in der Kindheit.* Spezifische biochemische Defekte sind der Grund für die Zuordnung einiger Familien in diese Gruppe. Es existieren jedoch andere mit einem autosomal-rezessiven Erbgang, bei denen solche Defekte nicht gefunden werden können. Die Risikobestimmung für Geschwister eines einzelnen Kindes ist schwierig. Nach zwei erkrankten Geschwistern ist ein Risiko von 1:4 wahrscheinlich (s. auch „infantile Spasmen", S.).

Primäre generalisierte Epilepsie

Zahlreiche Untersuchungen ergaben abweichende Ergebnisse. Wahrscheinlich hängt das vom Schweregrad der Krankheit bei den untersuchten Patienten und von der sozialen Einstellung ab. Die meisten Studien wurden vor 20–40 Jahren gemacht, und wenn auch das Zahlenmaterial umfangreich ist, so bestand doch früher die Möglichkeit der EEG-Klassifikation noch nicht. Studien jüngeren Datums zeigen sowohl eine höhere Populationsfrequenz als auch höhere Risiken für die Verwandten. Zum Teil sind sie ein Ergebnis der Verwendung der kumulativen Inzidenz der Epilepsie vor der Prävalenz. Eine vollständige Übersicht wurde durch Anderson und Hauser (1982) gegeben. Die Risiken in Tabelle 11.2. spiegeln diese höheren Einschätzungen, sowohl für die Verwandten als auch für die Kontrollen, wieder. Sie repräsentieren das kumulative Risiko der Epilepsie vom 20. Lebensjahr an. Noch erwähnt sein soll die Verbindung zwischen dem Risiko der Geschwister und dem Manifestationsalter beim Probanden. Wenn man die Risiken für die Nachkommen kennt, muß auch an die möglichen teratogenen Effekte der antiepileptischen Medikamente erinnert werden. Diese sind wahrscheinlich ebenso wichtig oder gar wichtiger als die aktuellen genetischen Risiken (s. Kap. 23).

Tabelle 11.2. Genetische Risiken bei der idiopathischen Epilepsie

Erkrankte Person	Kumulatives Risiko für klinische Epilepsie ab dem 20. Lebensjahr (fieberhafte Konvulsionen ausgeschlossen) %
Monozygotischer Zwilling	60 (ungefähr)
Dizygotischer Zwilling	10 (ungefähr)
Geschwister	
Krankheitsausbruch unter 10 Jahre	6
Krankheitsausbruch über 25 Jahre	1–2
insgesamt	2,5
Elternteil	4
Elternteil und Geschwister	10 (ungefähr)
Beide Eltern	15 (ungefähr)
Allgemeine Population (variabel)	1

Fieberhafte Konvulsionen sind in der allgemeinen Population ausgesprochen häufig (2–7 % in verschiedenen Studien).Die Risiken für Geschwister sind um das Dreifache vergrößert (8–29 %), wobei die höchsten Werte aus Japan stammen.

Zerebrale Aneurismen

Gelegentliche Familienhäufungen, die autosomal-dominante Vererbung andeuten, wurden beobachtet. Allgemein sind diese Aneurismen jedoch selten familiär, ausgenommen dann, wenn sie in Verbindung mit polyzystischen Nierenerkrankungen auftreten. Das Gleiche trifft für die meisten zerebralen Angiome zu (vorausgesetzt, das von Hippel-Lindau-Syndrom wurde ausgeschlossen).

Dyslexie

Es gab intensive Diskussionen darüber, inwieweit eine spezifische, die Lesestörung verursachende Krankheit tatsächlich existiert. Das scheint wirklich der Fall zu sein und tritt darüber hinaus familiär gehäuft auf. Finucci et al. (1976) haben eine sorgfältige Studie zur Dyslexie angefertigt und ein Muster gezeigt, das autosomal-dominante Vererbung mit herabgesetzter Penetranz im weiblichen Geschlecht nahelegt.

Zerebrale Lähmungen (= Cerebralparese)

Oft verschleiert die Diagnose nur die Unkenntnis über die Unterschiede der neurologischen (häufig genetisch bedingten) Krankheiten, wie es in der gleichen Weise der Begriff „Amyotonia congenita" für die spezifischen Ursachen eines Kindes mit vollständiger Erschlaffung der quergestreiften Muskulatur tut. Eine Frage gilt es zu stellen: Existieren genügend Beweise von perinataler Anoxie, Frühreife oder von anderen Faktoren, um die beobachteten klinischen Probleme zu erklären? Wenn die Antwort „Ja" lautet, dann sind die genetischen Risiken eindeutig zu vernachlässigen. Sofern die Antwort aber „Nein" ist, dann sollte man fragen, ob genügend Untersuchungen vorgenommen wurden, um irgendeine spezifische neurologische Krankheit zu identifizieren. Das Problem fällt bei erneut diagnostizierten Patienten, die sorgfältig in einem erfahrenen Zentrum untersucht wurden, weniger ins Gewicht als bei Familien, in denen ein Verwandter in einer frühen Generation mit „Cerebralparese" ausgewiesen gewesen war, aber nur unzureichend oder gar nicht untersucht wurde. Wenn nötig, ist dieser Patient nochmals zu untersuchen, um eine fundierte Beratung geben zu können. Eine kürzlich entstandene britische Studie hat ein Gesamtwiederholungsrisiko von nur 1 % gezeigt. Verschiedene Untergruppen haben ein höheres Risiko. Bekannt sind die kongenitale Ataxie und die symmetrische Tetraplegie ohne bestimmte exogene Ursachen. In beiden liegt das Wiederholungsrisiko für Geschwister bei 10–12 %. Auch der athetotische Typ, früher mit Kernikterus in Verbindung gebracht, kann in hohem Maße eine genetische Basis haben, sofern keine exogenen Faktoren vorliegen.

Neuralrohrdefekte

Ungeachtet zahlreicher Arbeiten und vieler Hypothesen bleibt die Ätiologie der Neuralrohrdefekte unbekannt. Lediglich die Beteiligung von Ernährungsfaktoren ist nachgewiesen. Ihre Inzidenz unterliegt sogar innerhalb begrenzter geografischer Gebiete großen Schwankungen. Es steht fest, daß ein hoher Anteil von auffälligen Feten als Spontanaborte auftreten. In der Tat ist angedeutet (obwohl nicht bestätigt) worden, daß eine geografische Variation in der Geburtenhäufigkeit eher auf Unterschiede in der Abortrate zurückgeführt werden kann als auf echte Unterschiede in der Konzeptionshäufigkeit.

Neuralrohrdefekte können bei chromosomal bedingten und anderen schweren Fehlbildungssyndromen, einschließlich dem rezessiv erblichen Meckel-Syn-

Tabelle 11.3. Anenzephalie und Spina bifida: Wiederholungsrisiken in einem Gebiet mit hoher Inzidenz

Erkrankte Person	Risiko (%)
Ein Geschwister	5
Zwei Geschwister	12
Ein Verwandter 2. Grades (Onkel/Tante oder Halbgeschwister)	2
Ein Verwandter 3. Grades	1
Ein Elternteil	4

Diese Risiken gelten für ein Gebiet mit hoher Inzidenz wie z. B. Wales (s. Text).

drom (s. unten), vorkommen. Es gibt eine erhöhte Frequenz in Verbindung mit angeborenen Herzerkrankungen, Diaphragmaaplasie und Ösophagusatresie.

Alle Studien stimmen darin überein, daß Anenzephalus und Spina bifida genetisch und pathogenetisch eng verwandt sind. Darauf müssen Familien, die zur genetischen Beratung kommen, hingewiesen werden. So besteht ein hohes Wiederholungsrisiko für die invariable und verhängnisvolle Anenzephalie, während das für ein überlebendes, aber behindertes Kind mit Spina bifida nicht zutrifft.

Die Wiederholungsrisiken für Neuralrohrdefekte sind in Tabelle 11.3. zusammengestellt. Das Geschlecht des Indexfalles oder der Risikoperson scheint das Risiko nicht zu ändern. Eine nachweisbare Zunahme des Risikos bei Verwandtschaft weiter als Cousin/Cousine 1. Grades wurde nicht beobachtet. Ein Risiko von 5 % für Geschwister mag eine Überschätzung gegen die deutliche Abnahme der Inzidenz letzter Jahre sein. Wo genaue Inzidenzraten jüngster Zeit zur Verfügung stehen, ist ein Risiko vom Zehnfachen der Inzidenz anzunehmen; z. B. 2,5–3 % für die meisten Staaten Nordamerikas.

Die Situation für Risikofamilien hat sich durch die pränatale Diagnose unter Verwendung des AFP im Fruchtwasser vollständig gewandelt (s. Kap. 7). Damit sind tatsächlich alle Fälle von Anenzephalus und wenigstens in 90 % die Fälle mit Spina bifida nachweisbar. Nicht nachweisbar sind verdeckte Spalten und solche mit kleinen Spaltöffnungen. Daher ist das Risiko eines *nicht nachgewiesenen* Neuralrohrdefektes in der Nachkommenschaft eines Ehepaares mit bereits belastetem Kind (Grundrisiko 1:20) infolge eines normalen AFP-Wertes auf etwa 1/380 reduziert.

In vielen Gebieten mit hoher Inzidenz ist ein Radioimmunassey für Serum-AFP der Mutter als ein Screeningtest bei allen Schwangerschaften zum Nachweis von Neuralrohrdefekten im Gebrauch. Wie bereits in Kap. 7 diskutiert wurde, scheint es möglich, ungefähr 90 % der Fälle mit Anenzephalus und 60–80 % der Fälle mit offener Spina bifida auf diesem Wege nachzuweisen, obwohl die organisatorischen und ethischen Probleme eines solchen Vorgehens beträchtlich sind. Die Daten, die jetzt für die Nachkommen von Patienten mit Spina bifida verfügbar sind, zeigen ein Risiko von 3–4 %, unabhängig davon, welcher Elternteil belastet ist (Carter 1973). In solchen Schwangerschaften ist eindeutig die Amniozentese angezeigt.

Hoffnung auf eine präkonzeptionelle Prävention der Neuralrohrdefekte ist durch die Befunde geweckt worden, daß eine präkonzeptionelle Multivitamingabe das Wiederholungsrisiko für Frauen mit einem kranken Kind auf etwa 1 % (Smithells 1980) zu reduzieren vermag. Inwieweit dieses Prinzip auf Populationsebene wie auch in High-risk-Gruppen angewendet werden kann, ist ebenso unsicher wie die Rolle der Folsäure im Gegensatz zu anderen Vitaminkomponenten. Fest steht aber, daß diätische Empfehlungen in der präkonzeptionellen Beratung bedeutsam sind.

Spina bifida occulta

Dieser Terminus wird sowohl für spinale Dysraphien benutzt, die einen bedeutsamen spinalen Defekt darstellen und meist lumbosakral und relativ oft mit pigmentierten oder behaarten Flecken der Haut auftreten, als auch für das röntgenologisch nachweisbare Fehlen von ein oder zwei Wirbelbögen. Das ist gewöhnlich ein Nebenergebnis bei einer Röntgenuntersuchung von Rückenschmerzen oder anderer nicht verwandter Symptome. Die erste Gruppe zeigt eine erhöhte Inzidenz für offene Neuralrohrdefekte unter ihren Nachkommen und Geschwistern. Das Risiko gleicht dem der offenen Spina bifida. Es ist ratsam, in dieser Situation die Amniozentese durchzuführen. Die zweite Gruppe (bei ungefähr 5 % der allgemeinen Population) zeigt keinen Hinweis auf irgendein erhöhtes Risiko. Es ist bedauerlich, daß der Terminus „Spina bifida" so allgemein angewandt wird. Wenn Frauen davon Kenntnis erhalten, daß sie an dieser Variante erkrankt sind, sind sie oft ernsthaft beunruhigt, daß bei ihren Kindern eine klinische Spina bifida vorkommen kann.

Die Amniozentese ist im Hinblick auf die geringen, wenn auch deutlichen Risiken hier nicht gerechtfertigt.

Hydrozephalus

Dieser begleitet häufig die Spina bifida, und es sollte eine gründliche Untersuchung vorgenommen werden, bevor man ihn als isoliert und damit als primäres Phänomen anerkennt.

Die große Mehrheit der Familien zeigt keinen mendelnden Erbgang. Es existiert ein X-chromosomaler Typ mit Äquaduktstenose, er ist aber äußerst selten. Folglich sollte eine genetische Beratung wie im Falle X-chromosomaler Merkmale nur erfolgen, wenn der Stammbaum eindeutig ein X-chromosomales Erbmuster zeigt oder wenn die anderen charakteristischen Symptome dieses Typs vorliegen. Das Wiederholungsrisiko für Geschwister eines isolierten Falles von Hydrozephalus ist 1–2 % und etwa 8 %, wenn zwei Geschwister erkrankt sind. Ist ein isolierter Fall männlichen Geschlechts auf eine Äquaduktstenose zurückzuführen, beträgt das Risiko für männliche Geschwister etwa 5–10 %.

Eine wichtige Frage ist, ob es ein Überlappen mit Spina bifida / Anenzephalus gibt. Die meisten Studien haben in den Familien keine Überlappung zwischen den beiden Krankheitszuständen gezeigt. Doch läßt eine Untersuchung an gepoolten Daten (Cohen et al. 1979) die Vermutung zu, daß es ein geringes, aber eindeutiges Vorkommen (1–2 %) von Spina bifida / Anenzephalus bei den nachfolgenden Kindern von Eltern mit einem hydrozephalen Kind gibt. Das bedeutet, daß eine Amniozentese (oder zumindest Blutscreening der Mutter für AFP) in Risikoschwangerschaften für Hydrozephalus zu berücksichtigen ist. Mit Hilfe des Ultraschalles können Fälle mit Hydrozephalus in der Frühschwangerschaft aufgedeckt werden, vor allem frühentwickelte Formen mit Spina bifida und den schweren Hydranzephalus mit einem Wiederholungsrisiko von 3 % bei Geschwistern.

Enzephalozele

Diese sollte vermutlich als Teil des Anenzephalus / Spina-bifida-Komplexes betrachtet und Risiken wie bei diesem angegeben werden, obwohl es u. U. schwierig ist, eine Enzephalozele pränatal zu diagnostizieren. Eine wichtige Assoziation besteht zu dem autosomal-rezessiven Meckel-Syndrom. Hier sind Enzephalozele und Hypoplasie der olfaktorischen Lappen von verschiedenen anderen Fehlbildungen begleitet, wie z. B. Lippen- oder Gaumenspalte, Zystennieren und Augendefekte (Colobom, Katerakt, Mikrophthalmus).

Mikrozephalus

Als relativ seltenes Leiden kann er von einer Vielzahl intrauteriner und exogener Faktoren, einschließlich kongenitaler Infektionen, Teratogenen und PKU der Mutter herrühren. Ein Mikrozephalus kann auch Teil genetischer Fehlbildungssyndrome, einschließlich schwerer autosomaler Trisomien und Deletionen, sein. Er ist schließlich auch ein eindrucksvolles Merkmal des autosomal-rezessiven Seckel-Syndroms (Vogelkopf-Zwergwuchs). Isolierte schwere Mikrozephalie mit einer normalen Gesichtsausbildung ist oft autosomal-rezessiv erblich. Das Gesamtwiederholungsrisiko ist in verschiedenen Studien mit 10–20 % angegeben worden. Ultraschallüberwachung sollte in einer Risikoschwangerschaft für die schweren Formen ernsthaft erwogen werden, aber die Aufdeckung ist bis in die Spätschwangerschaften hinein nicht immer möglich.

Holoprosenzephalus

Die Fehlbildung bei diesen Entwicklungsstörungen des Vorderhirns in Verbindung mit charakteristischen Gesichtsmerkmalen ist gewöhnlich letal. Der Krankheitszustand tritt entweder isoliert oder als Teil der Trisomie 13 auf. In beiden Fällen ist er normalerweise nur sporadisch (s. Meckel-Syndrom zuvor).

Agenesie des Corpus callosum

Das völlige Fehlen des Hemisphären-Balkens kann als Teil einer allgemeinen zerebralen Fehlentwicklung, aber auch isoliert vorkommen. Bislang traten die meisten Fälle sporadisch auf, obwohl gelegentlich auch Familien mit einem anscheinend X-chromosomalen Erbgang vorgestellt wurden. Das Aicardi-Syndrom mit kortikaler Heterotopie, Augenmißbildungen und infantilen Spasmen, ist beim weiblichen Geschlecht bekannt.

Zerebraler Gigantismus (Sotos-Syndrom)

Diese unzureichend definierte Krankheit tritt gewöhnlich sporadisch auf. Einige wenige Fälle von erkrankten Geschwistern sind bekannt, doch ist das Wiederholungsrisiko vermutlich, ausgenommen bei Blutsverwandtschaft, niedrig.

Geistige Retardierung

Für eine genetische Beratung ist es hilfreich, die geistige Retardierung in zwei Hauptgruppen aufzuteilen:

1. schwere geistige Retardierung (IQ 50 oder weniger), Prävalenz etwa 3/1000;
2. leichte geistige Retardierung (IQ 50–70).

Alle IQ über 70 sind allgemein als Teil des normalen Spektrums zu werten.

Die Bedeutung dieser Unterteilung beruht auf der Tatsache, daß sich eine milde geistige Retardierung genetisch wie der untere Bereich einer normalen Verteilung verhält, so daß die IQ unter Geschwistern oder den Nachkommen stark von dem der Eltern beeinflußt werden (s. unten). Im Gegensatz dazu ist bei schwerer geistiger Retardierung die elterliche Intelligenz gewöhnlich normal. Eine deutliche Lücke besteht hier zwischen den auffälligen und den normalen Familienmitgliedern mit einer geringen Zunahme einer leichten Retardierung. Auch gilt für die schwere geistige Retardierung, daß spezifische, für die genetische Beratung wichtige Ursachen eher gefunden werden.

Spezifische Ursachen für geistige Retardierung

Die Anzahl spezifischer Krankheiten, bei denen geistige Retardierung eine wesentliche oder die Hauptkomponente darstellt, ist außerordentlich groß und nimmt stetig zu. Für einige der Krankheiten ist eine bestimmte ätiologische Basis gefunden worden, die biochemisch, chromosomal oder umweltbedingt sein kann. In den meisten Fällen bleibt die Ursache aber unbekannt. Kommen konstante Serien von begleitenden körperlichen Anomalien hinzu, kann die Abgrenzung eines klinischen Syndroms möglich sein.

Eine große Gruppe spezieller Krankheiten folgt einem mendelnden Erbgang, und ihre Wiederholungsrisiken sind bei Geschwistern am größten. Das gilt insbesondere für autosomal-rezessive und X-chromosomal rezessive Krankheiten. Tabelle 11.4. führt einige der wichtigsten Erbkrankheiten auf.

Die chromosomal bedingten Erkrankungen mit geistiger Retardierung (Tabelle 11.5.) sind besonders hervorzuheben. Fast alle unbalancierten autosomal bedingten Krankheiten sind mit geistiger Retardierung verbunden. Bei älteren, in vorangegangenen Untersuchungen als chromosomal unauffällig diagnostizierten Patienten ist es ratsam, mit den aussagekräftigeren Bandingmethoden nochmals zu untersuchen. Sofern nicht ein Elternteil ebenfalls eine unbalancierte Chromosomenaberration hat, ist das Wiederholungsrisiko gering. Eine sichere Vorhersage eines klinisch normalen Kindes kann für Personen mit normalem Chromosomensatz bei der Amniozentese durchaus gegeben werden.

Wenn eine umweltbedingte Ursache nachgewiesen wird, ist eine Wiederholung ebenfalls unwahrscheinlich, vorausgesetzt, das schädliche Agens ist nicht mehr wirksam. Vorsicht ist geboten, um nicht fälschlicherweise geistige Retardierung auf perinatale Anoxie oder andere Faktoren zurückzuführen.

Die weniger häufige Assoziation der geistigen Retardierung mit einer großen Zahl bestimmter somatischer Syndrome ist in der genetischen Beratung von großer Wichtigkeit. Viele Ehepaare würden durchaus das Risiko einer körperlichen Behinderung bei einem kranken Kind akzeptieren, wollen aber das zusätzliche Risiko einer geistigen Behinderung nicht hinnehmen. Leider macht es die Art

Tabelle 11.4. Mendelnde Krankheiten, die mit geistiger Retardierung verbunden sind oder diese verursachen

Autosomal-dominant
Apert-Syndrom
Chorea Huntington (juvenile Fälle)
mandibulo-faziale Dysostosis (nicht konstant)
myotone Dystrophie (hauptsächlich mit frühem Krankheitsausbruch und kongenitale Fälle)
Neurofibromatose (nicht konstant)
tuberöse Sklerose (Epiloia)

Autosomal-rezessiv
Ataxie-Teleangiektasie-Syndrom
Bardet-Biedl-Syndrom
Canavan-Syndrom (spongiöse Degeneration des ZNS)
Carpenter-Syndrom (Akrozephalosyndaktylie)
Galaktosämie
Homozystinurie
Marinesco-Sjögren-Syndrom
Mikrozephalus (schwere Form)
Mukopolysaccharidose (Typ I und III)
Neurolipidosen (einschließlich Tay-Sachs, Gaucher, metachromatische Leukodystrophie und zahlreiche andere)
Phenylketonurie
Seckel-Syndrom
Sjögren-Larsson-Syndrom
Wilson-Syndrom
Xeroderma pigmentosum

X-chromosomal
Albright-Syndrom (Osteodystrophie)
ektodermale Dysplasie, Anhidrose (gelegentlich)
Fragile-X-Syndrom
Hunter-Syndrom (MPS II)
Inkontinentia pigmentia (im männlichen Geschlecht letal, X-chromosomal dominant)
Lesch-Nyhan-Syndrom
Lowe-Syndrom
Menkes-Syndrom
Duchenne Muskeldystrophie (nicht konstant)
Norrie-Syndrom
Oro-fazio-digitales-Syndrom (im männlichen Geschlecht letal, X-chromosomal dominant)
zerebrale Sklerose mit Addison-Syndrom
zerebrale Sklerose, Pelizaeus-Merzbacher

und Weise der Feststellung oder Berichterstattung oft schwierig, die Häufigkeit geistiger Retardierung zu bestimmen. Histidinämie, anhidrotische ektodermale Dysplasie, Muskeldystrophie Duchenne und myotone Dystrophie sind einige wenige Beispiele.

Schwere unspezifische geistige Retardierung

Trotz der sorgfältigsten Untersuchungen läßt die Mehrheit der geistig schwer re-

Tabelle 11.5. Nichtmendelnde und chromosomale Syndrome mit geistiger Retardierung

Chromosomal (s. Kap. 4)
Down-Syndrom
andere autosomale Anomalien (zahlreich)
XXY-Syndrom, Klinefelter-Syndrom
XXX-Syndrom (u. a. numerische X-Aberrationen)
XXYY-Syndrom
Fragile-X-Syndrom
XO-Syndrom, Turner-Syndrom (gelegentlich)
Prader-Willi-Syndrom (s. S. 251)
Nichtchromosomal
De-Lange-Syndrom
Noonen-Syndrom
Sturge-Weber-Syndrom
Rubinstein-Taybi-Syndrom
Hallerman-Streiff-Syndrom
angeborener Hypothyreoidismus
Hydrozephalus und Hydranzephalus
infantile Hyperkalzämie
Hypomelanosis Ito
Umweltfaktoren (s. Kap. 24)
kongenitale Infektionen (Röteln, Zytomegaloviren, Toxoplasmose)
Teratogene (Alkohol, Phenytoin)
Sauerstoffmangel (Anoxia)
Störungen der Gehirnentwicklung, verbunden mit Frühreife
intrauterine Wachstumsverzögerung
mütterliche PKU
Trauma (nicht unfallbedingt)
Bleivergiftung

tardierten Kinder keine eindeutigen verursachenden Faktoren oder assoziierte Syndrome erkennen, und auch aus den Stammbäumen lassen sich keine sachdienlichen Hinweise ableiten. Hier ist man gezwungen, die allgemeinen empirischen Wiederholungsrisiken zu benutzen, selbst wenn sich in der Zukunft herausstellen sollte, daß viele derartige Fälle wahrscheinlich ihre eigene Spezifik haben. Glücklicherweise wurde eine Anzahl von Untersuchungen mit ähnlichen Ergebnissen durchgeführt. Eine der ersten systematischen Studien ist die von Penrose (1972); Davison (1973) konzentrierte sich auf X-chromosomale geistige Retardierung, während Bunday und Carter (1974) Klinikübeweisungen von kranken Kindern analysierten, die eingehend untersucht wurden, obwohl sie keine unselektierte Population darstellten. Das allgemeine Wiederholungsrisiko für Geschwister scheint etwas unter 3 % zu liegen (etwa das Zehnfache des Populationsrisikos). Das etwas höhere Risiko der männlichen Geschwister in einigen Serien resultiert vermutlich aus einer allgemein größeren Empfänglichkeit bei Männern als auch aus der Zugehörigkeit zu Familien mit X-chromosomaler Kopplung (s. unten). Tabelle 11.6. zeigt die annähernden Risiken, die für Beratungen geeignet sind. Es sollte aber noch erwähnt werden, daß diese Zahlen auf

Tabelle 11.6. Genetische Risiken bei schwerer „unspezifischer" geistiger Retardierung, IQ 50 oder geringer (nach Penrose 1972; Davison 1973; Bundey und Carter 1974)

Erkrankt	Risikopersonen	Risiko
Isolierte Fälle,	Geschwister beiderlei Geschlechts	1 von 35
männlich oder weiblich	männlicher Geschwister	1 von 25
	weiblicher Geschwister	1 von 50
Zwei Geschwister, ohne Rücksicht auf das Geschlecht	Geschwister irgendeines Geschlechts	1 von 4
Isolierter Fall, männlich oder weiblich, Eltern blutsverwandt	Geschwister irgendeines Geschlechts	1 von 7
Erkrankter Mann mit einem erkrankten Onkel mütterlicherseits	männlicher Geschwister	1 von 2 vermutlich X-chromosomal
	weiblicher Geschwister	gering, vermutlich X-chromosomal
Ein Elternteil erkrankt (irgendeines Geschlechts)	Kind irgendeines Geschlechts	1 von 10
Ein Elternteil erkrankt + krankes Kind	Kind irgendeines Geschlechts	1 von 5
Beide Eltern erkrankt	Kind irgendeines Geschlechts	1 von 2

Erhebungen vor der Diagnostik des Fragile-X-Syndroms basieren. Der Ausschluß dieser Krankheit ist wegen ihrer hohen Frequenz, sogar bei einem isolierten männlichen Fall, zwingend.

Zusätzliche Hinweise der Familie können die Risikoeinschätzung verändern. Blutsverwandtschaft der Eltern vergrößert die Wahrscheinlichkeit eines autosomal-rezessiven Erbganges, und Penrose fand ein Risiko von 1:7 für Geschwister in derartigen Fällen. Davison empfiehlt, da autosomal-rezessive Vererbung bei Blutsverwandtschaft sehr wahrscheinlich ist, ein Risiko von 1:4 anzunehmen. Polygene Erblichkeit wird ebenfalls durch Blutsverwandtschaft beeinflußt und legt damit ebenfalls die Verwendung der Zahlen von Penrose nahe. Existieren zwei erkrankte Geschwister, ist für zukünftige Kinder ein Risiko nahe 1:4 anzunehmen. Das gilt unabhängig vom Geschlecht, sofern nicht in vorherigen Generationen die Stammbaumanalyse auf eine X-chromosomale Kopplung hinweist.

Die Risikobestimmung für die Nachkommen erkrankter Personen ist bei der schweren geistigen Retardierung kein Problem. Eine Schätzung des Risikos bei den seltenen Fällen einer Fortpflanzung solcher Personen hingegen kann nicht vorgenommen werden. Das Risiko für Verwandte 2. Grades zu bestimmen, beispielsweise für die Nachkommen gesunder Personen, die aber 1 oder 2 geistig retardierte Geschwister haben, ist ziemlich kompliziert. Im Fall einer gesunden Frau mit 1 oder 2 kranken Brüdern muß die Möglichkeit einer X-chromosomalen Vererbung ernsthaft erwogen werden. Wenn mütterlicherseits ein erkrankter männlicher Verwandter in einer vorherigen Generation existiert, ist das eine Bekräftigung für X-chromosomale Kopplung. Sind aber die erkrankten Personen weiblich oder beiderlei Geschlechts, kann eine X-chromosomal-rezessive Vererbung ausgeschlossen werden. Die Risiken für Verwandte 2. Grades sind gering. Für Verwandte 3. Grades ist ein bedeutendes Risiko unwahrscheinlich, sofern nicht die Stammbaumanalyse eindeutig für X-chromosomale Kopplung spricht.

X-chromosomale geistige Retardierung mit erblichem „fragile site" („Fragile-X-Syndrom)

Die Erkennung dieser Krankheit als eine klinische und genetische Einheit stellt einen der bedeutendsten Fortschritte unseres Wissens über geistige Retardierung dar und erklärt viele der früher vermerkten Verschiebungen zum männlichen Geschlecht bei der mäßigen bis schweren nichtspezifischen geistigen Retardierung (Sutherland 1977, Turner et al. 1980). Das erbliche „fragile site" ist nahe dem Ende des langen X-Chromosomen-Schenkels gelegen und erfordert für seine Darstellung spezielle zytogenetische Techniken. Ältere Chromosomenstudien können für sich nicht in Anspruch nehmen, diese Chromosomenaberration ausgeschlossen zu haben. Makroorchidismus tritt bei den Probanden postpubertär häufig auf, wie auch schwach dysmorphe Gesichtszüge und Makrozephalie.

Der Carrier-Nachweis von heterozygoten Frauen wird mit dem Alter zunehmend schwieriger, so daß junge Mädchen bei frühester Gelegenheit untersucht werden sollten. Der Gebrauch fetalen Blutes ermöglicht eine pränatale Diagnose, aber die Amniozentese liefert noch keine zuverlässigen Daten. Ein zusätzliches Problem ist darin zu sehen, daß ein bestimmter Anteil der Carrier in die Gruppe der leichten Retardierung fällt. Das Fragile-X-Syndrom hat sich als wesentlich häufiger erwiesen, als zuerst allgemein angenommen. Infolgedessen muß es zunächst in allen Fällen von männlicher Retardierung und nicht nur bei denen mit einem X-chromosomalen Erbmodus berücksichtigt werden.

Nicht alle Familien mit X-chromosomaler geistiger Retardierung haben das Fragile-X-Syndrom. Andere X-chromosomale Gene sind zweifellos in Betracht zu ziehen, aber wahrscheinlich nur zum Teil für die früher als Renpenning-Syndrom oder „nichtspezifische X-chromosomale geistige Retardierung" bezeichnete Krankheit verantwortlich. Sorgfalt bei der Differentialdiagnose ist notwendig, um auch andere mit geistiger Retardierung verbundene X-chromosomale Syndrome auszuschließen (z. B. Lesch-Nyhan-Syndrom, Hunter-Syndrom und X-chromosomaler Hydrozephalus mit geistiger Retardierung).

Andere besondere Gruppen innerhalb der „nichtspezifischen" geistigen Retardierung

Außer den Familien mit X-chromosomaler Vererbung gibt es weitere Gruppen mit genügend unterscheidbaren Merkmalen, deren Risikowerte von denen der Tabelle 11.6. abweichen. Eine Gruppe mit besonders hohem Risiko, von Bunday und Carter und früher auch von anderen erwähnt, ist die mit symmetrischen Spasmen und geistiger Retardierung, bei der die Wiederholung für Geschwister etwa 10 % beträgt. Im Gegensatz dazu fanden sie ein äußerst geringes Wiederholungsrisiko für andere Formen von „Zerebraler Parese", die mit geistiger Retardierung verbunden sind. Eine andere wichtige Untergruppe mit geringem Risiko ist die der idiopathischen infantilen Spasmen. Bunday und Carter fanden hier keine Wiederholung, ausgenommen, wenn sie mit erhöhter Krampfveranlagung verbunden waren. Ein ähnlich geringes Risiko wurde für geistige Retardierung in Verbindung mit Mikrozephalie gefunden. Das hebt sich von der autosomal-rezessiven Vererbung des spezifischen Typs schwerer Mikrozephalie mit normalen Gesichtszügen ab.

Leichte geistige Retardierung

Es wurde bereits dargelegt, daß sich im Gegensatz zur schweren geistigen Retardierung die leichte wie ein polygenes Merkmal als Teil der normalen Intelligenzverteilung verhält. Ein oder beide Eltern sind gewöhnlich retardiert, und die Intelligenz des zukünftigen Kindes wird etwa um den elterlichen Mittelwert verteilt sein. Entsprechend ist das Risiko eines intelligenten Ehepaares für ein leicht retardiertes Kind gering.

Troztztdem sollte eine sorgfältige Untersuchung auf spezifische Ursachen einer leichten geistigen Retardierung vorgenommen werden. Sofern solche gefunden werden, können sie das genetische Risiko gründlich verändern. Der heterozygote Status für das Fragile-X-Syndrom ist zu berücksichtigen, wenn anamnestisch tatsächlich mehr retardierte männliche Verwandte bekannt sind.

Normale Intelligenz

Wird man mit der Frage über die Vererbung der normalen Intelligenz konfrontiert, so ist die erste Reaktion des Arztes, der täglich Patienten mit ererbten schweren geistigen und körperlichen Retardierungen sieht, den Eltern zu raten, sich mit der Tatsache zufriedenzugeben, daß ihr Kind normal ist. Trotzdem, Intelligenz ist unbestreitbar eine Eigenschaft von höchster Wichtigkeit, und sie ist nicht so völlig umweltabhängig, wie es einige zu glauben wünschten. Adoptionseinrichtungen haben das erkannt, und sie versuchen, Kinder mit prospektiven Eltern in geeigneter Weise zusammenzubringen.

Die folgenden allgemeinen Hinweise können bei der Beantwortung der von den Eltern gestellten Fragen hilfreich sein:

1. Die Paarungssiebung ist hochgradig der Intelligenz angepaßt. So tendieren z. B. intelligente Personen dazu, einander zu heiraten und in ähnlicher Weise weniger intelligente.
2. Im *Durchschnitt* liegt die Intelligenz eines Kindes wahrscheinlich in der Mitte zwischen der beider Eltern, mit einer beträchtlichen Streuung um diesen Mittelwert (sog. „Rückschlag zur Mitte").
3. Es ist möglich, daß die Intelligenz eines Kindes außerhalb der Grenzen der elterlichen Intelligenz liegt. Je größer die Abweichung vom Mittelwert, um so seltener ist das der Fall.
4. Zuviel Vertrauen sollte den Ergebnissen eines einfachen IQ-Tests nicht entgegengebracht werden, vor allem wenn er in der frühen Kindheit durchgeführt wird (einer der Patienten des Autors mit Marfan-Syndrom, anfänglich in der Kindheit auf „geistige Retardierung" untersucht, studierte als Stipendiat Astrophysik an drei verschiedenen Universitäten).

Schizophrenie

Wenn strenge diagnostische Kriterien angewendet werden, ist das Risiko, daß ein Mensch während seines Lebens diese Krankheit entwickelt, nahe 1 %. Zahlreiche Studien haben eine ausgesprochen familiäre Tendenz gezeigt, und daß dies prinzipiell genetisch begründet ist, wird durch Untersuchung monozygotischer Zwillinge untermauert (Shields 1962). Es gibt zahlreiche Argumente für die Annahme eines einzelnen Hauptgens, das durch andere Faktoren modifiziert wird. Vielleicht ist aber ein polygenes Modell geeigneter. Wir werden mehr darüber aussagen können, wenn wir die spezifische biochemische Basis der Krankheit kennen.

Tabelle 11.7. Genetische Risiken bei Schizophrenie (nach Slater und Cowie 1971)

Erkrankter Verwandter	Risiko (%)
Geschwister	9
Elternteil	13
Geschwister + ein Elternteil	15
beide Eltern	40
Verwandter 2. Grades	3
Monozygoter Zwilling	40
Dizygoter Zwilling	10

Die Schwere der Erkrankung und ihre hohe Prävalenz machen die Schizophrenie zu einem Hauptproblem in der genetischen Beratung. Zahlreiche Bestimmungen der Verwandtenrisiken wurden vorgenommen, und sie zeigten eine breite Variation der Ergebnisse. Tabelle 11.7. zeigt die ungefähren Risikowerte, wobei zu sehen ist, daß die Risiken für alle Verwandten 1. Grades beträchtlich sind.

Verschiedene zusätzliche Punkte sind in der genetischen Beratung zu berücksichtigen:

1. Das Risiko der Nachkommen ist in der leichten und sich später manifestierenden paranoiden und einfachen Schizophrenie geringer als bei der Hebephrenie (Jugendirresein) und bei der Katatonie (Spannungsirresein).
2. Zusätzlich zum Vorkommen der klassischen Schizophrenie bei Verwandten gibt es hier eine erhöhte Frequenz von psychiatrischen Grenzfällen mit zweifelhafter Einordnung.
3. Bei Geschwistern von Patienten mit anderen Typen von Psychosen gibt es eine leichte Zunahme der Schizophrenie. Im allgemeinen scheint Schizophrenie verschiedene genetische Ursachen zu haben, vor allem, wenn die diagnostischen Schwierigkeiten in Betracht gezogen werden.
4. Besondere Sorgfalt muß aufgebracht werden, um andere primäre Krankheiten auszuschließen, die mit Charakteristika auftreten können, die eine Schizophrenie nahelegen und auch der mendelnden Vererbung folgen, wie z. B. die Homozystinurie und Chorea Huntington.

Adoptivstudien verschiedener Länder haben eine Inzidenz unter den Adoptivkindern gezeigt, die in etwa derjenigen ihrer natürlichen Eltern gleicht. Das spricht nicht nur für die überwiegende genetische Ätiologie der Krankheit, sondern ist für Empfehlungen gegenüber den potentiellen Adoptiveltern von besonderer Wichtigkeit.

Affektpsychosen

Das manisch-depressive Irresein stellt ähnlich der Schizophrenie ein großes Problem für die Allgemeinheit dar. Die Wahrscheinlichkeit der Entwicklung einer großen manisch-depressiven Psychose im Leben einer Person ist etwa 1 %. Sie kann aber auf 5 % ansteigen, schließt man die leichteren depressiven Zustände mit ein. Es scheint ein klarer genetischer Unterschied zwischen den klassischen Affektpsychosen zu bestehen, und zwar zwischen unipolarer (z. B. charakterisiert nur durch Depressionen oder seltener durch Hypomanie oder Manie) und bipolare (z. B. charakterisiert durch einen Wechsel von Manie und Depression). Das Verwandtenrisiko ist bei frühzeitiger Krankheitsmanifestation der Probanden wahrscheinlich größer als wenn die Manifestation später erfolgte (über 40 Jahre).

Tabelle 11.8. faßt die Hauptrisikogruppen zusammen. Es soll aber betont werden, daß verschiedene Einschätzungen eine breite Streuung der Risiken ergeben haben. Wo das Manifestationsalter des Probanden bekannt ist, ist das Risiko der Verwandten 1. Grades vermutlich auf 20 % vergrößert, wenn das Erkrankungsalter unter 40 war und auf 10 % verringert, wenn die Manifestation nach dem 40. Lebensjahr erfolgte.

Tabelle 11.8. Genetisches Gesamtrisiko bei Psychosen

Erkrankter Verwandter	Risiko (%)
Geschwister	13
Kinder	15
Monozygoter Zwilling	70
Dizygoter Zwilling	20
Verwandte 2. Grades	5
Vettern 1. Grades	3,5

Adoptivstudien, wie bei der Schizophrenie, haben gezeigt, daß die Risiken für Adoptivkinder mit ihren natürlichen Eltern korrespondieren und nicht mit ihren Adoptiveltern. Die Einbeziehung X-chromosomaler dominanter Gene bei bipolaren Affektpsychosen wurde wegen eines Übermaßes von Probanden im weiblichen Geschlecht wie auch durch Befunderhebungen über den Erbmodus in einigen großen Familien erwogen (Baron et al. 1981). Wenn sich das bestätigen sollte, wäre das ein bedeutsamer Schritt hinsichtlich der Identifikation spezifischer Gene bei mentalen Krankheiten. Bei der genetischen Beratung sollte die Möglichkeit X-chromosomaler dominanter Vererbung bei Häufung dieser Krankheit berücksichtigt werden (s. S. 44).

Verhaltensstörungen

Wurden die Hauptpsychosen ausgeschlossen, ist man mit einer Anzahl von Erkrankungen konfrontiert, bei denen Klassifikation und Ätiologie viel weniger genau sind. Auch hier gibt es viele Argumente für die relative Bedeutung von endogenen und exogenen Faktoren. Zwangsneurosen, Angstzustände, Homosexualität und Hysterie werden hierbei mit eingeschlossen. Hierüber existiert eine beträchtliche Zahl an Daten aus Familien- und Zwillingsstudien. Sie sind aber für die Nutzung in der genetischen Beratung nicht geeignet. Die hohe Frequenz vieler dieser Merkmale in der Population und das Fehlen eindeutiger Abgrenzungen gegenüber dem Normalen stellen weitere Schwierigkeiten dar.

Andere Probleme, bei denen auf die Möglichkeit einer genetischen Basis hingewiesen wurde, sind die Kriminalität und der Alkoholismus. Die angebliche Häufung der Kriminalität bei Trägern des XYY-Syndroms bleibt bislang unsicher (s. Kap. 4). Beim Alkoholismus ist eine genetische Basis wahrscheinlich, möglicherweise mit einem biochemischen Polymorphismus im Alkoholmetabolismus verbunden. Die genetische Ätiologie ist jedoch äußerst schwierig von Umweltfaktoren abzugrenzen.

Das Buch von Vogel und Motulsky (Kap. 1) enthält eine klare Diskussion zu diesem Thema.

Literatur

Anderson, E. V., Hauser, E. V., Kiffin, Penry, J., et al.: Genetic Basis of the Epilepsies. Raven Press, New York 1982.

Anderson, V. E., and Hauser, W. A.: The Genetics of Epilepsy. In: Bearn, A. G., Childs, P., and Motulsky, A. (Eds.): Progress in Medical Genetics. Vol. VI. Saunders, Philadelphia 1984.

Baraitser, M., and Parkes, J. D.: Genetic study of narcoleptic syndrome. J. Med. Genet. **15** (1978): 254–257.

Baron, M., Rainer, J. D., and Risch, N.: X-linkage in bipolar affective illness: perspectives on genetic heterogeneity, pedigree analysis and the X-chromosome map. J. Affect. Disorders **3** (1981): 141–157.

Beverstock, G. C.: The current state of research with peripheral tissues in Huntington disease. Hum. Genet. (1984): 115–131.

Bickel, H., Cleve, H., Koch, G., et al.: Psychiatrische Krankheiten. In: Becker, P. E. (Hrsg.): Humangenetik. Bd. V/2. Thieme, Stuttgart 1967.

Bundey, S., and Carter, C. O.: Recurrence risks in severe undiagnosed mental deficiency. J. Ment. Defic. Res. **18** (1974): 115–134.

– Harrison, J. G., and Marsden, C. D.: A genetic study of dystonia. J. Med. Genet. **12** (1975): 12–19.

Carey, J. C., Laub, J. M., and Hall, B. D.: Penetrance and variability in neurofibromatosis: a genetic study of 60 families. Birth Defects **15** (1979): 271–281.

Carter, C. O., and Evans, K.: Children of adult survivors with spina bifida cystica. Lancet **II** (1973): 924–926.

Cohen, T., Stern, E., and Rosenmann, A.: Sib risk of neural tube defect: is prenatal diagnosis indicated following the birth of a hydrocephalic child? J. Med. Genet. **16** (1979): 14–16.

Davison, B. C. C.: Genetic studies in mental subnormality. I. Familial idiopathic severe subnormality: the question of a contribution by X-linked genes. Br. J. Psychiat. Special publication No. 8 (1973): 1–60.

Finucci, J. M., Guthrie, J. T., Childs, A. L., et al.: The genetics of specific reading disability. Ann. Hum. Genet. **40** (1976): 1–23.

Gomez, M. R. (Ed.): Tuberous Sclerosis. Raven Press, New York 1979.

Gusella, J. F., Wexler, N. S., Conneally, P. M., et al.: A polymorphic DNA marker genetically linked to Huntington's disease. Nature **306** (1983): 234–238.

Harding, A. E.: The hereditary ataxies and related disorders. Churchill Livingstone, Edinburgh 1984.

Harper, P. S., Walker, D. A., Tyler, A., et al.: Huntington's chorea. The basis for long term prevention. Lancet **II** (1979): 346–349.

– Tyler, A., Smith, S., et al.: Decline in the predicted incidence of Huntington's chorea associated with systematic genetic counselling and family support. Lancet **II** (1981): 411–413.

– A genetic marker for Huntington's chorea. Br. Med. J. **287** (1983): 1567–1568.

– Benign hereditary chorea: Clinical and genetic aspects. Clin. Genet. **13** (1978): 85–95.

Hayden, M. R.: Huntington's Chorea. Springer, Berlin 1981.

Huang, P. C., and Sheridan III, R. B.: Genetic and Biochemical Studies with Ataxia Telangiectasia. A Review. Hum. Genet. **59** (1981): 1–9.

Jackson, J. F., Currier, R. D., Terasaki, P. I., et al.: Spinocerebellar ataxia and HLA linkage. Risk prediction by HLA typing. N. Engl. J. Med. **296** (1977): 1138–1141.

Koch, M., and Fuhrmann, W.: Epidemiology of neural tube defects in Germany. Hum. Genet. **68** (1984): 97–103.

Larsson, T., Sjögren, T., and Jacobson, G.: Senile dementia: a clinical, sociomedical and genetic study. Acta Neurol. Scand. Suppl. **167** (1963): 1–259.

Martin, W. E., Young, W. I., and Anderson, V. E.: Parkinson's disease – a genetic study. Brain **96** (1973): 495–506.

Masters, C. L., Harris, J. O., Gajdusek, D. C., et al.: Creutzfeldt-Jakob disease: patterns of worldwide occurence and the significance of familial and sporadic clustering. Ann. Neurol. **5** (1979): 177–188.

Miller, M., and Hall, J. G.: Possible maternal effect on severity of neurofibromatosis. Lancet **II** (1978): 1071–1073.

Penrose, L. S.: The Biology of Mental Defect. Sidgwick a Jackson, London 1972.

Quandt, J., und Sommer, H. (Hrsg.): Neurologie – Grundlagen und Klinik. 2. Aufl. Thieme, Leipzig 1982.

Rabending, G.: Epilepsien, kardiovaskulär bedingte Bewußtseinsstörungen, Narkolepsien und Hypersomnien. In: Quandt, J. und Sommer, H. (Hrsg.): Neurologie – Grundlagen und Klinik. 2. Aufl. S. 840–906. Thieme, Leipzig 1982.

Shokeir, M. H. K.: X-linked cerebellar ataxia. Clin. Genet. **1** (1970): 225–231.

– Von Hippel-Lindau syndrome. A report on three kindreds. J. Med. Genet. **7** (1970): 155–157.

Shields, J.: Monozygotic twins brought up apart and brought up together. Oxford University Press, London 1962.

Sjögren, T., Sjögren, H., and Lindgren, A. G. H.: Morbus Alzheimer and Morbus Pick. A genetic, clinical and patho-anatomical study. Acta Psychiat. Scand. Suppl. **82** (1952): 1–152.

Slater, E., and Cowie, V.: The Genetics of Mental Disorders. Oxford University Press, London 1971.

Smithells, R. W., Sheppard, S., Schorah, C. J., et al.: Possible prevention of neural tube defects by periconceptional vitamin supplementation. Lancet **I** (1980): 339–340.

Sutherland, G. R.: Fragile sites on human chromosomes: demonstration of their dependence on the type of tissue culture medium. Science **197** (1977): 265–266.

Turner, G., Brookwell, R., Daniel, A., et al.: Heterozygous expression of X-linked mental retardation and X-chromosome marker fra(X) (q27). N. Engl. J. Med. **303** (1980): 662–664.

– Daniel, A., and Frost, M.: X-linked mental retardation, macroorchidism and the Xq27 fragile site. J. Pediat. **96** (1980): 837–841.

Kapitel 12

Erkrankungen der Knochen und des Bindegewebes

Primäre Knochendysplasien

Die genetische Beratung für diese komplizierte Krankheitsgruppe verlangt besondere Sorgfalt. Eine vollständige Röntgenuntersuchung und klinische Einschätzung sind für eine sichere Diagnose notwendig, aber selbst so bleiben manche Fälle ohne Diagnose. In einer solchen Situation muß man sich vom Stammbaummuster der entsprechenden Familie leiten lassen. Die meisten Formen folgen zwar einem mendelnden Erbgang, aber für einen isolierten Fall ist die Unterscheidung zwischen einer dominanten Neumutation und einer autosomal-rezessiven Vererbung oft unmöglich. Spezielle Anstrengungen sollten unternommen werden, um Fotografien und Röntgenaufnahmen von allen Skelettdysplasien zu bekommen, vor allem bei Totgeburten. Es ist überraschend und zugleich enttäuschend, wie oft derartige wesentliche diagnostische Hinweise nicht wahrgenommen oder, im Falle der Röntgenaufnahme, im Krankenhaus vernichtet werden. Selbst alte Familienfotos können in manchen Fällen von großem Wert sein, wenn Familienmitglieder nicht mehr leben. Personen mit verschiedenen (oder sogar der gleichen) Formen von Zwergwuchs heiraten häufig einander. Das Ergebnis ist eine große Vielfalt in der Nachkommenschaft. Eine Interaktion der Gene ist nur bei Krankheiten allelen Ursprungs zu erwarten. Die Geburt eines Kindes mit normaler Statur kann für ein derartiges Paar überraschend sein und sogar ein schweres Problem bedeuten. Die meisten kleinwüchsigen Paare wollen auch Kinder mit kleiner Statur adoptieren. Schwierigkeiten bei der Entbindung infolge eines schmalen Beckens dieser Frauen dürfen ebenfalls nicht unbeachtet bleiben.

Eine pränatale Diagnostik mittels Ultraschall ist bei einer Anzahl schwerer neonataler Knochendysplasien durchführbar, besonders bei jenen mit Gliedmaßenverkürzung.

In Tabelle 12.1. ist die Erblichkeit einiger Haupttypen von Knochendysplasien auf der Basis der „Paris-Klassifikation“ zusammengestellt. Spezielle Hinweise für einige der Krankheiten werden nachfolgend kurz erwähnt.

Achondroplasie

Niemals sollte diese Diagnose ohne Überprüfung akzeptiert werden, insbesondere wenn sie von einem orthopädischen Chirurgen oder einem Geburtshelfer erstellt wurde. So bestand der Fallbericht eines totgeborenen Kindes aus einem Wort – „Achondroplasie“ –, erwies sich aber nach Überprüfung als thanatophorer Zwergwuchs. Eine echte Achondroplasie verursacht im neonatalen Leben kaum Probleme, auch wenn sie bei der Geburt bereits erkannt werden kann. Die

Tabelle 12.1. Erblichkeit von Knochendysplasien (seltenere Alternativen in Klammer)

Autosomal-dominant
Achondroplasie
Conradi-Syndrom (ein Typ)
Dychondrosteosis
angeborene spondylo-epiphysäre Dysplasie
kleidokraniale Dysplasie
kranio-karpo-tarsale Dysplasie (Freeman-Sheldon-Syndrom)
kranio-metaphysäre Dysplasie (autosomal-rezessiv)
metaphysäre Dysplasie, Typ Schmidt
multiple epiphysäre Dysplasie
progressive diaphysäre Dysplasie (autosomal-rezessiv)
multiple kartilaginäre Exostosen
Fibrodysplasia ossificans progressiva, Münchmeyer-Syndrom (Myositis ossificans progressiva)
Hypochondroplasie
Kniest-Syndrom
Nagel-Patella-Syndrom
Osteopoikilosis
Pseudoachondroplasie (autosomal-rezessiv)
Tricho-Rhino-Phalangie-Syndrom
angeborene Verkrümmung (Blound-Syndrom)

Autosomal-rezessiv
Achondrogenesis
Van-Buchem-Syndrom (meist familiär)
Conradi-Syndrom (ein Typ)
chondro-ektodermale Dysplasie (Ellis-van-Creveld-Syndrom)
familiäre metaphysäre Dysplasie
metaphysäre Dysplasie, Typ Jansen
infantile Hypophosphatasie
Knorpel-Haar-Hypoplasie
Jeune-Syndrom, Thoraxdysplasie
Mukopolysaccharidose (mit Ausnahme Typ II)
Ollier-Syndrom, Osteochondromatose
Pyknodysostose
Sclerosteose
Seckel-Syndrom, Vogelkopf-Zwergwuchs
Weill-Marchesani-Syndrom
diatrophischer Zwergwuchs
metaphysärer Zwergwuchs

X-chromosomal
Dysplasia spondylo-epiphysaria tarda (rezessiv)
Mukopolysaccharidose II (rezessiv)
Oro-fazio-digitales Syndrom, Typ I (dominant, im männlichen Geschlecht letal)
Oto-palato-digitales Syndrom (wahrscheinlich intermediär)
Vitamin-D-resistente Rachitis (intermediär)

Variabel oder unsicher
Albright-Syndrom, fibröse Dysplasie (fast immer sporadisch)
Chondrodysplasia punctata (s. S. 178)
nicht klassifizierte spondylo-epiphysäre Dysplasie

Fortsetzung Tabelle 12.1.

infantile Hyperostosis corticalis, Caffey-Syndrom
De-Lange-Syndrom (s. S. 188, Risiko für Geschwister etwa 2 %)
Leri-Syndrom, Melorheostosis (gewöhnlich sporadisch)
Paget-Syndrom (wahrscheinlich autosomal-dominant mit unvollständiger Penetranz)
Silver-Syndrom (meist sporadisch)
thanatophorer Zwergwuchs (s. S. 178, Risiko für Geschwister etwa 2 %)

meisten schweren Fälle von „Achondroplasie" sind andere Dysplasien. Die Erblichkeit ist unveränderlich autosomal-dominant, doch sind ungefähr 80 % der Fälle Neumutationen und demzufolge ohne bestimmtes Wiederholungsrisiko für zukünftige Geschwister. Homozygote Achondroplasie kommt bei 1/4 der Kinder zweier Eltern mit Achondroplasie vor und endet bald nach der Geburt mit dem Tod. Ein weiteres Viertel der Kinder solcher Ehepaare ist normal.

Die leichtere Krankheit *Hypochondroplasie* ist wahrscheinlich eine allele Form zur Achondroplasie, da „compounds" erwähnt wurden, wenn ein Elternteil an Achondroplasie und der andere an Hypochondroplasie erkrankt war (McKusick 1973). Obgleich die meisten Patienten mit Hypochondroplasie nur geringe körperliche Beschwerden haben und geistig völlig normal sind, wurde über eine kleine Zahl von Fällen mit geistiger Retardierung berichtet, die vermutlich nicht auf Zufall beruht.

Pseudoachondroplasie

Es existieren sowohl autosomal-rezessive als auch autosomal-dominante Formen, doch sind letztere bei weitem die häufigeren. Daher ist das Risiko der Nachkommenschaft eines isolierten Falles mit typischen Merkmalen und keinem Hinweis auf Blutsverwandtschaft nahezu 50 %, dagegen für die Geschwister gering (etwa 3 %).

Spondylo-epiphysäre Dysplasien und Spondylo-metaphysäre Dysplasien

Diese Gruppe ist besonders heterogen und kann zu Verwechslungen führen, eine Situation, die durch die Tendenz erschwert wird, daß man eine nicht diagnostizierbare Dysplasie dann in diese Kategorie einordnet. Dennoch sollte eine X-chromosomale „tarda"-Form sogar in einem isolierten Fall klar durch die charakteristischen Röntgenbilder der Wirbelsäule mit einem zentralen „Buckel" des Knochens und verhältnismäßig normalen distalen Gliedmaßen erkennbar sein.

Die schwere *Dysplasia spondylo-epiphysaria congenita* wird häufig mit dem Morquio-Syndrom verwechselt (Mukopolysaccharidose IV) und folgt gewöhnlich einem autosomal-dominanten Erbgang. Netzhautablösung ist eine dabei auftretende Komplikation.

Dyschondrosteose und Madelungsche Deformität

Die meisten Fälle mit Madelungscher Deformität des Handgelenkes sind Teil der leichten, aber generalisierten Dysplasie, Dyschondrosteose, mit autosomal-dominanter Vererbung. Eine schwere Dysplasie kann bei Kindern durch Homozygotie bedingt sein, wenn beide Eltern erkrankt sind.

Multiple epiphysäre Dysplasie

Leicht erkrankte Personen brauchen nur einen mäßigen Kleinwuchs zu haben, wobei der für die meisten Familien charakteristische autosomal-dominante Erbgang fehlen kann. Wenn Patienten mit bilateraler Perthes-Erkrankung genetisch beraten werden, muß diese Erkrankung ausgeschlossen werden.

Chondrodystrophia punctata (Conradi-Syndrom)

Katarakt, geistige Retardierung und auch Ichthyosis können hierbei vorkommen. Sowohl autosomal-dominante als auch autosomal-rezessive Formen existieren, die letzteren haben eine schwerere Verlaufsform. X-chromosomale Vererbung kommt nur gelegentlich vor. Eine Phänokopie kann durch Warfarin-Einnahme durch die Mutter in der Frühschwangerschaft hervorgerufen werden (Holzgreve et al. 1976) und ist auszuschließen, bevor eine genetische Basis zugrunde gelegt wird.

Letale Neugeborenen-Dysplasie

Die Hauptursachen sind in Tabelle 12.2. aufgeführt. Einige sind absolut letal, andere nicht in allen Fällen. Sensitive Ultraschalluntersuchungen, insbesondere periodische Messungen, sind jetzt in der Pränataldiagnostik für diese Gruppe von großem Wert (Kelly et al. 1983). Röntgenuntersuchungen sollten bei einer suspekten Totgeburt stets vorgenommen werden, da spezifische Diagnosen ohne diese in der Regel unmöglich sind. Die Osteogenesis imperfecta congenita kann leicht mit einer letalen Neugeborenendysplasie verwechselt werden. Obwohl eine Anzahl aus dieser Gruppe einem autosomal-rezessiven Erbgang folgt, ist die häufigste Form, der thanatophore Zwergwuchs, gewöhnlich sporadisch. Heterogenität könnte die Ursache für die wenigen Wiederholungsfälle sein.

Osteopetrosis

Diese „Marmorknochenkrankheit" ist durch eine erhöhte Kompaktheit der Knochen einschließlich Pyknodysostosis, Sklerosteosis und Van-Buchem-Syndrom (Hyperostose) charakterisiert. Eine echte Osteopetrosis existiert in zwei

Tabelle 12.2. Häufige Knochendysplasien bei nicht lebensfähigen Neugeborenen

Typ	Erblichkeit
Achondrogenesis (zwei Formen)	autosomal-rezessiv
Conradi-Syndrom, Chondrodysplasia punctata	meist autosomal-rezessiv
Kamptomelische Dysplasie	unsicher (einige Frauen mit XY-Konstitution)
Ellis-van-Creveld-Syndrom	autosomal-rezessiv
Hypophosphatasie (schwere Form)	autosomal-rezessiv
Jeune-Syndrom, Thoraxdysplasie	autosomal-rezessiv
Majewski-Syndrom und andere Kurzrippen-Polydaktylie-Syndrome	autosomal-rezessiv
Osteogenesis imperfecta congenita	unsicher (s. S. 180)
Metatrophischer Zwergwuchs	autosomal-rezessiv
Thanatophorer Zwergwuchs	unsicher, meist sporadisch

Formen, einer leichten, häufig asymptomatisch verlaufenden und autosomal-dominant erblichen Form, und einer schweren frühkindlichen Form mit Knochenmarkbeteiligung, Umwandlung der gesamten Spongiosa der Rumpf-, Schädel- und Röhrenknochen in eine kompakte Masse mit Neigung zu Frakturen (bei schweren Anämien sind immer Röntgenaufnahmen der Röhrenknochen zu machen!) und autosomal-rezessiver Erblichkeit.

Multiple Exostosen (diaphysäre Aklasie)

Diese folgen einem klassischen autosomal-dominanten Erbmodus. Einige Personen haben nur wenige Läsionen, die nicht symptomatisch sind. Im Gegensatz dazu wird die Endochromatosis (Knochenchondromatose), chondromartige Knorpelwucherungen mit unklarem Basisdefekt, (Ollier-Syndrom) selten auf Kinder übertragen und ist von unbekanntem Erbgang.

Gliedmaßendefekte

Es ist kaum möglich, sich an dieser Stelle mit allen Formen zu befassen. Die Bücher von Becker, Beighton, Temtamy und McKusick wie auch Wynne-Davies sollten für weitere Einzelheiten zu Rate gezogen werden. Ein hoher Anteil von bilateralen Anomalien folgt der Mendelschen Vererbung, viele sind Teil häufig vorkommender Syndrome.

Im Gegensatz dazu sind unilaterale Defekte gewöhnlich nicht genetisch bedingt. Ist das Wiederholungsrisiko hoch, erlaubt ein sensitiver Ultraschall die pränatale Diagnose der schwereren Defekte und kann durch Fetoskopie unterstützt werden (s. Kap. 7).

Polydaktylie

Die isolierte postaxiale Polydaktylie ist ein harmloses, aber relativ häufiges (besonders unter Schwarzafrikanern) autosomal-dominantes Krankheitsbild mit unvollständiger Penetranz. Wichtige Krankheiten mit Polydaktylie als Begleitsymptom sind die Trisomie 13, das Ellis-van-Creveld-Syndrom, Jeune-Syndrom und das Laurence-Moon-Biedl-Bardet-Syndrom.

Syndaktylie

Das Poland-Syndrom mit unilateraler Syndaktylie und pektoraler Muskelaplasie stellt eine wichtige Form dar. Sie scheint nicht genetisch bedingt (autosomal-dominanter Erbgang?) zu sein und ist möglicherweise Folge von Schwangerschaftsabbruchversuchen (David 1972). Bilaterale isolierte Syndaktylie der Hände und/oder Füße hat verschiedene Formen, alle sind autosomal-dominant erblich. Bedeutende Syndrome schließen das orofaziodigitale Syndrom ein (X-chromosomal dominant, letal im männlichen Geschlecht) und die Akrozephalosyndaktylie (s. Kap. 13). Die extreme Fusionsstörung, Sirenomegalie, tritt sporadisch auf.

Brachydaktylie

Es existieren verschiedenartig ausgeprägte Typen. Die Erblichkeit ist allgemein autosomal-dominant. Syndrombeziehungen umfassen den Pseudohypoparathyroidismus (X-chromosomal dominant) und das Turner-Syndrom.

Ektrodaktylie (Spalthand oder Hummernschere)

Die meisten isolierten bilateralen Fälle folgen einem autosomal-dominanten Erbmodus. Es gibt Familien, in denen vielfach erkrankte Geschwister, von gesunden Eltern geboren, selbst wiederum kranke Kinder hatten (Emery 1975). Autosomal-rezessive Vererbung oder fehlende Penetranz scheinen unzureichende Erklärungen zu sein. Viel wahrscheinlicher sind germinale Mosaike, eine „Prämutation" oder andere unbekannte Mechanismen. Was auch immer der Grund sein mag, für erkrankte Personen besteht ein hohes Risiko, kranke Kinder zu haben, sogar wenn der familiäre Erbgang autosomal-rezessiv zu sein scheint. Ein wichtiges Syndrom ist das EEC-Syndrom (englisch „ectrodactyly-ectodermal dysplasia – cleft lip and palate; Lippen-Kiefer-Gaumenspalte mit Spalthand und -fuß, Zahnschmelzdefekten und hellen, dünnen Haaren), das ebenfalls autosomal-dominant erblich ist.

Gliedmaßen-Reduktionsdefekte

Diese Defekte sind äußerst schwierig zu unterscheiden. Einige, vor allem die asymmetrischen Amputationsdefekte, verbunden mit „amniotischen Schnürfurchen", sind wahrscheinlich nicht genetisch bedingt. Andere symmetrische Defekte können mit Ösophagus-, Anal-, Herz-, Nieren- und Wirbelanomalien assoziiert sein (VATER-Assoziation), das Wiederholungsrisiko ist gering. Thalidomid war früher eine Hauptursache. Heute sind bislang keine anderen pharmakainduzierten Defekte dieses Typs bekannt. Neue Fälle vom Typ der schweren Thalidomid-Schädigung (manchmal als „Pseudothalidomid"- oder Roberts-Syndrom bezeichnet), sind wahrscheinlich autosomal-rezessiv. Wichtige und variable Syndrome, die hauptsächlich die unteren Gliedmaßen betreffen, sind:

Thrombozytopenie-Radius-Aplasie (TAR)	autosomal-rezessiv
Fanconi-Panzytopenie	autosomal-rezessiv
Holt-Oram-Syndrom (Herz-Hand-Syndrom)	autosomal-dominant
Poland-Syndrom (unilateral, mit Fehlen des M.pectoralis)	zu vernachlässigendes Wiederholungsrisiko
Orofaziodigitales Syndrom (2 Typen)	X-chromosomal dominant letal im männlichen Geschlecht (s. S. 194)

Bei der Radiusaplasie mit Thrombozytopenie ist mit Hilfe der fetalen Radiologie eine frühe pränatale Diagnose möglich. Der Ultraschalleinsatz hat sich hier wie auch für andere Gliedmaßendefekte als das geeignetste Mittel erwiesen. Die Chromosomeninstabilität kultivierter Amnionzellen oder fetaler Blutzellen erlaubt einen Rückschluß auf das Vorliegen einer Fanconi-Panzytopenie.

Erkrankungen des Bindegewebes

Osteogenesis imperfecta

Die Osteogenesis imperfecta ist eine heterogene Erkrankung. Die klinische und genetische Klassifikation ist unbefriedigend, und unsere biochemischen Kenntnisse erlauben keine klare Unterscheidung der Typen (Tab. 12.3.).

Tabelle 12.3. Osteogenesis imperfecta. Eine provisorische Klassifikation

1. Tarda
   a) autosomal-dominant – die überwiegende Mehrzahl der Fälle. Schweregrad sehr variabel, zweifellos genetisch heterogen
   b) autosomal-rezessiv – extrem selten. Schwerer Verlauf mit progressiver Deformation
2. Congenita
   a) sporadisch – vermutlich dominante Neumutation. Die Mehrzahl der Fälle. Heterogenität nahezu gewiß. Knochen gewöhnlich röntgenologisch kompakt mit perlartigen Rippen.
   b) autosomal-rezessiv. Selten

Informationen, die heute mittels spezifischer Kollagen-Gen-Sonden gewonnen werden, tragen zu einer Situationsklärung bei. Vom praktischen Aspekt erfordern folgende Punkte Beachtung:

1. Bei der sich spät manifestierenden „tarda"-Form ist autosomal-dominante Vererbung die Regel. Die gelegentlich rezessiv-erblichen Beispiele entstammen meist Inzuchtpopulationen.
2. Sorgfältige Untersuchung der scheinbar unauffälligen Mitglieder in nur leicht erkrankten Familien ist notwendig, um Mikrosymptome auszuschließen, wie z. B. Hörverlust (vom otosklerotischen Typ) und Zahnschmelzveränderungen, vor allem bei Annahme einer Neumutation.
3. Blaue Skleren sind bei gesunden Kindern häufig.
4. Wird ein ernsthaft erkranktes Kind mit dem „congenita"-Typ von gesunden Eltern geboren, sind die meisten Fälle sporadisch und stellen vermutlich dominante Neumutationen dar.
   Beispiele, daß mehr als ein derartiges Kind von gesunden Eltern geboren wurde, kommen selten vor. Die meisten waren röntgenologisch in den „Kompaktknochen"-Typ einzustufen. Ungeachtet einer australischen Studie, die eine rezessive Erblichkeit der meisten Fälle vermuten läßt, zeigen die Daten aus Großbritannien, daß solche rezessiven Fälle wahrscheinlich weniger als 10 % aller „congenita"-Fälle ausmachen. Infolgedessen beträgt das Wiederholungsrisiko unter Geschwistern nicht mehr als 3 % (Young u. Harper 1980). Selbst wenn ein Kind am „Kompaktknochen"-Typ erkrankt ist, wird das Wiederholungsrisiko beträchtlich niedriger als das für autosomal-rezessive Vererbung erwartete 1:4-Risiko sein.
5. Die Vorhersage des Schweregrades der Erkrankung für die Nachkommen eines erkrankten Patienten ist schwierig, doch zweifellos wird das Risiko für die schwere Osteogenesis imperfecta congenita sehr gering sein. Gibt es genügend erkrankte Familienmitglieder für einen Hinweis auf den Schweregrad, kann man eine ziemlich sichere Vorhersage treffen.

Marfan-Syndrom

Diese Krankheit wird häufig bei großen Personen mit schlankem Habitus ohne Kardinalsymptome überbetont. Selten gibt es aber diagnostische Zweifel, wenn das Vorhandensein oder Fehlen der verschiedenen Hauptcharakteristika als Ganzes berücksichtigt werden. Die Vererbung erfolgt autosomal-dominant. Die

Tabelle 12.4. Das Ehlers-Danlos-Syndrom (nach Beighton 1978)

Typ	Basisdefekt	Erblichkeit
I	unbekannt	autosomal-dominant
II	unbekannt	autosomal-dominant
III	unbekannt	autosomal-dominant
IV	Kollagendefekt Typ II	autosomal-dominant oder autosomal-rezessiv
V	Lysyl-Oxidase-Defizienz	X-chromosomal rezessiv
VI	Prokollagen-Lysyl-Hydroxylase-Defizienz	autosomal-rezessiv
VII	Prokollagen-Protease-Defizienz	autosomal-rezessiv

Vorhersage großer Aorten-Anomalien ist schwierig, und viele Patienten leben relativ normal bis zum Eintritt des unerwarteten Todes. Verschiedene Patienten zeigen ungewöhnlich hohe Intelligenz und große Leistungen. Etwa die Hälfte der Krankheitsfälle ist vermutlich auf Neumutationen zurückzuführen. Die Penetranz ist wahrscheinlich vollständig, doch sollten anscheinend gesunde Angehörige sorgfältig geprüft werden (Spaltlampenuntersuchung für geringfügige Linsendislokation). Große Genauigkeit ist auch hinsichtlich der Unterscheidung von Patienten mit Homozystinurie (autosomal-rezessiv) und isolierter Linsendislokation angebracht. Letztere ist auf Sphärophakie zurückzuführen, die zufällig bei schlanken Personen auftritt. Des weiteren ist ein separates dominantes Syndrom der Arachnodaktylie mit Kontrakturen, aber keinen sonstigen wesentlichen Komplikationen (Beale-Syndrom) beschrieben worden.

Ehlers-Danlos-Syndrom

Diese Krankheitsgruppe, in der Hyperelastizität und Vulnerabilität der Haut, Überstreckbarkeit der Gelenke, seltener vaskuläre, viszerale und okuläre Komplikationen die hauptsächlichen Charakteristika sind, ist äußerst heterogen. Tabelle 12.4. gibt die Ergebnisse von Beighton (1978) wieder. Autosomal-dominante Vererbung ist der bei weitem häufigste Erbgang. Schwangerschaften können bei den schweren Formen gefährlich sein. Es gibt die Tendenz für die Bezeichnung einer neuen, noch nicht beschriebenen Bindegewebserkrankung als „Typ N + 1" des Ehlers-Danlos-Syndroms. Ohne Zweifel werden die Entwicklungen in der Kollagenbiochemie und der spezifischen Gensonden dazu beitragen, einige dieser neuen Krankheiten zu identifizieren.

Cutis laxa

Diese Elastolyse der Haut kann einem autosomal-rezessiven oder autosomal-dominanten Erbmodus folgen. Somit besteht ein hohes Risiko für die Nachkommen eines isolierten Falles.

Pseudoxanthoma elasticum

Die meisten Fälle folgen einer autosomal-rezessiven Vererbung, doch sind auch einige wenige Familien mit dominantem Erbgang und mit leichteren klinischen Merkmalen beschrieben worden (Pope 1974). Symptomlose Personen können

Tabelle 12.5. Die Mukopolysaccharidosen

	Typ	Defizientes Enzym und Erblichkeit
I(H)	*Hurler* (schwerer Verlauf, Korneatrübung, Neurodegeneration)	α-Iduronase, autosomal-rezessiv
I(S)	*Scheie* (milder Verlauf, Korneatrübung, keine Neurodegeneration, Erwachsene überleben)	
II	*Hunter* a) schwer,früher Krankheitsausbruch mit Neurodegeneration, Cornea klar b) mild, später Krankheitsausbruch, keine Neurodegeneration, Skelettanomalien und Herzinsuffizienz	Iduronat-Sulfatase, X-chromosomal rezessiv
III	*Sanfilippo* schwere Neurodegeneration, weniger schwere körperliche Veränderungen, Kornea klar, biochemische Formen klinisch nicht unterscheidbar	a) Heparan-Sulfat-Sulfatase b) N-Acetyl-Glukosaminidase, autosomal-rezessiv
IV	*Morquio* schwere Veränderungen der Wirbelsäule mit Zwergwuchs, keine Neurodegeneration	Galaktosamin-Sulfat-Sulfatase, autosomal-rezessiv
VI	*Maroteaux-Lamy* schwere körperliche Veränderungen, Korneatrübung, keine Neurodegeneration	Aryl-Sulfatase, autosomal-rezessiv
VII	*β-Glukuronidase-Defizienz* körperliche und geistige Veränderungen, variabel	β-Glukuronidase

auf Grund des Vorhandenseins von gefäßähnlichen Streifen am Augenhintergrund ausfindig gemacht werden.

Mukopolysaccharidosen (Tab. 12.5.)

Alle Typen folgen einem autosomal-rezessiven Erbgang, ausgenommen der X-chromosomale Typ II (Hunter-Syndrom). Die enzymatische Basis der Haupttypen ist klar definiert und sollte durch pränatale Diagnostik, die für alle Typen möglich ist, analysiert werden. Die klassische Unterscheidung zwischen männlichen Fällen des Typs I und II wie auch des Typs II und III ist nicht immmer einfach.

Die Risiken für die Nachkommen gesunder Geschwister sind sehr gering, ausgenommen beim X-chromosomalen Typ II. Die Hurler- und Scheie-Typen sind in der Regel allelomorph, wie auch die leichten und schweren Formen des Hunter-Syndroms. Auf jeden Fall laufen beide Formen in Familien parallel. Gelegentlich kommen Fälle mit intermediärem Krankheitsbild zwischen Hurler- und Scheie-Typ vor; sie stellen vermutlich einen „genetischen Compound" mit je einem Allel beider Typen dar. Die verwandten Mukolipidosen sind in ihrem Erbgang autosomal-rezessiv.

Die Risiken für die Nachkommen gesunder Geschwister sind sehr gering, ausgenommen das X-chromosomale Hunter-Syndrom. Hier ist die Erkennung weiblicher Carrier von großer Wichtigkeit. Kombinierte Enzymanalysen im Serum und Untersuchungen an Haarbalgzellen ermöglichen in den meisten Fällen eine genaue Unterscheidung (Archer et al. 1983). Bezüglich einer pränatalen Diagnose der verschiedenen Typen stellt die Mukopolysaccharidanalyse im Fruchtwasser einen sicheren und schnellen Test dar, um den spezifischen Enzymassay zu vervollständigen (Mossman u. Patrick 1982).

Arthritis und Arthropathien

Die häufigeren arthritischen Krankheiten sind meist nichtmendelnd. Als Ergebnis der Untersuchungen über eine Assoziation mit dem HLA-System zeichnen sich einige der beteiligten Hauptgene ab.

Spondylitis ankylopoetica

Bis zur Einführung der HLA-Typisierung war das „irgendeine multifaktorielle Krankheit". Die Aufdeckung einer starken Assoziation mit HLA B27 und einigen eng gekoppelten Genen innerhalb der HLA-Region hat die Spondylitis als vermutlich hauptsächlich genetisch determinierte Krankheit offenbart. Emery und Lawrence (1967) geben ein Risiko von 5 % (7 % für Männer und 2 % für Frauen) für die klinische Erkrankung Verwandter 1. Grades von Patienten mit Spondylitis ankylopoetica an; 16 % wiesen radiologisch eine Sakroiliitis auf. Der HLA-Typ der Verwandten belastet deren Risiko beträchtlich (s. Kap. 3). Die Chance, daß ein B27-Kind von einem B27-Patienten die Spondylitis klinisch entwickelt, beträgt 9 % gegenüber einem Risiko von unter 1 % bei Nachkommen ohne dieses Antigen.

Rheumatoide Arthritis

Hier besteht eine Assoziation mit einem spezifischen Antigen des HLA D-Locus, aber die Risiken einer klinischen rheumatoiden Arthritis sind für Verwandte nicht groß. Sie sind für Verwandte 1. Grades verdoppelt, obwohl die Inzidenzen der radiologischen Anomalien beträchtlich höher sind. Das HLA-Antigen DRw 4 trat bei Patienten mit rheumatoider Arthritis zweimal so häufig wie bei normalen und sechsmal häufiger bei familiären Fällen auf. Darin scheint die größte genetische Determinante zu liegen. Das Vorkommen eines positiven Tests für rheumatoide Faktoren ist mit dem HLA DRw 3 verbunden (Panayi 1979). Darüber hinaus kennt man heute eine ausgeprägte progressive „pseudorheumatoide Chondrodysplasie", die vermutlich autosomal-rezessiv vererbt wird. Generalisierte Kontrakturen und schmerzhafte Schwellungen können zu Verwechslungen mit der juvenilen rheumatoiden Arthritis führen.

Systemischer Lupus erythematodes

Diese klinisch heterogene Krankheit zeigt eine interessante Gynäkotropie. Bei einem Teil der Kinder einer kranken Mutter kommt ein kongenitaler Herzblock vor. Für diese Krankheit scheinen keine empirischen Risiken für Verwandte zu existieren. Die Inzidenz anderer immunologischer Störungen, wie z. B. Sklerodermie, ist in der Verwandtschaft von Merkmalsträgern ebenfalls kaum erhöht, unter 5 % für Verwandte 1. Grades. Familienuntersuchungen könnten aber bei abweichenden Tests eine höhere Frequenz für wichtige Antikörper zeigen.

Osteoarthritis

Diese Knochen- und Gelenkentzündung kommt unter Verwandten 1. Grades mit der doppelten allgemeinen Populationsprävalenz vor. Wenn sie mit Heberden-Knoten (erbsenförmige Verdickungen) verbunden ist, erhöht sich das Risiko vermutlich um das Dreifache. Für das Auftreten der Knoten selbst wird eine autosomal-dominante Vererbung mit unvollständiger Penetranz im männlichen Geschlecht angenommen. Doch die Tatsache, daß sie bei Verwandten vereinzelter männlicher Propositi häufiger vorkommen, läßt eine polygene Vererbung vermuten. Eine Assoziation mit dem HLA-System hat sich bislang nicht bestätigen lassen.

Tabelle 12.6. Mendelnde Formen der Osteoarthropathie

Interphalangiale Osteoarthrose	autosomal-dominant
Heberden-Knoten	autosomal-dominant (s. Text)
Familiäre digitale Osteoarthropathie mit avaskulären Nekrosen	autosomal-dominant
Erbliche Arthro-Ophthalmopathie (Stickler)	autosomal-dominant
Osteoarthrosis, Platyspondylie und β-2-Globulin-Defizienz	autosomal-rezessiv (vermutlich)
Multiple epiphysäre Dysplasie	autosomal-dominant
Spondylo-epiphysäre Dysplasie Tarda	X-chromosomal rezessiv
Pseudoachondroplasie	autosomal-dominant oder autosomal-rezessiv
Erbliche Osteoarthritis der Hüfte	autosomal-dominant
Erbliche Chondrokalzinose	autosomal-dominant oder autosomal-rezessiv
Alkaptonurie	autosomal-rezessiv

Eine ungewöhnliche Konzentration von Osteoarthritis in einer Familie sollte den Verdacht auf eine zugrunde liegende Knochendysplasie wecken. So ist eine Familie mit degenerativem Hüftleiden und autosomal-dominanter Vererbung über vier Generationen beschrieben worden (Harper u. Nuki 1980). Tabelle 12.6. faßt die mendelnden Erbgänge für die Osteoarthritisformen zusammen, die der Übersicht von Harper und Nuki (1980) entstammen.

Kongenitale Dislokation der Hüfte

Neben Umweltfaktoren besteht eine genetische Determination sowohl für die Gestalt des Acetabulums als auch für die Gelenkschwäche. Das Geschlechtsverhältnis von Frauen zu Männern ist ungefähr 3:1. Die allgemeine Inzidenz beträgt etwa 5 auf 1000 Geburten. Die Wiederholungsrisiken sind von Wynne-Da-

Tabelle 12.7. Wiederholungsrisiken für angeborene Hüftluxation (nach Wynne-Davies)

Erkrankte Person	Risikoperson	Risiko (%)		
		insgesamt	♂	♀
1 Geschwister	Geschwister	6	1	11
1 Elternteil	Kinder	12	6	17
1 Elternteil und 1 Kind	Kinder	36		
Verwandter 2. Grades	Neffe/Nichte	< 1		

vies (1970) untersucht worden, dessen Daten in Tabelle 12.7. aufgeführt sind. Besonders sorgfältig muß bei Neugeborenen eine vorübergehende „schnellende Hüfte" (Zurückschnappen im Hüftgelenk, bei echter Subluxation) von anderen generalisierten Knochen- und Bindegewebskrankheiten unterschieden werden, die häufig mit einer Hüftdislokation einhergehen.

Perthes-Syndrom

Für das echte Perthes-Syndrom (im Wachstumsalter auftretende Destruktionsherde im Femurkopf und an der Gelenkpfanne) besteht ein geringes Wiederholungsrisiko, etwa 0,6 % für Geschwister und 2,8 % für Kinder eines erkrankten Patienten (Hall 1983). Die annähernd gleichen Risiken bestehen bei Verwandten von Patienten mit einem bilateralen Hüftleiden. Die Risiken für Verwandte 2. und 3. Grades sind minimal. Familiäre Häufungen sollten den Verdacht erregen, daß andere Krankheiten, wie z. B. eine multiple epiphysäre Dysplasie, vorliegen könnten.

Arthrogryposis (angeborene Kontrakturen)

Diese Gruppe ist klinisch so heterogen, daß nicht alle Ursachen aufgeführt werden können (s. Übersicht bei Hall 1983). Eine primäre Diagnose mit einer sorgfältigen Schwangerschaftsanamnese (zum Ausschluß von Umweltfaktoren) und einer Familienanamnese (wichtige neurologische oder Skelett-Krankheiten) muß aufgestellt werden. Gleichfalls notwendig sind die vollständige Prüfung und Untersuchung für die Feststellung, ob die Kontrakturen Teil eines allgemeinen Syndroms sind oder eine neurogene bzw. myopathische Ursache haben. Wenn keine spezifische Ursache gefunden wird und der Fall als isoliert anzusehen ist, wird das Wiederholungsrisiko wahrscheinlich gering sein. Ist ein Elternteil, auch nur leicht, erkrankt, liegt die Wahrscheinlichkeit eines autosomal-dominanten Erbgangs nahe. Die Aussicht auf eine positive Behandlung ist allgemein gut, wenn das Krankheitsbild eine sekundäre Deformität darstellt.

Talipes

Analog zur Arthrogryposis gibt es auch hier viele primäre Ursachen, vor allem neurologische Defekte, die es auszuschließen gilt. Idiopathischer Klumpfuß kommt in Großbritannien bei etwa 1 von 1000 Geburten vor. Das Mann:Frau-Verhältnis beträgt 2:1. Für Geschwister besteht insgesamt ein Risiko von 3 %. Es ist aber für Geschwister eines männlichen Patienten mit 2 % geringer als für einen weiblichen Patienten (5 %), wie es auf der Basis einer polygenen Vererbung zu erwarten ist. Die vollständigen Daten der Risiken für die Nachkommen von Patienten sind noch nicht verfügbar. Wynne-Davies (1965) vermutet, daß das Risiko bis zu 25 % für die weiteren Nachkommen eines erkrankten Elternteils mit einem erkrankten Kind betragen kann.

Idiopathische Skoliose

Diese kann im Kindesalter oder bei Jugendlichen auftreten (Wynne-Davies 1965).

Infantile Skoliose: Die Inzidenz beträgt etwa 1,3 auf 1000 Geburten in Großbritannien, ist aber in Nordamerika viel geringer. Zufriedenstellende Daten für Geschwister liegen nicht vor.

Jugendliche Skoliose: Die Inzidenz beträgt etwa 0,3 auf 1000 Geburten für Jungen und 4 auf 1000 Geburten für Mädchen. Das Gesamtrisiko für Verwandte 1. Grades beträgt etwa 5–7 % für die großen Defekte, doch sind die Daten für eine Aufgliederung nach Geschlecht und Typ für die Verwandten unzureichend.

Dupuytrensche Kontraktur

Gibt es keine anderen primären Ursachen, ist eine autosomal-dominante Vererbung anzunehmen. Wenn das zutrifft, sollte man auch schwere Formen homozygotischen Ursprungs erwarten.

Erbliche Trommelschlegel-Finger

Dieses häufige und harmlose autosomal-dominante Merkmal wird von Ärzten oft mit dem erworbenen Trommelschlegel-Finger mit weitaus ernsthafterer Bedeutung verwechselt. Die Patienten sind gewöhnlich mit der erblichen Grundlage ihres Merkmals vertraut.

Verschiedenartige Skelett-Syndrome

Nagel-Patella-Syndrom (autosomal-dominant)

Dieses Syndrom kann sich in Verbindung mit Klumpfuß oder Hüftdislokation zusätzlich zu den dysplastischen Nägeln und der Aplasie oder Hypoplasie der Patella zeigen. Die Einbeziehung der Nieren in das Krankheitsbild kommt im späteren Leben vor. Eine Kopplung mit dem AB0-Blutgruppensystem erlaubte in einigen Familien eine Vorhersage. Doch ist diese Kopplung kaum von großer praktischer Bedeutung, da die Charakteristika bereits im frühen Leben gut erkennbar sind.

Kranio-karpo-tarsale Dysplasie (Freeman-Sheldon-Syndrom)

Oberflächlich ähnelt dieses Syndrom einer schweren rheumatoiden Erkrankung. Aber das Fehlen von röntgenologischen Veränderungen und das charakteristische zusammengekniffene, schmale Gesicht sollten zur Erkennung dieses Syndroms führen. Wahrscheinlich liegt ein autosomal-dominanter Erbgang vor, doch lassen erkrankte Kinder normaler, blutsverwandter Eltern auch an eine rezessive Form denken.

Rubinstein-Taybi-Syndrom

Breite Daumenendglieder und große Zehen, eine mäßige geistige Retardierung und ein charakteristisches Gesicht sind die wesentlichen Merkmale. Die Wiederholung in einer Familie ist selten, gewöhnlich gibt es keine Nachkommen.

Larsen-Syndrom

Diese Kombination von multiplen Dislokationen mit einem ungewöhnlichen Gesicht (ausladender Vorderschädel, Sattelnase, häufig Gaumenspalte) wurde ursprünglich als autosomal-rezessiv angesehen. Infolge einer Eltern-Kind-Übertragung, die jetzt beschrieben wurde, ist der Erbgang unklar; Heterogenität ist zu vermuten.

Klippel-Feil-Syndrom

Manche Ursachen eines kurzen Nackens sind in diese Kategorie einzuordnen, doch verbleibt sie selbst nach deren Aussonderung heterogen. Handelt es sich um einen isolierten Fall, ist das Risiko für die Geschwister vermutlich gering, obwohl bei Verwandten häufiger eine Zervikalwirbelfusion leichten Grades vorkommen kann. Angeborener Herzfehler ist eine häufige Begleiterscheinung. Eine sorgfältige klinische Einschätzung und vollständige Skelettuntersuchungen sollten künftig eine Beschreibung der spezifischen Entitäten innerhalb dieser Gruppe erlauben.

De-Lange-Syndrom

Geringes Geburtsgewicht, Zwergwuchs, geistige Retardierung, charakteristisches Gesicht mit Synophrys und unterschiedlichen Gliedmaßendefekten sind die wesentlichen Merkmale dieses Syndroms. Obgleich nicht deutlich heterogen, kann man es aber auch nicht als einzelne Entität ansehen. Es gibt kein klares Erbmuster, und erkennbare Ursachen sind nicht bekannt. Andererseits sind verschiedene chromosomale Defekte bei einem Teil der Fälle gefunden worden. Das Risiko für Geschwister beträgt etwa 2 %.

Pterygium-Syndrom (Noonan-Syndrom)

Das multiple Pterygium-Syndrom, dessen Symptomatik weitgehend der des Ullrich-Turner-Syndroms entspricht, ist mit Lippen- oder Gaumenspalte, Kryptorchismus und oft mit Syndaktylie assoziiert. Der Erbgang kann entweder autosomal-dominant oder -rezessiv sein.

Sakrale Agenesie

Fast alle Fälle sind sporadisch, es scheint aber ein spezifisches Verhältnis zum Diabetes mellitus der Mutter zu bestehen. Eine Assoziation mit Neuralrohrdefekten (Kap. 11) liegt vermutlich nicht vor.

Literatur

Archer, M., Young, I. D., Rees, D. W., et al.: Carrier detection in Hunter syndrome. Am. J. Med. Genet. **16** (1983): 61–69.

Beighton, P.: Inherited Disorders of the Skeleton. Churchill Livingstone, London 1978.

Cocchi, U., Degenhardt, K.-H., Goerttler, K., et al.: Kyematopathien, Wachstum und Körperbau, Skelettsystem, Gliedmaßen, Zähne, Mund und Kiefer, Kopf und Wirbelsäule, Rippen, Becken, Schultergürtel. In: Becker, P. E. (Hrsg.): Humangenetik. Bd. II. Thieme, Stuttgart 1964.
David, T. J.: Nature and etiology of the Poland anomaly. N. Engl. J. Med. **287** (1972): 487–489.
Emery, A. E. H., and Lawrence, J. S.: Genetics of ankylosing spondylitis. J. Med. Genet. **4** (1967): 239–244.
– A problem for genetic counselling – split hand deformity. Clin. Genet. **12** (1977): 125–127.
Hall, J. G.: Congenital contractures. In: Emery, A. E. H., and Rimoin, D. (Eds.): Principles and Practice of Medical Genetics. pp. 781–811. Churchill Livingstone, Edinburgh 1983.
Harper, P. S., Brotherton, B. J., and Cochlin, D.: Genetic risks in Perthes' disease. Clin. Genet. **10** (1976): 178–182.
– and Nuki, G.: Genetic factors in osteoarthrosis. In: Nuki, G. (Ed.): Osteoarthrosis. Pitman, London 1980.
Holzgreve, W., Carey, J. C., and Hall, B. D.: Warfarin induced fetal abnormalities. Lancet **II** (1976): 914–915.
Kelly, T. E., Hall, J. G., Horton, W., et al.: Prenatal diagnosis of genetic osteochondrodysplasias. Am. J. Med. Genet. **16** (1983): 285–288.
Luthy, D. A., Hall, J. G., and Graham, C. B.: Prenatal diagnosis of thrombocytopaenia with absent radii. Clin. Genet. **15** (1979): 495–499.
McKusick, V. A.: Heritable Disorders of Connective Tissue. Mosby, St. Louis 1972.
– Kelley, T. E., and Dorst, J. P.: Observations suggesting allelism of the achondroplasia and hypochondroplasia genes. J. Med. Genet. **10** (1973): 11–16.
Mossman, J., and Patrick, A. D.: Prenatal diagnosis of mucopolysaccharidosis by two-dimensional electrophoresis of amniotic fluid glycosaminoglycans. Prenatal Diagnosis **2** (1982): 169–176.
Panayi, G. S.: Genetic and environmental factors in the pathogenesis of rheumatoid arthritis. In: Harper, P. S., and Muir, J. (Eds.): Advanced Medicine **15**, pp. 96–103. Pitman, London 1979.
Pope, F. M.: Autosomal dominant pseudoxanthoma elasticum. J. Med. Genet. **11** (1974): 152–157.
Sillence, D. O., Senn, A., and Danks, D. M.: Genetic heterogeneity in osteogenesis imperfecta. J. Med. Genet. **16** (1979): 101–116.
Spranger, J. W., Langer, L. O., and Wiedemann, H. R.: Bone Dysplasias. An Atlas of Constitutional Disorders of Skeletal Development. Saunders, Philadelphia 1974.
Temtamy, S., and McKusick, V. A.: The Genetics of Hand Malformations. Alan Liss, New York 1978.
Wynne-Davies, R.: Family studies and aetiology of clubfoot. J. Med. Genet. **2** (1965):227.
– Familial (idiopathic) scoliosis. J. Bone Joint Surg. **50 B** (1968): 24–30.
– Heritable Disorders in Orthopaedic Practice. Blackwell, Oxford 1973.
– and Fairbank, T. J.: Fairbank's Atlas of Genaral Affections of the Skeleton. Churchill Livingstone, Edinburgh 1976.
Young, I. D., and Harper,P. S.: Recurrence risks in osteogenesis imperfecta congenita. Lancet I (1980): 432.

Kapitel 13

Orale und kraniofaziale Erkrankungen

Für die meisten Ärzte beginnt hier die Grenze zwischen Medizin und Zahnmedizin und greift darüber hinaus noch auf andere Disziplinen über. Der Facharzt für plastische Chirurgie sieht die meisten der fazialen Krankheiten, und es besteht kein Zweifel, daß die genetische Beratung ein integraler Bestandteil in der Führung dieser Patienten ist. Selbst kleine Gesichtsanomalien können große Beschwerden verursachen, und genaue Informationen über die möglichen Risiken für die Nachkommen bringen eine große Erleichterung für solche Personen mit sich.

Die Zähne

Hypodontie oder das Fehlen eines oder einiger weniger permanenter Zähne tritt ausgesprochen häufig auf (5–10 % in den meisten Übersichten) und ist als autosomal-dominantes Merkmal erblich. Vollständige Anodontie ist gewöhnlich mit anhidrotischer ektodermaler Dysplasie (X-chromosomal rezessiv) verbunden, kann aber auch beim oro-fazio-digitalen Syndrom (X-chromosomal dominant?) und zusammen mit der Irisdysplasie beim Rieger-Syndrom (autosomal-dominant) vorkommen.

Zahnschmelzdefekte (Amelogenesis imperfecta) liefern einige bekannte mendelnde Krankheiten. Dazu zählen:

– Herdförmiger hypoplastischer Zahnschmelz	autosomal-dominant
– Glatter hypoplastischer Zahnschmelz	autosomal-dominant
– X-chromosomaler hypoplastischer Zahnschmelz	X-chromosomal-dominant

Eine Kombination der Zahncharakteristika mit familienanamnestischen Erhebungen sollte die Sicherung des Erbganges ermöglichen. Der allgemeine Gesundheitszustand der Probanden ist normal.

Abnormer Zahnschmelz kann auch bei einer Anzahl weiterer genetisch bedingter Krankheiten, einschließlich der hypophosphatämischen Rachitis, tuberösen Sklerose und verschiedener Knochendysplasien, vorkommen.

Dentindefekte (Dentinogenesis imperfecta). Das charakteristische Merkmal ist die Opaleszenz oder Transluzenz der Zähne. Es gibt zwei Haupttypen:

1. Assoziiert mit Osteogenesis imperfecta: Die geringen und variablen Zahndefekte sind ein nützliches, bestätigendes Merkmal bei der Erstellung der Diagnose dieser variablen dominanten Erkrankung.

2. Isolierte Dentinogenesis imperfecta: Hier sind die Zahndefekte viel schwerwiegender, die Knochen sind aber nicht erkrankt. Der Erbgang ist ebenfalls autosomal-dominant.

Darüber hinaus existiert auch eine Anzahl anderer Dentinanomalien, einige davon in Verbindung mit primären Knochenerkrankungen.

Lippen- und Gaumenspalte

Bevor eine genetische Beratung erfolgt, muß eine sorgfältige Untersuchung vorgenommen werden, um zahlreiche mit Spaltbildungen einhergehende Syndrome auszuschließen. Bei einigen von ihnen (z. B. chromosomale Syndrome) sind die übrigen Defekte schwerwiegend, in anderen, (z. B. Lippenfistel) können sie unauffällig sein oder bei einigen Familienangehörigen sogar fehlen. Teratogene der Mutter (z. B. wichtige Anticonvulsiva) müssen ebenfalls berücksichtigt werden. Wichtig ist es, die Syndrome zu erkennen, die einem mendelnden Erbgang folgen. Einige der Hauptsyndrome sind in Tabelle 13.1. zusammengestellt. Weitere Übersichten sind in der angegebenen Literatur enthalten.

Tabelle 13.1. Einige wichtige Syndrome, die mit Lippen- und Gaumenspalte assoziiert sind

Autosomal-dominant
erbliche Arthro-Ophthalmopathie (Stickler-Syndrom)
Dysplasia spondylo-epiphysaria congenita
EEC-Syndrom (*E*ctrodactyly, *e*ctodermal dysplasia and *c*lefting), Lippen-Kiefer-Gaumenspalte mit Spalthand und -fuß
Larsen-Syndrom (ursprünglich als rezessiv erblich angenommen)
Lippenfisteln mit Lippen/Gaumen-Spalte (Van-der-Woude-Syndrom)
Marshall-Syndrom, Netzhautablösung, Myopie und Gaumenspalte
Autosomal-rezessiv
Chondrodysplasia punctata, Conradi-Syndrom
diatrophischer Zwergwuchs
Meckel-Syndrom
Oro-fazio-digitales Syndrom, Typ II
Smith-Lemli-Opitz-Syndrom
X-chromosomal
Oro-fazio-digitales Syndrom, Typ I
Oto-palato-digitales Syndrom
Chromosomal
Trisomie 13
Trisomie 18
Deletion 18
verschiedene andere autosomale Aberrationen
Nichtmendelnd
De-Lange-Syndrom
Pierre-Robin-Syndrom
Spaltbildung mit kongenitalem Herzfehler

Tabelle 13.2. Lippen- und Gaumenspalte – genetische Risiken (Fogh-Andersen 1942; Bixler et al. 1971; Woolf 1971 und Shapiro 1976)

Verwandtschaftsverhältnis zum Indexfall	Lippenspalte ± Gaumenspalte (%)	Isolierte Gaumenspalte (%)
Geschwister (Gesamtrisiko)	4,0	1,8
Geschwister (keine anderen erkrankten Familienmitglieder)	2,2	
Geschwister (2 erkrankte Geschwister)	10	8
Geschwister + erkrankter Elternteil	10	
Kinder	4,3	3
Verwandte 2. Grades	0,6	
Verwandte 3. Grades	0,3	
Allgemeine Population	0,1	0,04

Lippen- und Gaumenspalten kommen aber auch bei anderen Fehlbildungen in einer nichtspezifischen Weise häufiger als erwartet vor. Erweist sich sorgfätiges Suchen nach einem „spezifischen Syndrom" als negativ, ist man gezwungen, die empirischen Risiken für die Anomalie als isolierten Fall zu benutzen. Die Möglichkeit der Fetoskopie und Sonographie sollte bei einem schweren Spaltbildungssyndrom mit einem hohen Wiederholungsrisiko berücksichtigt werden. Zahlreiche Studien haben gezeigt, daß eine Gaumenspalte allein, getrennt von der Lippenspalte, in manchen Familien vererbt werden kann.In Tabelle 13.2. sind die Gesamtrisiken zusammengefaßt, die auf einer Anzahl hauptsächlich europäischer und amerikanischer Quellen basieren (Fogh-Andersen 1942; Bixler et al. 1971; Woolf 1971; Shapiro 1976). Es gibt wenige Risikounterschiede für Männer oder Frauen. Wie bei polygener Erblichkeit aber zu erwarten ist, sind bei Vorhandensein anderer erkrankter Familienmitglieder die Risiken beträchtlich vergrößert. Die Populationsinzidenz beträgt bei der Lippenspalte (mit oder ohne Gaumenspalte) 1:500 bis 1:1000, verglichen mit etwa 1:2500 für isolierte Gaumenspalte. Ein Punkt in der Tabelle 13.2. scheint noch erwähnenswert. Das Risiko für Geschwister eines Patienten mit Lippen-/Gaumenspalte ist dann geringer als das Gesamtrisiko für Geschwister (4 %), wenn keine anderen Verwandten erkrankt sind (2,2 %). Das geht aus Übersichten hervor, die einige Familien mit anderen erkrankten Verwandten unterschiedlicher Distanz einschließen. Daher sollte das größere Risiko angenommen werden, wenn Informationen aus der Familie nicht erhältlich oder unzuverlässig sind. Einige Daten über den

Tabelle 13.3. Genetische Risiken bei Lippen/Gaumenspalte: Effekt des Schweregrades

	Risiko für Geschwister
Doppelseitige Lippen- und Gaumenspalte	5,7
Einseitige Lippen- und Gaumenspalte	4,2
Einseitige Lippenspalte allein	2,5

Einfluß des Schweregrades stehen jetzt zur Verfügung (Tab. 13.3.) und wie erwartet, gibt es größere Risiken, wenn die Anomalie bilateralen Ursprungs ist, und ein geringeres Risiko, wenn nur die Lippenspalte vorliegt.

Pierre-Robin-Syndrom
(Gaumenspalte mit Retro-/Mikrognathie) Hypoplasie des Unterkiefers mit oder ohne Gaumenspalte und mit aphyktischen Anfällen bedingt durch den Zungenrückfall, können Teilsymptome einer Verschiedenheit von Skelett- oder Muskelsyndromen sein, von denen einige einen mendelnden Erbgang zeigen (z. B. die kongenitale myotone Dystrophie). Beim Fehlen der Skelett- oder Muskelerkrankungen ist das Wiederholungsrisiko gering, die Prognose für Patienten bei sorgfältiger Behandlung (chirurgische und kieferorthopädische Maßnahmen) aussichtsreich.

Aphthen des Mundes
Etwa 20–25 % der allgemeinen Population leiden an diesen geringen, aber lästigen Beschwerden, und rund 40 % der Verwandten 1. Grades scheinen belastet zu sein.

Fibromatose des Zahnfleisches
Obwohl die harte, geschwulstartige Hyperplasie der Gingiva am häufigsten als Ergebnis einer Phenytoin-Behandlung zu sehen ist, kann sie auch als ein isoliertes autosomal-dominantes Merkmal vorkommen. In einigen Fällen ist sie zusammen mit weiteren Anomalien beschrieben worden.

Atrophische Rhinitis
Obwohl die meisten Fälle sporadisch auftreten, wurden auch einige Familien dokumentiert, die einem eindeutigen autosomal-dominanten Erbmodus folgen.

Kraniofaziale Syndrome

Akrozephalosyndaktylie
Es existieren verschiedene genetische und klinische Typen, deren Unterscheidung für die genetische Beratung wichtig ist:

1. Apert-Syndrom (schwere kraniale Stenose, Syndaktylie, häufig geistig retardiert). Autosomal-dominant, bei den meisten Patienten Neumutation.
2. Chotzen-Syndrom (leichte kraniale Stenose, Syndaktylie, meistens der Weichteile und von Finger II-IV). Autosomal-dominant.
3. Pfeiffer-Syndrom (leichte Akrozephalie mit breitem Daumen und Großzehen sowie partieller Syndaktylie). Autosomal-dominant. Eine weitere Unterteilung wird diskutiert, ist aber vermutlich gegenwärtig nicht gerechtfertigt.
4. Summitt-Syndrom (leichte Akrozephalie, Syndaktylie, Hypogonadismus und Fettsucht). Vermutlich autosomal-rezessiv.
5. Akrozephalopolysyndaktylie (Carpenter-Syndrom). Autosomal-rezessiv. Häufig schwere Schädeldeformationen, häutige und knöcherne Syndaktylien an Händen und/oder Füßen sowie fakultative Stigmen. Eine Fetoskopie oder die Anwendung des Ultraschalls können dienlich sein.

Crouzon-Syndrom (kraniofaziale Dysostosis)

Das Cranium cerebrale und faciale betreffende Mißbildungen mit charakteristischen Gesichtsverbildungen ergeben auffallende Formveränderungen des Kopfes. Die Erblichkeit ist autosomal-dominant.

Isolierte Kraniostenosis

Die meisten Fälle sind sporadisch (ungeachtet dessen, welche Nähte einbezogen sind) und stellen vermutlich sekundäre Deformitäten dar. Sind die Eltern eines Probanden gesund, beträgt das Risiko für Verwandte etwa 5 % für koronale und 1 % für sagittale Nahtfusionen (Carter et al. 1982). Gelegentlich sind Familien mit eindeutig autosomal-rezessivem Erbgang beschrieben worden. Wenn mehrere Familienmitglieder erkrankt sind, kann man daher annehmen, daß man es mit einem mendelnden Typ zu tun hat.

Mandibulofaziale Dysostosis (Treacher-Collins-Syndrom)

Der Schweregrad der Gesichtsanomalie variiert erheblich, die Vererbung ist autosomal-dominant. Zusätzlich zu den Außenohrdefekten ist Taubheit ein häufiges Merkmal. Geistige Retardierung soll vorkommen, ist vielleicht aber auf einen Diagnosefehler zurückzuführen. Mittels der Fetoskopie können schwere Fälle nachgewiesen werden. Ein separates Syndrom von mandibulofazialer Dysostosis mit präaxialen Gliedmaßendefekten (Nager-Syndrom) folgt einem autosomal-rezessiven Erbgang.

Hallermann-Streiff-Syndrom (okulomandibulofaziales Syndrom; Francois' Dyszephalie-Syndrom)

Angeborene Katarakte, Minderwuchs, schnabelförmige Nase mit Mikrognathie und charakteristischem Gesicht sind Merkmale dieser Krankheit. Die Vererbung ist vermutlich autosomal-dominant, die meisten Fälle sind Neumutationen. Nur wenige Patienten haben Nachkommen. Das Wiederholungsrisiko ist für Geschwister gering.

Goldenhar-Syndrom (okulo-aurikulo-vertebrale Dysplasie)

Dieses Syndrom muß von dem nur oberflächlich ähnlichen Treacher-Collins-Syndrom unterschieden werden. Die Außenohrdefekte sind markanter, geistige Retardierung ist üblich und epibulbäre dermoide Zysten des Auges sind charakteristisch. Die meisten Fälle treten sporadisch auf, und ein Wiederholungsrisiko bei normalen Eltern besteht kaum.

Sturge-Weber-Syndrom

Dieses Syndrom muß von anderen angiomatösen Fehlbildungen unterschieden werden. Die Einbeziehung des Trigeminusbereiches und die Ausdehnung in die tieferen Gewebe des Gehirns und der Meningen sind charakteristisch, ebenso wie das angeborene Glaukom. Verursachende Faktoren sind nicht bekannt, das Krankheitsbild tritt fast immer sporadisch auf.

Oro-fazio-digitales Syndrom

Charakteristische Merkmale sind Spaltbildung des Kiefers und der Zunge, Fingeranomalien (meist Syndaktylie) und in manchen Fällen geistige Retardierung.

Fast immer tritt es bei Frauen auf, was X-chromosomal dominante Vererbung vermuten läßt, die im männlichen Geschlecht letal wirkt (s. Kap. 2). Ein Risiko von 50 % für weibliche Nachkommen einer erkrankten Person sollte angenommen werden. Eine äußerst seltene Form (Typ II oder Mohr-Syndrom) folgt einem autosomal-rezessiven Erbgang und ist klinisch unterscheidbar.

Okulo-dento-digitales Syndrom

Eine schmale Nase und kleine Augen sind charakteristisch, kombiniert mit leichter Fingerkrümmung und -fusion sowie Zahnschmelzhypoplasie. Vererbung autosomal-dominant.

Dubowitz-Syndrom

Dieses autosomal-rezessiv erbliche Syndrom verbindet Mikrozephalie und geistige Retardierung mit kleinem Gesicht, leicht ausgeprägten Supraorbitalwülsten und schweren Ekzemen.

Frontonasale Dysplasie und Mittelgesichtsspalten-Syndrom

Fast alle bekannten Fälle waren sporadischer Natur. Nachkommen treten selten auf.

Aarskog-Syndrom

Diese X-chromosomal rezessive Krankheit verbindet Hypertelorismus mit Finger- und Wirbelsäulendefekten und einer charakteristischen Skrotalhaut. Das Opitz-Syndrom mit Hypertelorismus und Hypospadie hat ähnliche Merkmale, folgt aber einem autosomal-dominanten Erbgang.

Literatur

Bergsma, D. (Edit.): The Clinical Delineation of Birth Defects, Part XI. Orofacial Structures. Wilkins a. Wilkins, Baltimore 1971.

Bixler, D., Fogh-Andersen, P., and Conneally, P. M.: Incidence of cleft lip and palate in the offspring of cleft parents. Clin. Genet. **2** (1971): 155–159.

Carter, C. O., Till, K., Fraser, V., et al.: A family study of craniostenosis with probable recognition of a distinct syndrome. J. Med. Genet. **19** (1982): 280–282.

Fogh-Andersen, P.: Inheritance of Hare Lip and Cleft Palate. Munksgaard, Copenhagen 1942.

Goodman, R. M., and Gorlin, R. J.: Atlas of the Face in Genetic Disorders. Mosby, St. Louis 1977.

Gorlin, R. J., and Pindborg, J. J.: Syndromes of the Head and Neck. McGraw-Hill, New York 1976.

Shapiro, B. L.: The genetics of cleft lip and palate. In: Stewart, R. E., and Prescott, G. H. (Eds.): Oral Facial Genetics. pp. 473–499. Mosby, St. Louis 1976.

Stewart, R. E., and Prescott, G. H. (Eds.): Oral Facial Genetics. Mosby, St. Louis 1976.

Woolf, C. M.: Congenital cleft lip. A genetic study of 496 propositi. J. Med. Genet. **8** (1971): 65–71.

Kapitel 14

Haut

Ein hoher Anteil von Krankheiten der Haut und ihrer Anhangsgebilde folgt der Mendelschen Vererbung. Da sie der Betrachtung leicht zugänglich sind, kann eine Dokumentation auch leichter als bei den meisten anderen Krankheiten erstellt werden. Hautkrankheiten verlaufen selten tödlich und wirken sich auch verhältnismäßig wenig auf die Reproduktion aus. Infolgedessen läßt sich der Erbmodus meist eindeutig identifizieren. Das trifft auch bei Unkenntnis der genauen Pathologie oder Ätiologie des Krankheitsbildes zu. Es muß daran erinnert werden, daß Hautläsionen äußere Marker für ernstere innere oder generalisierte Krankheiten sein können. Ihre kosmetischen Effekte haben für den Patienten oft mehr Bedeutung als für den Arzt.

Für die kleine, aber bedeutendere Zahl von letalen oder die Körperentwicklung behindernden Hautkrankheiten der Kindheit, einschließlich der Epidermolysis bullosa und der kongenitalen Ichthyosisgruppe, ist die fetale Hautbiopsie mittlerweile eine erprobte Technik, die in der Hand des Spezialisten keine ernsten Risiken mit sich bringt (s. Kap. 7).

Die meisten der Mendelschen Krankheiten sind der Einfachheit halber ohne weitere Beschreibung in diesem Kapitel tabellarisch aufgeführt (Tab. 14.1.). Die gebräuchlichsten Quellen finden sich am Ende des Kapitels.

Hautfarbe

Ihre Vererbung erfolgt polygen mit vermutlich 5 oder 6 Genen bei additivem Effekt der verschiedenen Loci. Häufig werden Ratschläge bezüglich der Nachkommen von Ehen unterschiedlicher Rassenzugehörigkeit oder bei der Adoption erbeten.

Im allgemeinen wird ein Kind hinsichtlich der Hautfarbe wahrscheinlich zwischen den Eltern liegen. Sind beide Eltern mischrassig, ist die Wahrscheinlichkeit größer, daß ein Kind entweder heller oder dunkler als beide Eltern ist. Das ist ein Ergebnis der additiven Polygenie einer bestimmten Auswahl der pigmentdeterminierenden Gene.

Hellhäutige Angehörige einer Mischrasse, die mit einem Partner weißer Hautfarbe verheiratet sind, stellen die Frage, ob ihr Kind eine extrem dunkle Hautfarbe oder Merkmale eines Afrikaners haben könnte. Das ist zwar unwahrscheinlich, aber es kann nicht ausgeschlossen werden, daß der Pigmentierungsgrad den des dunkleren Elternteils übersteigen kann, besonders wenn der „weiße" Partner relativ dunkelhäutig ist. Ist er blond oder hellhäutig, kann diese Möglichkeit vernachlässigt werden. Wenn die Entstehung von Mischrassen bekannt ist, muß in der Vorhersage des späteren Auftretens von Merkmalen in der

Tabelle 14.1. Hautkrankheiten mit mendelndem Erbmodus

Autosomal-dominant
Acanthosis nigricans
Akrokeratosis verruciformis
Angioneurotisches Syndrom
Blue-Rubber-Bleb-Nävus-Syndrom
Cutis laxa (auch autosomal-rezessiv)
Cylindromatosis (Turban-Tumore), Epitheliome
Ektodermale Dysplasie, hydrotischer Typ und EEC-Syndrom
Epidermolysis bullosa, Typ simplex und Cockayne-Typ und die meisten dystrophischen Fälle
Epitheliome, multiple (self-healing)
Erythrokeratodermia variabilis
Glomus-Tumoren, multiple
Hailey-Hailey-Syndrom (gutartige familiäre Pemphigus)
Hypomelanosis ITO
Ichthyosis hystrix
Ichthyosis vulgaris
Keratosis follicularis (Darier-Syndrom), meistens familiär
Keratosis palmoplantaris (mit Schwielenbildung)
Koilonychie, erbliche
Mastozytosis, familiäre
Monilethrix
Nagel-Patella-Syndrom
Neurofibromatose
Pachonychia congenita
Porokeratosis Mibelli (Mibelli-Syndrom)
Porphyrie, alle Formen, ausgenommen die angeborene erythropoetische
Porphyria variegata
Steatocytoma multiplex
erbliche hämorrhagische Teleangiektasie (Osler-Syndrom)
tuberöse Sklerose

Autosomal-rezessiv
Akrodermatitis enteropathica
Albinismus, okulokutaner
Ataxia teleangiectasia
Bloom-Syndrom
Chediak-Higashi-Syndrom
Cockayne-Syndrom
Cutis laxa (auch autosomal-dominant)
Ellis-van-Creveld-Syndrom, Chondroektodermale Dysplasie
Epidermolysis bullosa (letalis und einige dystrophe Formen)
Ichthyosis, kongenita und andere Formen (s. S. 199)
Keratosis palmoplantaris (Mal de Meleda und Papillon-Lefevre)
Lipoidproteinose
Netherton-Syndrom
Porphyrie, kongenitale erythropoetische
Progerie
Pseudoxanthoma elasticum
Rothmund-Thompson-Syndrom

Fortsetzung Tabelle 14.1.

Seip-Syndrom, Lipodystrophie
Werner-Syndrom
Xeroderma pigmentosum
X-chromosomal (rezessiv, wenn nicht anders vermerkt)
Dyskeratosis congenita
Ektodermale Dysplasie, anhidrotisch
Fabry-Syndrom
Granulomatose, chronische
Hypoplasie, fokale, dermale (fraglich dominant, im männlichen Geschlecht letal)
Ichthyosis, X-chromosomale Form
Incontinentia pigmenti (fraglich dominant, im männlichen Geschlecht letal)
Keratosis follicularis spinulosa (dominant)
Menkes-Syndrom („kinky hair"-Syndrom)
Wiskott-Aldrich-Syndrom

frühen Kindheit Vorsicht empfohlen werden: Die Hautfarbe kann beträchtlich dunkler werden, und das für Afrikaner typische Haar kann erst einige Monate nach der Geburt erscheinen.

Psoriasis

Die häufige und variable Schuppenflechte (Prävalenz ca. 1–2 %) tritt oft familiär auf. Auf Grund der Art des familiären Vorkommens sind alle Hauttypen der mendelnden Vererbung beschrieben worden. Wahrscheinlich stellen aber die meisten von diesen extreme Beispiele für eine Krankheit dar, die polygen bedingt ist. Mit dem HLA-Antigen Cw6 besteht eine Assoziation.

Das Risiko für Verwandte 1. Grades eines isolierten Falles beträgt wenigstens 10 % und ist vermutlich doppelt so groß, wenn es zwei Verwandte 1. Grades gibt. Folgt die Krankheit einem autosomal-dominanten Erbmodus, ist es sicherlich angebracht, für die Nachkommen eines erkrankten Angehörigen ein Risiko bis zu 50 % zugrunde zu legen. Es ist aber zweifelhaft, ob unauffällige Mitglieder eines solchen Stammbaumes vollständig von dem Risiko der Krankheitsübertragung frei sind.

Bei Kindern zweier Psoriatiker besteht ebenfalls ein Risiko von 50 %, krank zu sein. Eine besonders schwere Form, wie sie erwartungsgemäß bei Kindern mit Homozygotie eines einzelnen Genlocus zu erwarten wäre, scheint nicht aufzutreten.

Atopische Ekzeme

Diese ausgesprochen häufige Allergose, oft assoziiert mit Asthma, Neurodermitis und anderen allergischen Phänomenen, wird vermutlich durch ein autosomal-dominantes Gen mit variabler Expressivität determiniert, obwohl wir noch keine zuverlässigen immunologischen Marker für sein Vorhandensein haben. Das Risiko für Kinder nähert sich dem 50 %-Wert, wenn ein Elternteil erkrankt ist, und ist manchmal größer, wenn beide Eltern erkrankt sind. Homozygotie scheint aber zu keinem besonders schweren klinischen Bild zu führen.

Tabelle 14.2. Die erbliche Ichthyosis (Harper 1978)

Krankheit	Erblichkeit
Ichthyosis ohne Bezug zu Syndromen	
Kongenitale Ichthyosis	
a) Lamellare Ichthyosis (Kollodiumbaby)	autosomal-rezessiv
b) Harlekin-Fetus (letal)	autosomal-rezessiv
c) kongenitale ichthyosiforme Erythrodermie	autosomal-dominant
Ichthyosis hystrix	autosomal-dominant
Ichthyosis vulgaris	autosomal-dominant
X-chromosomal, Ichthyosis	X-chromosomal rezessiv
Ichthyosis mit Bezug zu Syndromen	
Refsum-Syndrom	autosomal-rezessiv
Ichthyosis mit geistiger Retardierung und spastischer Tetraplegie (Sjögren-Larsson-Syndrom)	autosomal-rezessiv
Ichthyosis mit männlichem Hypogonadismus	X-chromosomal rezessiv
Conradi-Syndrom (Chondrodysplasia punctata)	autosomal-dominant, autosomal-rezessiv oder X-chromosomal
Erythrodermia ichthyosiformis mit Taubheit	autosomal-rezessiv
Erythrodermia ichthyosiformis mit einseitigen Gliedmaßenanomalien	autosomal-rezessiv
Ichthyosis congenita mit Katarakt	autosomal-rezessiv
Ichthyosis mit geistiger Retardierung und Hypogonadismus (Rud-Syndrom)	autosomal-rezessiv

Ichthyosis (Tab. 14.2.)

Gewöhnlich kann man verschiedene Typen sowohl auf klinischer und histologischer Basis als auch genetisch unterscheiden. Infolgedessen lassen sich selbst für einen isolierten Fall korrekte Beratungshinweise geben. So folgt die schwere Ichthyosis bei einem Neonaten fast sicher einem autosomal-rezessiven Erbgang, während eine leichte Ichthyosis im weiblichen Geschlecht wahrscheinlich autosomal-dominant ist. Es ist nachgewiesen worden, daß der Verlust der Steroid-Sulfatase für die X-chromosomale Ichthyosis verantwortlich ist (Shapiro et al. 1978), ein Befund, der sich als diagnostisches Hilfsmittel erweist. Eine sorgfältige generelle Untersuchung ist wichtig, um verschiedenartige generalisierte Syndrome auszuschließen.

Palmo-plantare Hyperkeratosis (Tylosis)

Die meisten Fälle folgen einer autosomal-dominanten Vererbung, und so tragen isolierte Fälle ein großes Risiko für die Weitergabe der Krankheit. Die seltenere und als „Mal de Meleda“ bekannte Form ist autosomal-rezessiv und kommt in Großbritannien vor. Bei einigen Familien mit dominant vererbtem Ösophagus-Karzinom und Tylosis (Harper 1970) tritt eine Manifestation der Hautkrankheit in der späten Kindheit auf. Sie sind die Ausnahme, und Familien mit Tylosis in der frühen Kindheit, anamnestisch aber ohne Ösophaguskarzinom in der Familie, sollten durch diese erwähnte Möglichkeit nicht beunruhigt werden.

Epidermolysis bullosa

Diese Genodermatose ist eine heterogene Gruppe (Gedde-Dahl 1971), in der genetische Unterschiede durch klinische und histologische Merkmale bestätigt werden. So ist die neonatale „letalis"-Form (jetzt durch Steroide zu behandeln) autosomal-rezessiv, während die leichten „simplex"-Formen ohne Narbenbildung autosomal-dominant sind. Die dystrophischen Formen mit Narbenbildung können verschiedenen Erbgängen folgen, aber die meist schweren Fälle sind autosomal-rezessiv.

Eine pränatale Diagnose der „letalis"- und dystrophischen Formen durch fetoskopische Hautbiopsie wurde beschrieben (Rodeck et al. 1980).

Ektodermale Dysplasie

Anhidrotische ektodermale Dysplasie. Die häufigste Krankheit in dieser Gruppe ist X-chromosomal rezessiv und von variabler Expressivität bei weiblichen Carriern. Diese können sowohl Zahnanomalien als auch eine reduzierte Schweißdrüsenzahl zeigen. Leider schließen völlig normale Personen den Carrierstatus nicht aus. In einem persönlich studierten Fall hatte eine vollständig normale Mutter später einen zweiten kranken Sohn. Für einen isolierten Fall ist es vermutlich empfehlenswert, ein Risiko von wenigstens 2/3 vorauszusetzen, daß die Mutter ein Carrier ist mit einem entsprechenden Risiko von 1/3 für ihre Töchter. Unbekannt ist bislang, inwieweit das Fehlen klinischer Anomalien dieses Risiko reduziert. Ein Anlaß zur Sorge in der Beratung ist in einigen Fällen das Vorkommen einer geistigen Retardierung. Andere Typen der ektodermalen Dysplasie sind autosomal, wobei sowohl dominante als auch rezessive Typen sowie eine Anzahl von Syndromen (s. EEC-Syndrom, S. 180, und Chondroektodermale Dysplasie, S. 178) beschrieben wurden.

Naevi

Pigmentierte Naevi an einer einzelnen Stelle folgen häufig der autosomal-dominanten Vererbung. Multiple pigmentierte Naevi sind ein Merkmal des Turner-Syndroms sowie des dominant vererbten Syndroms der multiplen Naevi mit Taubheit (Leopard-Syndrom). Die Hautläsionen der Neurofibromatose und tuberösen Sklerose wie auch die eine Spina bifida überlappenden Läsionen müssen differentialdiagnostisch abgegrenzt werden.

Kavernöse Hämangiome des Gesichtsbereiches treten meist sporadisch auf, wie die Naevi im Trigeminusbereich beim *Sturge-Weber-Syndrom* und die Gliedmaßenangiome, die mit Hypertrophie verbunden sind (Klippel-Trenauney-Weber-Syndrom). Hämangiomatöse und lymphangiomatöse Läsionen der Gliedmaßen können mit Hypertrophie verbunden sein und sind ebenfalls sporadisch, obwohl familiäre Fälle beschrieben wurde (s. Kap. 23). Über seltene Beispiele einer autosomal-dominanten Vererbung in Verbindung mit dem Wilms-Tumor wurde ebenfalls berichtet. Andere spezifische Typen von Naevi, die einem autosomal-dominanten Erbmodus folgen, sind der Naevus flammeus des Nackens, das Blue-Rubber-Bleb-Nävus-Syndrom und die multiplen Glomus-Tumoren.

Albinismus

Der generalisierte okulo-kutane Albinismus wird autosomal-rezessiv vererbt. Zwei Haupttypen existieren: Eine schwere Form (Tyrosinase-negativ) mit totaler

Pigmentlosigkeit über die gesamte Lebensspanne und eine leichtere (Tyrosinase-positive) Form, in der die Pigmentation der Haare und Iris stufenweise erhöht ist, und in der Fälle mit besonders leicht ausgeprägtem Krankheitsbild leicht übersehen werden können. Die Formen stellen keine Allelie dar, da Ehen zwischen Albinos verschiedenen Typus zu normalen Nachkommen führen. Dagegen sind die Nachkommen alle auffällig, wenn beide Eltern dem gleichen Typ angehören (Trevor-Roper 1963). Kinder von Albinos, die mit nichtalbinotischen Partnern verheiratet sind, werden selbstverständlich allgemein normal sein, obwohl Heterozygote oft infolge der Transluzenz der Iris nachweisbar sind. Ein sehr seltener Typ, verbunden mit Blutungsdiathesen (Hermansky-Pudlak-Syndrom), ist ebenfalls autosomal-rezessiv. Pränataler Nachweis des schweren okulo-kutanen Albinismus durch fetale Hautbiopsie wurde beschrieben (Eady 1983).

Der Albinismus oculi (s. Kap. 15) wird X-chromosomal ererbt.

Vitiligo

Das Auftreten scharf umgrenzter, depigmentierter Hautstellen ist häufig mit unterschiedlichen autoimmunen, endokrinen Störungen verbunden und ähnlich diesen von einem variablen autosomal-dominanten Erbmodus.

Piebaldismus

Eine isolierte weiße Stirnlocke kann als dominant erbliches Merkmal vorkommen, aber auch Teil des generalisierten Waardenburg-Syndroms sein (S. 218), das ebenfalls autosomal-dominant auftritt.

Kahlheit

Die schwere frühe männliche Kahlheit ist vermutlich auf autosomal-dominante Vererbung zurückzuführen. Die hormonell stimulierte Expression der Gene ist auf das männliche Geschlecht begrenzt, falls keine Homozygotie vorliegt. Vorzeitige Kahlheit ist ebenfalls ein Merkmal der myotonen Dystrophie. Haarverlust oder spärliche Haarentwicklung können auch von einer Vielzahl ektodermaler Dysplasien und spezifischer Haarkrankheiten herrühren (z. B. Monilethrix, Pili torti). Die Alopoecia areata ist häufig mit autoimmunen, endokrinen Krankheiten verbunden.

Acanthosis nigricans

Die primäre „Schwarzwucherhaut" setzt frühzeitig ein und folgt einem autosomal-dominanten Erbgang. Sie kann auch eine Vielzahl anderer genetischer Krankheiten begleiten. Die Manifestation im späten Alter ist häufig eine Indikation für eine erworbene viszerale Malignität. Bei ererbten Typen besteht eine derartige Assoziation nicht.

Hauttumoren

Eine beträchtliche Zahl seltener Haut- oder hautverwandter Tumoren folgt einem mendelnden Erbgang mit meist autosomal-dominantem Modus. Sie erscheinen in den Listen der Tabellen 14.1. und 23.1. auf S. 267. Die rezessiv vererbte Störung der DNA-Reparatur ist gleichfalls häufig mit Hautmanifestationen verbunden.

Xeroderma pigmentosum

Diese Krankheit (autosomal-rezessiv) ist pränatal als ein Reparaturdefekt von UV-induzierten DNA-Schäden nachweisbar (Regan et al. 1971). Da verschiedene separate Typen existieren (Robbins et al. 1975), ist eine Untersuchung der kultivierten Zellen des erkrankten Geschwisterkindes notwendig, bevor man sich auf eine pränatale Diagnose einläßt.

Kaposi-Syndrom

Die meisten Fälle dieser durch Knötchen, Pusteln und Hautflecken gekennzeichneten Krankheit treten sporadisch auf. Es gibt eine markante geografische Variation in der Inzidenz, die wahrscheinlich keinen genetischen Ursprung hat. Die Risiken für Familienmitglieder sind gering, ausgenommen eine kleine, aber gut nachweisbare Zahl von Familien mit multiplen Fällen (Finlay u. Marks 1979). Ob diese wirklich genetisch verursacht sind, erfordert neue Untersuchungen im Zusammenhang mit dem Vorkommen von Kaposisarkom beim erworbenen Immundefizienz-Syndrom (AIDS).

Maligne Melanome

Die meisten Fälle scheinen nichtgenetischen Ursprungs zu sein. Autosomal-dominante Vererbung kommt allerdings in einigen wenigen Familien vor (Anderson 1971). Über eine transplazentare Passage maligner Zellen ist ebenfalls berichtet worden.

Basalzell-Naevus-Syndrom

Diese dominant vererbte Krankheit kann an Skelettanomalien erkannt werden, insbesondere an Kieferzysten, bevor die ersten Hauttumoren erscheinen. Mitunter besteht ein erhöhtes Risiko auch für Zerebraltumoren. Isolierte Basalzelltumoren sind, soweit bekannt, nicht genetisch determiniert (Goslin u. Sedano 1971).

Epitheliome

Eine bestimmte genetische Veranlagung ist, mit Ausnahme der seltenen und bemerkenswerten familiären *Self-healing-Epitheliome* in Westschottland, nicht bekannt.

Kongenitale Fibromatose

Bei dieser seltenen, gewöhnlich gutartigen Krankheit kommen multiple fibromatöse Tumoren vor, die häufig spontan heilen. Der Krankheitsverlauf kann aber tödlich enden, wenn Darmtumoren hinzutreten. Obwohl autosomal-rezessive Vererbung bisher angenommen wurde, ist eine größere Wahrscheinlichkeit für autosomal-dominante Vererbung mit unvollständiger Penetranz (besonders bei älteren Menschen) vorhanden. Eine sorgfältige Suche auch nach kleinen Läsionen bei den scheinbar unauffälligen Eltern ist daher wichtig.

Literatur

Anderson, D. E.: Clinical characteristics of the genetic variety of cutaneous melanoma in man. Cancer **28** (1971): 721–725.

Bergsma, D. (Ed.): The Clinical Delineation of Birth Defects, Part XII. Skin, hair and nails. Williams a. Wilkins, Baltimore 1972.

Eady, R. A. J., Gunnar, D. B., Rodeck, C. H., et al.: J. Invest. Dermatol. **80** (1983): 210–212.

Finlay, A. Y., and Marks, R.: Familial Kaposi's sarcoma. Br. J. Dermatol. **100** (1979): 323–326.

Gedde-Dahl, T.: Epidermolysis Bullosa. A Clinical, Genetic and Epidemiological Study. Johns Hopkins University Press, Baltimore 1971.

Gorlin, R. J., and Sedano, H. O.: The multiple basal cell carcinoma syndrome revisited. In: Bergsma, D. (Ed.): The Clinical Delineation of Birth Defects, Part XII, pp. 140–148. Williams a. Wilkins, Baltimore 1971.

Harper, P. S., Harper, R. M. J., and Howel-Evans, A. W.: Carcinoma of the oesophagus with tylosis. Q. J. Med. **39** (1970): 317–333.

– Genetic heterogeneity in the ichthyosis. In: Marks, R., and Dykes, P. J. (Eds.): The Ichthyoses. pp. 127–136. MTP, Lancaster 1978.

Kaloustian, V. M., and Kurban, A. K.: Genetic Diseases of the Skin. Springer, Berlin 1979.

Marks, R., and Dykes, P. J. (Eds.): The Ichthyoses. MTP, Lancaster 1978.

Reed, S. C.: Counseling in Medical Genetics. Saunders, Philadelphia 1955.

Regan, J. D., Setlow, R. B., Kaback, M. M., et al.: Xeroderma pigmentosum: a rapid sensitive method for prenatal diagnosis. Science **174** (1971): 147–150.

Robbins, J. H., Kraemer, K. H., Lutzer, M. A., et al.: Xeroderma pigmentosum. An inherited disease with sun sensitivity, multiple cutaneous neoplasm, and abnormal DNA repair. Ann. Intern. Med. **80** (1974): 221–248.

Rodeck, C. H., Eady, R. A. J., and Gosden, C. M.: Prenatal diagnosis of epidermolysis bullosa letalis. Lancet I (1980): 949–952.

Schnyder, V. W. (Hrsg.): Die trockene Haut bei Neurodermitis atopica. Schweiz. Rdsch. Mediz. Praxis, Sonderheft **75**,8 (1986).

Shapiro, L. J., Weiss, R., Webster, D., and France, J. T.: X-linked ichthyosis due to steroid sulphatase deficiency. Lancet I (1978): 70–72.

Trevor-Roper, P. D.: Marriage of two complete albinos with normally pigmented offspring. Proc. R. Soc. Med. **56** (1963): 21–24.

Vogel, Fr., und Dorn, H.: Krankheiten der Haut und ihrer Anhangsgebilde. In: Becker, P. E. (Hrsg.): Humangenetik. Bd. IV, S. 346–535. Thieme, Stuttgart 1964.

Watson, W., Cann, H. M., Farber, E. M., et al.: The genetics of psoriasis. Arch. Derm. **105** (1972): 197–207.

Kapitel 15

Auge

Viele der bedeutenden Augenkrankheiten sind größtenteils genetisch bedingt, und sie sind, im Gegensatz zu den meisten anderen Organerkrankungen, unter genetischem wie klinischem Gesichtspunkt auch außergewöhnlich vollständig dokumentiert worden. Viele der Pioniere der klinischen Genetik waren Ophthalmologen, und es existiert eine Anzahl umfassender Werke über die Ophthalmogenetik mit einer Fülle von Details. Ungeachtet dessen muß aber leider gesagt werden, daß viele Ophthalmologen der genetischen Beratung keine große Bedeutung beimessen. Viele Patienten und deren Verwandte, einschließlich jener mit schweren Sehstörungen, erhalten vor einer Familiengründung keine Ratschläge über die genetischen Risiken. Das ist besonders deprimierend, weil dieses Gebiet einen solch großen Spielraum für die Prävention bietet.

Patienten mit angeborener oder Kindheitsblindheit heiraten einander häufig, und genetisch sind die Resultate schwierig einzuschätzen. Im Gegensatz zur angeborenen Taubheit besteht aber zumeist die Möglichkeit, den genauen genetischen Typ der elterlichen Krankheit vorher abzugrenzen.

Unmöglich ist es, sich in diesem Kapitel mit allen Befunderhebungen zu beschäftigen, so daß hier nur die wichtigsten erblichen ophthalmologischen Krankheiten diskutiert werden sollen.

Eine beachtliche Zahl X-chromosomaler, das Auge betreffender Krankheiten ist bekannt (vgl. Tab. 15.1.). Der Carrier-Status kann bei einigen dieser Krankheiten nachgewiesen werden, denn sie liefern den direkten Hinweis durch den auf Grund der X-Chromosomen-Inaktivierung im weiblichen Geschlecht bedingten Mosaizismus:

Man findet bei einigen dieser Carrier fleckige morphologische Veränderungen, wodurch auch beim Fehlen eines biochemischen Tests der Carrierstatus diagnostiziert werden kann. Detailliertes Gen-Mapping des X-Chromosoms könnte auf der Basis genetischer Kopplung genaue prädiktive Tests liefern (s. Kap. 5).

Chorioidoretinale Degenerationen

Es existieren die unterschiedlichsten Typen, die durch besondere Merkmale der Augenhintergrundveränderungen charakterisiert sind. Der Nicht-Ophthalmologe sollte sich hier nicht auf eine Diagnose einlassen. Er kann aber einen wertvollen Beitrag durch Dokumentation des Stammbaumes und durch die sorgfältige Ergründung eines Merkmals für ein assoziiertes Syndrom leisten. Diese Information kann dann mit der spezifischen ophthalmologischen Diagnose kombiniert werden, um eine genaue Beratung zu ermöglichen. Eine Vorstellung

Tabelle 15.1. X-chromosomale Augenerkrankungen

Krankheit	Veränderungen bei den Heterozygoten
Albinismus oculi	fleckige Fundusdepigmentation, Transluzenz der Iris (rötliche Iris)
Okulokutaner Albinismus mit Taubheit	partieller Hörverlust
X-chromosomal congenitale Katarakt	Schichtstar
Chorioideremie	Pigmentveränderungen in der Retina (manchmal symptomatisch) abnormes Elektroretinogramm
Farbblindheit, Deutan	geringe Defekte im Farbsehen
Farbblindheit, Protan	
Farbblindheit, inkomplette Akromatopsie	
Irishypoplasie mit Glaukom	
X-chromosomale Makula-Dystrophie	
Megalokornea (auch selten autosomal-dominant)	Durchmesser der Cornea vergrößert
Mikrophthalmus mit multiplen Anomalien (Lenz-Syndrom)	
Kongenitale Nachtblindheit mit Myopie	
Norrie-Syndrom (Pseudoglioma), einige Fälle infolge Gendeletion)	
Erblicher Nystagmus	variabel, können voll erkranken
Okulo-zerebro-renales Syndrom (Lowe-Syndrom)	leichte Linsentrübung
X-chromosomale Retinitis pigmentosa	fleckige Pigmentierung der Retina und Veränderungen in der Elektroretinografie
Retinoschisis	
Fabry-Syndrom	Trübung der Cornea und Linse

von der Komplexizität dieses Gebietes kann man im Buch von Krill (1977) erhalten. Nur einige wenige Typen sollen an dieser Stelle erwähnt werden.

Retinitis pigmentosa

Diese Gruppe, die häufigste der retinalen Degenerationen, kann allen 3 Hauptmodi der mendelnden Vererbung folgen. Autosomal-rezessive Formen sind die häufigsten (etwa die Hälfte), mit autosomal-dominanter Vererbung ist in etwa 15 % der Familien zu rechnen und 5 % sind X-chromosomale. Auffällige Variationen kommen in verschiedenen Familien vor und lassen Heterogenität vermuten. Carrier der X-chromosomalen Form zeigen gewöhnlich sichtbare Pigmentierungsstörungen und ein abnormes Elektroretinogramm, was einen nützlichen Hinweis für die Unterscheidung von anderen Formen der Vererbung in einem isolierten männlichen Fall darstellt. Der eng gekoppelte DNA-Marker L1.28 sollte für die Vorhersage hilfreich sein (Wright 1984). Die Carrier autosomal-rezessiver Formen zeigen im allgemeinen keine Anomalien, so daß die Unterscheidung zwischen einer autosomal-dominanten Neumutation und einem auf autosomal-rezessive Vererbung zurückzuführenden isolierten Fall oft unmöglich ist. Hier sind die klinischen Merkmale zu variabel. Das empirische Risiko, daß in solch einem isolierten Fall ein krankes Kind geboren wird, beträgt etwa 1:8. Sollte ein Kind tatsächlich krank sein, wäre das Risiko für die folgenden Nachkommen 1:2.

Bei einer Anzahl von Syndromen ist die Retinitis pigmentosa Bestandteil des Symptomenkomplexes. Dazu gehören das Bardet-Biedl-Syndrom (mit Polydaktylie, Hypogonadismus und geistiger Retardierung), das Hallgren-Syndrom (mit Taubheit, Ataxie und Geistesstörung) und das Usher-Syndrom (mit vollkommener Innenohrschwerhörigkeit), die alle autosomal-rezessiv vererbt werden.

Lebers kongenitale Amaurosis (nicht zu verwechseln mit Lebers Optikusatrophie)
Diese primäre retinale Krankheit ist eine der häufigsten Ursachen der Blindheit im Kindesalter und wird autosomal-rezessiv vererbt. Der Krankheitszustand kann im frühen Kindesalter durch das Elektroretinogramm nachgewiesen werden. Eine Assoziation mit zerebralen und renalen Störungen ist bei einigen Familien bekannt.

Nachtblindheit
Diese wird gewöhnlich autosomal-dominant vererbt, wenn sie als isolierte, umschriebene Krankheit auftritt. Es existiert aber auch eine X-chromosomal rezessive Form der Myopie.

Nystagmus
Eine klare Diagnose ist notwendig, da als Ursache zu den okulären auch neurologische oder vestibuläre Faktoren treten können. Selbst wenn der Nystagmus primärer Natur ist, gibt es mehrere Ursachen (Tab. 15.2.).

Tabelle 15.2. Erblicher Nystagmus in der Kindheit

Ursache	Erblichkeit
Albinismus oculi	X-chromosomal rezessiv
Idiopathischer Nystagmus mit unwillkürlichen Rhythmusbewegungen	X-chromosomal dominant (im weiblichen Geschlecht variabel)
Makula-Hypoplasie	autosomal-rezessiv
Kongenitale Zapfendysfunktion	autosomal-rezessiv
Amaurosis congenita, Typ Leber	autosomal-rezessiv
Kongenitale Optikusatrophie	autosomal-rezessiv

Am wichtigsten ist die Erkennung der verschiedenen Typen von Albinismus und X-chromosomalem Nystagmus mit vertikaler Komponente, die im weiblichen Geschlecht eine sehr variable Manifestation zeigen.

Farbtüchtigkeit
Die gewöhnlichen Formen der Farbblindheit, Typ Protan und Deutan, werden einheitlich X-chromosomal rezessiv vererbt und kommen bei Männern mit etwa 8 % vor. Da bei dieser hohen Frequenz Ehen zwischen erkrankten Männern und

Carrier-Frauen nicht vermieden werden können, beträgt das Risiko für die Kinder beiderlei Geschlechts 50 %. Etwa 0,4 % der Frauen zeigen Farbenblindheit.

Die seltene vollständige Farbenblindheit (Monochromasie) wird autosomal-rezessiv vererbt, abgesehen von dem noch selteneren Typ der „Blau-Monochromasie", der X-chromosomal vererbt wird.

Lebers Optikusatrophie (nicht zu verwechseln mit Lebers kongenitaler Amaurosis)

Diese bemerkenswerte Krankheit hat vor vielen Jahren die Genetiker verwirrt und durchbrach alle Regeln der mendelnden Vererbung. Die hauptsächlichen genetischen Charakteristika sind:

1. Männer sind mit 85 % häufiger erkrankt als Frauen.
2. Männer übertragen diese Krankheit niemals auf ihre Nachkommen, somit auch nicht auf die Enkel oder nachfolgende Abkömmlinge.
3. Ist eine Frau erkrankt bzw. hat einen erkrankten Sohn, beträgt das Risiko für die weiteren Söhne 1:2, aber *alle* ihre Töchter scheinen entweder Carrier oder krank zu sein (X-chromosomale Vererbung unwahrscheinlich).

Für dieses einmalige Muster sind zahlreiche Erklärungen vorgeschlagen worden, aber keine von ihnen ist befriedigend. Wahrscheinlich determiniert ein durch die Mutter übertragenes Umweltagens (viral?) gemeinsam mit genetischen Faktoren (mendelnd?) die Empfänglichkeit. Es bleibt abzuwarten, ob die rekombinanten DNA-Techniken ein derartiges Agens identifizieren.

Andere Formen der Erblichkeit der Optikusatrophie folgen sowohl einem autosomal-dominanten als auch einem autosomal-rezessiven Muster. Sie zeigen gewöhnlich im Gegensatz zur subakuten Manifestation der Optikusatrophie Typ Leber einen leichten progressiven Verlauf.

Cornea-Dystrophien

Es existieren zahlreiche Typen mit zumeist mendelndem Erbgang: das Ergebnis der Spaltlampenuntersuchung ist oft charakteristisch. Hornhauttrübung bzw. -undurchsichtigkeit können hilfreiche diagnostische Merkmale im Hinblick auf verschiedene generalisierte Krankheiten wie z. B. die Mukopolysaccharidose sein.

Das ist vielleicht der geeignetste Punkt, um zu erwähnen, daß die Spaltlampe ein wertvolles Gerät in der Frühdiagnostik und beim Carrier-Nachweis vieler genetischer Krankheiten ist und häufiger als bisher eingesetzt werden sollte. Der klinische Genetiker, der sich darauf vorbereitet, den Umgang mit diesem Instrument zu lernen, wird sich von dessen Nützlichkeit überzeugen können. Als Alternative sollte ein enges Arbeitsverhältnis mit einem Ophthalmologen bestehen, um den kurzfristigen Abschluß der Untersuchung zu ermöglichen.

Retinaablösung

Diese ist häufiger mit hochgradiger Myopathie assoziiert. Ein bedeutendes Risiko für die Verwandten ist nur dann gegeben, wenn auch eine schwere Myopathie bei ihnen entwickelt ist. Verschiedene genetische Syndrome, einschließlich des Stickler-Syndroms, können von der Netzhautablösung begleitet sein.

Die X-chromosomale, juvenile Retinoschisis kann als ein spezieller Typ der Netzhautablösung angesehen werden.

Retinoblastom

Dieser bösartige Netzhauttumor stellt ein äußerst wichtiges und schwieriges Gebiet für die genetische Beratung dar. Alle bilateralen Fälle scheinen genetisch bedingt zu sein, gegenüber nur etwa 15% der unilateralen Fälle. Obwohl darauf hingewiesen worden ist, daß eine histologische Unterscheidung der genetischen Form möglich ist, liegt dafür keine Bestätigung vor. Durch eine frühe Bestrahlung ist jetzt häufig der chirurgische Eingriff vermeidbar, so daß eine histologische Untersuchung nicht durchgeführt werden kann.

Ein weiteres Problem wird durch das Fehlen einer vollständigen Penetranz verursacht: nur 80% der Träger des Gens entwickeln einen Tumor. Es ist sicher möglich, daß andere Mechanismen für die gut dokumentierten Beispiele verantwortlich sind, wenn z. B. die Genausprägung im vollständigen Zweig einer Verwandtschaft unterdrückt ist. Gelegentlich kann das spontane Verschwinden eines Tumors als einziges Merkmal eine Netzhautnarbe hinterlassen. Daher sollten Eltern eines isolierten Falles immer sorgfältig untersucht werden. Überlebende können ein erhöhtes Risiko für andere Neoplasmen im späteren Leben haben.

Die meisten Fälle des Retinoblastom sind nicht mit anderen Fehlbildungen verbunden. Wohl aber können Anomalien des Chromosoms 13 von einem Retinoblastom begleitet sein. Das läßt vermuten, daß das Gen auf diesem Chromosom lokalisiert ist (wahrscheinlich in Bande q14). Es ist anzunehmen, daß diese Lokalisation die Basis für die Vorhersage auf der Grundlage benachbarter Loci liefern wird (z. B. Esterase D) und in naher Zukunft mittels des gekoppelten

Tabelle 15.3. Genetische Risiken für die Nachkommenschaft bei einseitigem Retinoblastom (nach Fuhrmann und Vogel 1976; s. Literaturhinweise Kap. 1)

	Risiko
Erkrankt, bei gleichzeitig erkranktem Elternteil oder Geschwister	40 %
Nicht erkrankt, ein Elternteil und Geschwister oder zwei Geschwister erkrankt	6,6 %
Erkrankt, keine anderen erkrankten Verwandten	6,0 %
Nicht erkrankt, ein erkranktes Kind	1,6 %
Nicht erkrankt, ein erkrankter Geschwister	< 1,0 %

Tabelle 15.4. Genetische Risiken bei doppelseitigem Retinoblastom

	Risiko
Erkrankt, andere Familienmitglieder erkrankt	40 %
Erkrankt, keine anderen Familienmitglieder erkrankt	40 %
Nicht erkrankt, ein erkranktes Kind	8,0 %
Nicht erkrankt, ein Elternteil erkrankt	6,7 %

DNA-Polymorphismus oder durch den Nachweis von Gendeletion spezifiziert wird. Molekulare Studien haben bereits den direkten Hinweis erbracht, daß sowohl somatische als auch germinale Mutationen für die Ausbildung dieses Tumors verantwortlich sind (Cavenee et al. 1983).

Läßt man die theoretischen Probleme unberücksichtigt, fassen die Tabellen 15. 3. und 15. 4. das Risiko für das Retinoblastom in verschiedenen Situationen zusammen. Beide Tabellen basieren auf den präzisen Risikoberechnungen von Fuhrmann und Vogel (1976).

Norrie-Syndrom (Pseudoglioma)

Früher wurde diese Krankheit häufig mit dem Retinoblastom verwechselt. Das häufige Vorkommen von geistiger Retardierung erhöht die Wichtigkeit der genetischen Beratung bei dieser X-chromosomalen Krankheit. Leider existieren bislang keine Methoden für den Carriernachweis oder für die pränatale Diagnostik.

Katarakt

Angeborene Katarakt

Es existieren zahlreiche Typen mit allen Formen der Vererbung. Die Inzidenz beträgt etwa 1 auf 250 Geburten. Umweltfaktoren (z. B. Röteln) u. a. primäre Krankheiten (z. B. Galaktosämie und Hypoparathyroidismus) müssen ausgeschlossen werden, und man muß nach einer eventuellen Assioziation mit einem Syndrom (z. B. Conradi-Syndrom) suchen. Da die meisten genetischen Formen ohne eine metabolische Ursache der dominanten Vererbung folgen, ist das Risiko für die Nachkommen einer erkrankten Person knapp 50%. Die Risiken für Geschwister eines isolierten Falles sind vermutlich 10% geringer, doch sind genauere Zahlenwerte nötig.

Katarakte im späteren Leben

Primäre Krankheiten, sowohl mendelnde (z. B. myotone Dystrophie) und nichtmendelnde (z. B. Diabetes) müssen ausgeschlossen werden. Die meisten Familien mit eindeutiger Häufung scheinen einem autosomal-dominanten Erbmodus zu folgen.

Linsenektopie

Sie ist ein Merkmal des Marfan-Syndroms, des Marchesani-Syndroms und der Homozystinurie, kann aber auch als eine isolierte Anomalie vorkommen. Die Ectopia lentis ist auf eine abnorm kleine und sphärische Linse (Sphärophakie) zurückzuführen und zeigt autosomal-dominante Vererbung. Der Autor hat hochgewachsene und schlanke Angehörige einer Familie mit der isolierten Anomalie gesehen, die ständig falsch als an Marfan-Syndrom erkrankt diagnostiziert wurden. Das hat viel unnötige Aufregung verursacht.

Glaukom

Das *primäre Glaukom mit offenem Kammerwinkel* kommt in der allgemeinen Population häufig vor und ist unter Älteren mit ungefähr 1:200 zu finden. Untersuchungen an Geschwistern haben gezeigt, daß zwischen 5 und 16% erkrankt sind, 10% können vermutlich als angemessenses Risiko für ein klinisch bedeutsames Glaukom betrachtet werden. Die Risiken für Kinder der Probanden sind geringer, aber äußerst variabel. Da jedoch die untersuchten Kinder bei den bisherigen Befunderhebungen stets viel jünger als die Geschwister waren, nähert sich das Risiko im Gesamtleben einem Wert von etwa 10%, wie er auch für die Geschwister beschrieben wurde. Der genaue Erbmodus ist umstritten. Die Reaktion des durch ein einzelnes Allelenpaar kontrollierten Augeninnendruckes auf Corticosteroide, könnte für die Vorhersage bei High-risk-Familienangehörigen nützlich sein.

Das *primäre Glaukom mit geschlossenem Kammerwinkel* scheint größtenteils durch anatomische Orbitafaktoren, besonders durch eine zu flache Vorderkammer, determiniert zu sein. 12% der Geschwister waren in einer Studie klinisch unauffällig.

Das *angeborene Glaukom* kann mit anderen generalisierten Augenstörungen assoziiert sein (z. B. Retinoblastom, Sturge-Weber-Syndrom). Ursprünglich schien ein Teil von Familien einem autosomal-rezessiven Erbmodus zu folgen, doch kommen isolierte Fälle für diesen Erbgang viel zu häufig vor, um alle zu erklären. Das Risiko für Geschwister eines Kranken beträgt etwa 10%, nach zwei erkrankten Geschwistern legt man ein 25%-Risiko zugrunde. Die Risiken für die Kinder eines erkrankten Elternteils sind unsicher.

Setzt man ein Gemisch aus rezessiven und polygenen Formen voraus, scheint, bis genauere Daten zur Verfügung stehen, die Annahme eines Risikos von 5% vertretbar zu sein.

Refraktionsanomalie

Zwillingsstudien zeigten bisher eine sehr hohe Konkordanz bei monozygotischen Zwillingspaaren, die einen hohen Grad genetischer Bedingtheit erkennen läßt. Einzelne Stammbäume, die alle Erbmodi umfassen, wurden für jeden der Haupttypen von Refraktionsanomalien aufgestellt. Sie sind aber von geringer Hilfe beim Ableiten des allgemeinen Risikos für Verwandte. Untersuchungen an unselektierten Familien wiesen eine hohe Übereinstimmung für den refraktorischen Wert sowohl zwischen den Geschwistern als auch zwischen Eltern und Nachkommen auf. Das läßt vermuten, daß hier eine additive Polygenie vorliegt. Die gleiche Situation trifft für Krankheiten der Kornea zu, wie z. B. Astigmatismus, Keratokonus und Cornea plana.

Einige reguläre Syndrome werden von Refraktionsanomalien, wie z. B. Myopie und Nachtblindheit, begleitet. Gewöhnlich werden sie X-chromosomal rezessiv vererbt. Refraktionsanomalien können aber auch bei anderen primären mendelnden Krankheiten auftreten, z. B. Myopie beim Marfan-Syndrom. Für Kinder eines isolierten Falles mit Myopie ist von einem Risiko von 4–5% für ein ähnlich schweres Augenleiden auszugehen.

Zyklopie

Fast alle Fälle dieser letalen Fehlbildung waren bislang sporadisch. Chromosomenanomalien wurden in einigen Fällen beobachtet.

Mikrophthalmus und Anophthalmus

Hierbei handelt es sich um eine äußerst heterogene Gruppe. Unilaterale Fälle sind häufig nicht genetisch bedingt, können aber nicht mit Sicherheit von genetischen Formen unterschieden werden. Röteln und Toxoplasmose sind als Ursache für Fälle mit bilateraler Erkrankung diagnostisch auszuschließen. Geistige Retardierung ist häufig mit anderen schweren Augenstörungen verbunden. Mikrophthalmus ist aber auch ein Merkmal für schwere Chromosomenanomalien und mendelnde Syndrome. Das X-chromosomale Lenz-Syndrom, charakterisiert durch Mikrophthalmus mit Katarakt, geistiger Retardierung, Fingeranomalien und Fehlbildungen des Urogenitalsystems, muß beachtet werden. Mikrophthalmus mit Kolobom wird gewöhnlich autosomal-dominant vererbt. Vollständiger bilateraler Anophthalmus unterliegt im allgemeinen einem autosomal-rezessiven Erbgang. Kryptophthalmus, mit fehlenden Lidspalten, kann Teil eines der obigen Syndrome sein oder auch zusammen mit relativ normaler Augenentwicklung vorkommen. Gewöhnlich liegt ein autosomal-rezessiver Erbgang vor.

Kolobom und Aniridie

Sowohl das isolierte bilaterale Kolobom der Iris als auch die schwere Aniridie folgen meist der autosomal-dominanten Vererbung. Kolobome können Teil ausgedehnter Augenkrankheiten sein. Da sie im Ausmaß beträchtlich variieren, ist eine gründliche ophthalmologische Untersuchung nötig. Die seltenen Syndrome von Augenkolobom mit Analatresie folgen einem autosomal-dominanten Erbgang und sind mit einem extrachromosomalen Fragment assoziiert.

Aniridie kann mit Wilms-Tumor, geistiger Retardierung und allgemeinen Defekten verbunden sein, doch treten solche Fälle nur vereinzelt auf. In einigen Fällen wurde eine kleine Deletion auf dem kurzen Schenkel des Chromosoms 11 beobachtet; sie deutet die Lokalisation eines der beteiligten Gene an.

Heterochromasie der Iris

Die unterschiedliche Irisfärbung beider Augen ist ein isoliertes und harmloses, zumeist autosomal-dominant vererbtes Merkmal. Für das Waardenburg-Syndrom ist die Heterochromasie ein wichtiges diagnostisches Zeichen. Bei diesem Syndrom sind Pigmentierungsstörungen (Piebald-Typ), Schwerhörigkeit, faziale Anomalien, Mikrozephalie und Kleinwüchsigkeit die Hauptcharakteristiken. Die variable Expressivität dieser autosomal-dominanten Krankheit ist beträchtlich.

Augenfarbe

Während sich braune Augenfarbe zur hellblauen allgemein dominant verhält, ist die genetische Kontrolle beträchtliche komplexer. Einwände, dieses Merkmal daher nicht als Beweis für oder gegen eine Vaterschaft zu gebrauchen, gibt es zur Genüge.

Strabismus

Das Schielen ist ein häufiges Merkmal vieler generalisierter neuromuskulärer Krankheiten, die der Mendelschen Vererbung folgen können (s. Kap. 10). Isolierter Strabismus, ob als konvergent oder divergent klassifiziert, entspricht einem polygenen Erbgang. Die Variation der Befunderhebungen ergibt sich teilweise aus dem Ausmaß, in dem kleine Abweichungen als abnormal klassifiziert werden. Vom Gesichtspunkt der Beratung scheint ein Risiko für weitere Kinder von etwa 15 % zu bestehen, wenn die Eltern normal und ein Kind auffällig sind. Es beträgt etwa 40 %, wenn auch ein Elternteil belastet ist.

Erbliche Ptosis

Die Oberlidlähmung folgt gewöhnlich einem autosomal-dominanten Erbgang und bleibt das ganze Leben hindurch unverändert bestehen. Genaue Untersuchungen sind erforderlich, um allgemeine neuromuskuläre Ursachen wie die myotone Dystrophie auszuschließen.

Literatur

Bergsma, D., Bron, A. J., and Cotlier, E. (Eds.): The Eye and Inborn Errors of Metabolism. Alan Liss, New York 1976.

Cavenee, W. K., Dryja, T. P., Phillips, R. A., et al.: Expression of recessive alleles by chromosomal mechanisms in retinoblastoma. Nature **305** (1983): 779–784.

Goldberg, M. F. (Ed.): Genetic and Metabolic Eye Disease. Little, Brown, Boston 1974.

Klein, D., und Franceschetti, A.: Mißbildungen und Krankheiten des Auges. In: Becker, P. E. (Hrsg.): Humangenetik. Bd. IV, S. 1–247. Thieme, Stuttgart 1964.

Krill, A. E.: Hereditary Retinal and Choroidal Diseases. Vol. 2. Clinical Characteristics. Harper & Row, Hagerstown 1977.

Sorsby, A.: Ophthalmic Genetics. Butterworth, London 1970.

Tost, M.: Normale Entwicklung des menschlichen Auges. Mißbildungen des menschlichen Auges. In: Velhagen, K. (Hrsg.): Der Augenarzt. Bd. 11. Thieme, Leipzig 1986.

Waardenburg, P. J., Franceschetti, A., and Klein, D.: Genetics and Ophthalmology. Vols 1 and 2. Royal Van Gorcum, Assen 1961.

Wright, A. F., Bhattacharya, S. S., et al.: A genetic linkage study of X-linked retinitis pigmentosa. J. Med. Genet. **21** (1984).

Kapitel 16

Taubheit

Ein hoher Anteil von Taubheit bei Kindern und Erwachsenen ist genetisch determiniert. Eine präzise genetische Diagnose kann außerordentlich schwierig sein und ist häufig von einem speziellen audiologischen Test abhängig. Zwei Gruppen verlangen eine besondere genetische Beratung:

- Eltern eines ernsthaft erkrankten Kindes im Hinblick auf weitere Kinder.
- Junge Menschen mit Taubheit, die häufig einen Partner mit ähnlichem Krankheitsbild heiraten.

Sogar ohne Hilfe eines speziellen Tests ist es oft möglich, die genetische Situation genau einzuschätzen. Man muß dabei folgende Punkte bedenken:

1. Worauf deutet das Vererbungsmuster in der betreffenden Familie?
2. Ist der Hörverlust eine schwere angeborene Taubheit oder eine leichtere Form?
3. Ist die leichte Form gleichbleibend oder fortschreitend?
4. Ist ein identifizierbares Syndrom oder ein anderes System einbezogen?

Weitere Informationen über Syndrome, die Taubheit einschließen, oder verschiedene genetische Formen der Taubheit können dem Buch von Konigsmark und Gorlin (1976) entnommen werden, während eine detaillierte Studie über die völlige Taubheit im Kindesalter durch Fraser (1976) geliefert wurde. Die Termini sensorineural, neural und perceptiv werden häufig synonym gebraucht.

Schwere angeborene sensorineurale Taubheit (Taubstummheit)

Die Inzidenz wurde mit etwa 1 auf 1000 Geburten bestimmt. Der Ausschluß exogener Faktoren, wie eine leichte kongenitale Infektion mit Röteln oder Zytomegaloviren, ist sorgfältig vorzunehmen.

Gibt es keinen klaren Hinweis auf Umweltursachen, ist ohne Zweifel ein hoher Anteil der Fälle autosomal-rezessiv bedingt. Die exakte Anteilgröße kann nur schwer bestimmt werden, da die verschiedenen Typen klinisch nicht unterscheidbar sind. Die meisten Studien gehen davon aus, daß 40–50 % der Fälle autosomal-rezessiv bedingt und etwa 10 % auf autosomal-dominante Vererbung zurückzuführen sind. Für die meisten der verbleibenden Fälle sind die Ursachen unbekannt oder nicht nachweisbare Umwelt- (oder zumindest nicht mendelnde) Faktoren. Das würde bedeuten, daß das Risiko für Taubheit bei Geschwistern eines isolierten Falles etwa 1:10 beträgt. Tatsächlich können die Zahlen auch höher liegen, da die Studien, wie z. B. die von Fraser (1976), retrospektive Befunderhebungen waren. Wahrscheinlich könnten intensive Untersuchungen weitere nichtgenetische Fälle aufdecken. Eine Risikoannahme von 1:6 für Geschwister eines sorgfältig untersuchten isolierten Falles ist vermutlich angemessen.

Besteht Blutsverwandtschaft, ist autosomal-rezessive Vererbung mit einem Risiko von 1:4 sogar wahrscheinlicher. Ist das zweite Kind erkrankt, kann man fast immer auf einen autosomal-rezessiven Erbgang schließen. In Tabelle 16.1. sind die verschiedenen Risiken zusammengefaßt. Oft wird nach dem Risiko für die Nachkommen gesunder Geschwister und anderer Familienmitglieder gefragt: Das ist äußerst gering (gut unter 1 %), sofern keine Blutsverwandtschaft oder Taubheit in der Familie des anderen Partners besteht.

Das Risiko für die Nachkommen eines erkrankten Patienten, der einen isolierten Fall darstellt und einen normalen Partner heiratet, ist zwar niedrig, muß aber berücksichtigt werden (etwa 5 %). Dieses Risiko resultiert vermutlich aus der

Tabelle 16.1. Genetische Risiken für frühkindliche Taubheit unbekannter Ursache

Erkrankter Verwandter	Risiko
Ein Kind nur, Umweltfaktoren sorgfältig ausgeschlossen	1 von 6
Ein Kind nur, Blutsverwandtschaft vorhanden	1 von 4
Ein erkranktes Kind + zwei oder mehr normale Geschwister	1 von 10
Zwei erkrankte Kinder	1 von 4
Ein Elternteil und ein Kind	1 von 2
Nur ein Elternteil	1 von 20
Nur ein Elternteil und Geschwister der Eltern	1 von 100
Geschwister der Eltern, Eltern gesund	< 1 von 100

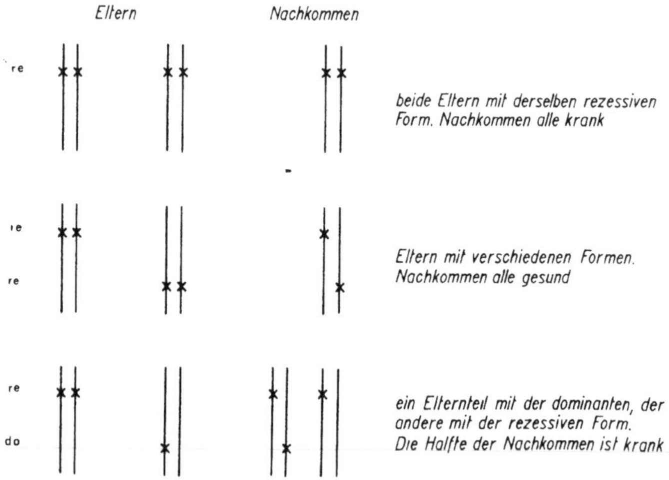

Abb. 16.1. Möglichkeiten für Ehen zwischen Personen mit angeborener Taubheit

Einbeziehung unbekannter dominanter Neumutationen in den größeren rezessiv erblichen Teil. Wo bereits ein Elternteil und ein Kind erkrankt sind, muß man eine autosomal-dominante Vererbung voraussetzen, es sei denn, es besteht Blutsverwandtschaft, oder andere Faktoren lassen vermuten, daß der gesunde Elternteil ein rezessives Gen besitzt. Obgleich die dominant vererbte schwere kongenitale Taubheit im Vergleich zur rezessiven Form selten vorkommt, muß sie für die Mehrheit der Familien mit zwei erkrankten Generationen angenommen werden. In Familien mit zwei erkrankten Geschwistern und gesunden Eltern ist rezessive Vererbung fast sicher; hier beläuft sich das Risiko für die Nachkommen der erkrankten Personen auf etwa 1 %. X-chromosomal rezessive Vererbung ist für die angeborene Taubstummheit zwar selten, aber als Erbgang dennoch gut belegt. Es muß mit Nachdruck auf die Risiken für isolierte männliche Fälle oder einzelne Sippen mit nur erkrankten Männern hingewiesen werden. Ehen zwischen zwei Personen mit schwerer kongenitaler Taubheit sind relativ häufig. Die Nachkommen liefern den klaren Beweis für die Existenz von verschiedenen, vermutlich 5–6 nichtallelen rezessiven Genen. Wären alle Fälle auf das gleiche Gen oder unterschiedliche Allele des gleichen Locus zurückzuführen, würde man erwarten, daß alle Kinder erkrankt sind. Tatsächlich kommen aber taube Kinder nur zu ca. 20 % in Ehen zwischen erkrankten Partnern vor. Das Risiko für ein taubes Kind beträgt nur etwa 10 %. In 70 % der Fälle sind alle Kinder gesund, aber heterozygot für jeden der beiden beteiligten Loci. In nur 5–10 % der Ehen sind alle Kinder erkrankt. Bei den übrigen erwiesen sich einige, aber nicht alle Kinder als krank. Vermutlich repräsentieren sie die Variante in der ein Partner die dominante Form besitzt. Abbildung 16.1. zeigt die verschiedenen Möglichkeiten, während Tabelle 16.2. die Risiken für einzelne Ehepaare zusammenfaßt.

Zu Beginn der genetischen Beratung sollte betont werden, daß die Risiken für nachfolgende Kinder eines Ehepaares, deren erstes Kind sich als gesund oder krank erwies, auffällig verändert sein können. Die meisten Ehepaare verstehen, daß die anfängliche Risikobestimmung nur eine provisorische sein kann, ersetzt durch ein High-risk- und ein Low-risk-Element, das erst dann definiert werden kann, wenn wirklich ein Kind geboren wurde. Bei einem tauben Ehepaar, dessen erstes Kind ebenfalls taub ist, liegt zumindest ein 50 %-Risiko vor, daß dieser Fall in der nächsten Schwangerschaft wieder auftritt.

Tabelle 16.2. Risiken für Kinder von zwei Eltern mit frühkindlicher Taubheit (Risiko für das nächste Kind)

Zahl der bereits geborenen Kinder	0	1 unauffällig	1 krank	2 krank
Eltern verwandt	< 1/2	1 von 10	1	1
Eltern nicht verwandt, aber der gleichen ethnischen Minderheit angehörend	< 1/2	1 von 10	1	1
Eltern nicht verwandt, nicht von der gleichen ethnischen Minderheit	1 von 10	1 von 20	< 1/2	1

Partielle Innenohrschwerhörigkeit

Zu dieser großen Gruppe gehören zahlreiche genetische Formen der Taubheit, deren Effekt auf das Ohr begrenzt ist, bei denen aber der Hörverlust nicht ausreicht, sie als „angeborene Taubstummheit" zu definieren. Einige Formen sind schon von Geburt an vorhanden und bleibend, andere zeigen eine spätere Manifestation und sind fortschreitend. Eine detaillierte audiologische Untersuchung kann den Verlust bestimmter Frequenzen aufzeigen. Tabelle 16.3. führt einige der bisher bekannten Haupttypen auf.

In dieser Gruppe sind verschiedene Faktoren für die genetische Beratung besonders wichtig:

1. Wie bei der schweren kongenitalen Taubheit resultiert ein beträchtlich höherer Anteil an Fällen aus autosomal-dominanter Vererbung.

Tabelle 16.3. Genetische Formen der partiellen oder progressiven Innenohrschwerhörigkeit

	Krankheitsausbruch	Progression	Schweregrad	Weitere Merkmale
Autosomal-dominant				
dominante progressive Innenohrschwerhörigkeit	Kindheit	gering	variabel	hohe Frequenzen zuerst verloren
dominante unilaterale Taubheit	Geburt	nein	schwer	gelegentlich bilateral
dominante Schwerhörigkeit für die niedrigen Frequenzen	Kindheit	gering	variabel	niedrige Frequenzen zuerst verloren
dominanter Hörverlust für die mittleren Frequenzen	Kindheit	gering	variabel	mittlere Frequenzen zuerst verloren
Autosomal-rezessiv				
rezessive Innenohrschwerhörigkeit mit früher Erkrankung	Kindheit	schnell	schwer	
rezessive kongenitale mäßige Schwerhörigkeit	Geburt	nein	mäßig	
X-chromosomal rezessiv				
X-chromosomale Taubheit mit früher Erkrankung	Geburt	schnell	mäßig bis schwer	
X-chromosomale mäßig schwere Schwerhörigkeit	Kindheit	gering	leicht bis mäßig	haupsächlich die hohen Frequenzen verloren

2. Die Variabilität innerhalb einer Familie kann beträchtlich sein – sorgfältige Tests sind erforderlich, bevor ein Patient als normal angesehen werden kann.
3. Isolierte Fälle sind äußerst schwierig von nichtgenetischen Formen der Hörverluste zu unterscheiden.

Weitere Informationen über verschiedene Subtypen sind den Büchern von Konigsmark und Gorlin (1976) und Keßler, Tymnik und Braun (1977) zu entnehmen.

Die *Otosklerosis* ist die häufigste Krankheit in dieser Gruppe. Sie kann an ihrem progressiven Verlauf sowie am gemischten Leitungs- und Neuralmuster erkannt werden. Sie folgt autosomal-dominanter Vererbung mit eher unvollständiger Penetranz (etwa 40 %).

Taubheit als Teil von Syndromen

Tabelle 16.4. zeigt einige Formen aus der Vielzahl, die es zu berücksichtigen gilt. Sie werden besonders häufig übersehen, wenn die Taubheit schwer ist und der Patient über keine weiteren Beschwerden klagt.

Drei Syndrome (alle autosomal rezessiv) sind von besonderer Bedeutung, da sie beträchtlich häufiger als andere auftreten und sofern man sie übersieht, ernsthafte Konsequenzen daraus entstehen.

1. Pendred-Syndrom: Schwere Innenohrschwerhörigkeit mit kropfbegünstigendem Hypothyreoidismus. Eine frühzeitige Thyroxinbehandlung ist hier wichtig.
2. Jervell-Nielsen-Syndrom: Schwere Innenohrschwerhörigkeit mit Störungen der Herzfunktion (EKG-Anomalien). Plötzlicher Tod kann eintreten.
3. Usher-Syndrom: Schwere Innenohrschwerhörigkeit mit Retinitis pigmentosa.

Das äußere Ohr

Es sind verschiedene autosomal-dominante wie auch -rezessive Syndrome beschrieben worden, in denen Taubheit, gewöhnlich als Leitsymptom, mit einer abnormen Gestaltung des Außenohres als einzig sichtbarem Merkmal verbunden ist.

Fehlbildungen des äußeren Ohres sind auch beim Goldenhar-Syndrom, der mandibulo-fazialen Dysostosis und dem Wildervanck-Syndrom mit Taubheit, Ohrenfehlbildung und Knochendefekten auffällig. Letztere Krankheit ist hauptsächlich im weiblichen Geschlecht zu beobachten. Unklar ist, ob hier eine autosomal-dominante oder eine X-chromosomal dominante Vererbung mit Letalität im männlichen Geschlecht vorliegt. Umweltursachen einschließlich der Rötel- und Thalidomid-Embryopathien und das „Potter-Gesicht" als Ergebnis einer Oligohydramnie nach einer Nierenagenesie führen ebenfalls zu Mißbildungen des äußeren Ohres. Weniger ausgeprägte Grade der Ohr-Abnormitäten bilden Teile der charakteristischen Fazies mancher genetischer Syndrome.
Isolierte Außenohranomalien, besonders wenn sie unilateral auftreten, tragen ein geringes Wiederholungsrisiko. Doch sollte eine sorgfältige Untersuchung im Hinblick auf geringe audiologische Störungen oder beidseitige Kiemenbogendefekte durchgeführt werden.

Meniere-Syndrom

Einige wenige Familien zeigen eine Häufung dieser allgemeinen Krankheit. Man kann aber sicher sein, daß die Risiken für die Familienmitglieder eines einzelnen Falles gering sind.

Tabelle 16.4. Die Assoziation von erblicher Innenohrschwerhörigkeit mit Syndromen (nach Konigsmark und Gorlin 1976)

	Erblichkeit	Typ der Hörverluste		Schweregrad
		Manifestation	Progression	
Erbliche Hörstörungen in Verbindung mit Hauterkrankungen				
Waardenburg-Syndrom (partieller Albinismus)	AD	Geburt	nein	variabel
erblicher partieller Albinismus (Piebald-Albinismus) mit Taubheit	AR	Geburt	nein	mäßig bis schwer
Albinismus mit Taubheit	AR	Geburt	nein	schwer
Leopard-Syndrom	AD	Geburt	nein	mäßig bis schwer
Anhidrosis mit progressiver Schwerhörigkeit	AD	Erwachsenenalter	ja	mild bis mäßig
Hyperkeratosis, digitale Schnürfurchen und Schwerhörigkeit	AD	Geburt	nein	schwer
Pili torti mit Schwerhörigkeit	AR	Geburt	nein	mäßig bis schwer
Finger-Knöchel-Polster, Leukonychie und Taubheit	AD	Geburt	ja	mäßig bis schwer
Onychodystrophie, mit Taubheit	AR	Geburt	nein	schwer
Onychodystrophie, Zahndefekt und Taubheit	AD	Geburt	nein	mäßig bis schwer
X-chromosomale Pigmentierungsstörungen mit Taubheit	X-rezessiv	Geburt	nein	schwer
Erbliche Hörstörungen in Verbindug mit Augenerkrankungen				
Usher-Syndrom (Retinitis pigmentosa mit Taubheit)	AR	Geburt	nein	mäßig bis schwer
Hallgren-Syndrom (Retinitis pigmentosa, vestibuläre Ataxie und Taubheit	AR	Geburt	nein	schwer
Myopie mit kongenitaler Taubheit	AR	Geburt	nein	mäßig bis schwer
Stickler-Syndrom (s. S. 185)	AD	Kindheit	ja	mäßig bis schwer
Refsum-Syndrom	AR	Kindheit oder später	ja	variabel
Alström-Syndrom (Diabetes, Taubheit und Retinadegeneration)	AR	Kindheit	ja	mäßig
Optikusatrophie, Diabetes und Schwerhörigkeit	AR	Kindheit	ja	mäßig
Hornhaut-Dystrophie mit Schwerhörigkeit	AD	Erwachsenenalter	ja	mäßig

Fortsetzung Tabelle 16.4.

	Erblichkeit	Typ der Hörverluste		Schweregrad
		Manifestation	Progression	
Erbliche Hörstörungen in Verbindung mit Erkrankungen des Nervensystems				
Schwachsinn mit Ataxie, Schwerhörigkeit und Hypogonadismus	AR	Kindheit	ja	mäßig bis schwer
Myoklonie mit Schwerhörigkeit, Diabetes mit Nephropathie	AD	Erwachsenenalter	ja	mäßig
Sensorische radikale Neuropathie	AD	beginnendes Erwachsenenalter	ja	mäßig bis schwer
Beidseitige Akustikus-Neurinome	AD	frühes Erwachsenenalter	ja	mäßig bis schwer
Erbliche Hörstörungen in Verbindug mit Erkrankungen anderer Systeme				
Alport-Syndrom (erbliche Nephropathie mit Schwerhörigkeit)	X-rezessiv (?)	späte Kindheit	ja	leicht bis mäßig
Nephropathie mit Schwerhörigkeit und Ichthyosis	AD	Kindheit	ja	leicht bis mäßig
Amyloidose, Schwerhörigkeit und Nephropathie	AD	späte Kindheit	ja	leicht bis mäßig
Pendred-Syndrom	AR	Geburt	nein	mäßig bis schwer
Taubheit mit Störungen der Herzfunktion	AR	Geburt	nein	schwer

AD autosomal-dominant AR autosomal-rezessiv

Literatur

Beighton, P., and Sellars, S.: Genetics and Otology. Churchill Livingstone, Edinburgh 1982.

Fraser, G. R.: The Causes of Profound Deafness in Childhood. Johns Hopkins University Press, Baltimore 1976.

Keßler, L., Tymnik, G., und Braun, H. St.: Hereditäre Hörstörungen. Barth, Leipzig 1977.

Konigsmark, B. W., and Gorlin, R. J.: Genetic and Metabolic Deafness. Saunders, Philadelphia 1976.

Schwarz, M., und Becker, P. E.: Anomalien, Mißbildungen und Krankheiten der Ohren, der Nase und des Halses. In: Becker, P. E. (Hrsg.): Humangenetik. Bd. IV, S. 248–345. Thieme, Stuttgart 1964.

Kapitel 17

Herz- und Kreislauferkrankungen

Herzerkrankungen stellen eine große Anzahl von Beratungsproblemen und sind glücklicherweise bezüglich der Wiederholungsrisiken und der zugrunde liegenden Ätiologie gründlich untersucht worden. Patienten mit kongenitalen Herzer-

Tabelle 17.1. Herzfehler bei mendelnden Krankheiten

Krankheit	Haupsächliche Charakteristika außer Herzfehlern	Häufige Defekte des Herzens	Erblichkeit
Holt-Oram-Syndrom	obere Gliedmaßendefekte, besonders der Finger und Radien	Vorhofseptum-Defekt	AD
Ellis-van-Creveld-Syndrom	Zwergwuchs, Lippenspalte median, Polydaktylie	Ventrikel-Septum-Defekt, Klappenvorfall	AR
Noonan-Syndrom	„Turner-ähnlicher" Phänotyp	Pulmonarstenose	AD, variabel (fraglich)
Marfan-Syndrom	Skelettanomalien, Linsenektopie	Septum-Defekt, Klappenvorfall	AD
Supravalvuläre Aortenstenose	geistige Retardierung, kraniofaziale Anomalien, Hyperkalzämie	Supravalvuläre Aortenstenose, periphere Pulmonarstenose	AD (?), variabel
Obstruktive Kardiomyopathie			AD (?), variabel
Leopard-Syndrom (Lentigines)	Innenohrschwerhörigkeit, Lentigines	EKG-Anomalien, Pulmonarstenose	AD
QT-Syndrom (Romano-Ward-Syndrom)		EKG-Anomalien (Verlängerung des QT-Intervalls)	AD
Kartagener-Syndrom	Situs inversus	Dextrokardie	AR (?)
Jervell-Nielsen-Syndrom	Innenohrschwerhörigkeit	EKG-Anomalien	AR

AD autosomal-dominant AR autosomal-rezessiv

krankungen sind die zahlenmäßig größte Gruppe und suchen um Rat im Hinblick auf die Risiken für weitere erkrankte Kinder, aber auch hinsichtlich der Nachkommen eines erfolgreich behandelten Patienten. Die Monografie von Nora und Nora (1978) liefert eine ausgezeichnete Synthese unserer augenblicklichen Kenntnisse zu diesem Thema und bietet eine detaillierte Literaturquelle für einzelne Defekte.

Es mag paradox klingen, aber den Koronar-Erkrankungen, die die häufigsten singulären Todesursachen westlicher Populationen sind, begeget man als Beratungsproblem weit seltener. Das hängt z. T. mit der Meinung zusammen, es sei ein Problem für jedermann, z. T. auch mit einer gewissen fatalistischen Annahme eines hohen Risikos in jenen Familien, in denen frühe Koronarerkrankungen konzentriert waren. Ausgehend von unserem „verwirrenden" Kenntnisstand mag es als „Glück" betrachtet werden, daß häufig genaue Risikowerte nicht erfragt werden.

Kongenitale Herzerkrankung

Die kongenitale Herzerkrankung kommt bei etwa 1 % der Geburten vor, wobei die meisten Fälle, vermutlich fast 90 %, von unbekannter Ätiologie und als „polygen" zu klassifizieren sind. Nur 3 % der Fälle folgen einem Mendelschen Erbgang.

Nichtsdestoweniger, die erste Aufgabe in der genetischen Beratung einer Familie ist der Ausschluß einer mendelnden Krankheit, insbesondere wenn außer dem Herzschaden andere Anomalien vorhanden sind. In Tabelle 17.1. sind einige der wichtigeren mendelnden Syndrome aufgeführt, die durch Einbeziehung von Herzkrankheiten charakterisiert sind. Kongenitale Herzkrankheiten spielen auch bei chromosomalen Aberrationen, vor allem bei autosomalen Trisomien

Tabelle 17.2. Nichtmendelnde Syndrome mit angeborenem Herzfehler

Krankheit	Herzfehler	Sonstige klinische Charakeristika
Asplenie- und Polysplenie-Syndrome	Dextrokardie und andere komplexe Defekte	einseitige komplexe Defekte
„Vater"-Syndrom	variabel	Defekte an Ösophagus, Anus, Wirbelkörper und Radialstrahl der Gliedmaßen
Klippel-Feil-Syndrom	Septumdefekte, in wenigstens 1/4 der Fälle das Herz einbezogen	Fusion und Reduktion der Halswirbel
Di-George-Syndrom	Ventrikelseptumdefekt, Anomalie der Aorta und weitere in 75 % der Fälle	Fehlen des Thymus und der Parathyroidea infolge embryonaler Entwicklungshemmung
Goldenhar-Syndrom	verschiedene Defekte des Herzens	Anomalien im Gesichtsbereich (Auge, Ohr, Gesicht)

und dem Turner-Syndrom, eine große Rolle, während es auch unklare Assoziationen gibt, die keinem Mendelschen Erbmodus folgen (Tab. 17.2.).

Unter den identifizierten Umweltursachen sind die Röteln die wichtigste Noxe. Aber Herzkrankheiten werden durch nahezu alle weniger spezifischen Teratogene hervorgerufen. Daher sollten Umweltfaktoren sorgfältig erkundet werden, selbst wenn es im Einzelfall nicht möglich ist, Ursache und Wirkung zu prüfen.

Die Nachkommen von Diabetikerinnen scheinen ebenfalls eine Gruppe mit hohem Risiko zu sein (s. Kap. 19). In letzter Zeit ist eine Zunahme der kongenitalen Herzkrankheiten mit dem Alter der Mutter aufgezeigt worden (Down-Syndrom ausgeschlossen). Ein Risiko von etwa 2 % (das Doppelte des allgemeinen Populationsrisikos) gilt für Frauen ab 40. Am häufigsten wird genetischer Rat für die zukünftigen Geschwister eines erkrankten Kindes oder auch für entfernte Verwandte eingeholt. Jetzt stehen Informationen für die Nachkommen erkrankter Personen zur Verfügung, und soweit sich zeigt, sind die Risiken mit denen

Tabelle 17.3. Gesamtrisiken bei angeborenen Herzerkrankungen

	Risiko (%)
Inzidenz in der Population	1
Geschwister eines isolierten Falles	2
Nachkommen eines isolierten Falles	3
Zwei kranke Geschwister (oder Geschwister und Elternteil)	10
Mehr als zwei kranke Verwandte I. Grades	50

für Geschwister vergleichbar. Zugleich wird die Meinung gestützt, daß es sich um eine polygene Vererbung handelt. Im Unterschied zu einigen anderen polygenen Krankheiten gibt es hier keinen markanten Geschlechtsunterschied in der Inzidenz oder bei der Risikoeinschätzung. Die Gesamtrisiken sind in Tabelle 17.3. zusammengestellt.

Nach Möglichkeit sollte eine spezifische anatomische Diagnose als Basis für die Risikoeinschätzung benutzt werden. Daten für eine Zahl allgemeiner Defekte (Syndrome ausgenommen) sind in Tabelle 17.4. enthalten. Bei Wiederholung ist der Defekt in nur etwa der Hälfte der Fälle der gleiche wie der frühere. Das ist für die Beratung wichtig, da Geschwister eines Probanden mit korrigierbarem Defekt einen tödlich verlaufenden oder nicht behandelbaren Schaden haben können oder umgekehrt.

Die pränatale Diagnose eines kongenitalen Herzdefektes durch Ultraschall bleibt ein unsicheres Anliegen, wie in Kapitels 7 erwähnt wurde. Es ist aber zu erhoffen, daß die Rolle dieser Methode bald an Bedeutung gewinnt.

Folgende besondere Probleme treten auf:

1. Ein Patient ist verstorben, ohne daß eine präzise Diagnose über den Typ des Defekts vorliegt. Hier ist man gezwungen, das Gesamtrisiko von 2 % zu benutzen, doch sollten die Familien wissen, daß das wirkliche Risiko zwischen 1 und 4 % liegt.

2. Der Defekt ist selten, und es gibt keine gesicherten Daten. Glücklicherweise ist das Wiederholungsrisiko ungefähr gleich der Quadratwurzel der Inzidenz (s. Kap. 3) und übersteigt für wirklich seltene Defekte den Wert von 1 % kaum.
3. Es existiert eine Kombination von Herzdefekten. Läßt man einmal spezifische Kombinationen unberücksichtigt, wie es die Fallotsche Tetralogie darstellt, ist das Risiko für die häufigste Einzelkomponente einzusetzen .

Tabelle 17.4. Genetische Risiken bei angeborenen Herzerkrankungen

Krankheit	Inzidenz (auf 1000 Lebendgeburten)	Wiederholungsrisiko (%) (nach isolierten Fällen)	
		Geschwister	Nachkommenschaft
Ventrikelseptumdefekt	2,5–5	2,1–4,2 (3)	4
Vorhofseptumdefekt	1,0	2,9–3,7 (3)	2,5
Offener Ductus	0,5–1,2	1,0–3,5 (3)	1,7–4,3 (3)
Fallotsche Tetralogie	0,7	3,0	1,7–4,3 (3)
Offenes Foramen	0,7	2,6	
Pulmonarstenose	0,8	1,5–2,7 (2)	3,6
Aortenstenose	0,5	2,2	3,9
Isthmus	0,15	1,0–1,8	2,7
Transposition der großen Gefäße	0,4	1,7	
Pulmonaratresie	0,2	1,3	
Gemeinsamer Gefäßstamm	0,15	1,2	
Trikuspidalatresie	0,15	1,0	
Ebstein-Anomalie	0,12	1,0	
Hypoplastisches Linksherz	0,2	2,7	
Endokardfibroelastose	0,17	3,8	

Die Risikoeinschätzungen bestehen für alle Formen der kongenitalen Herzerkrankung. Daten hauptsächlich von Nora und Spangler (1972) und Nora und Nora (1978). Zahlen in Klammern stellen einen vernünftigen Wert dar, der insbesondere in der genetischen Beratung, wo die Gruppen beträchtlich variieren, anzuwenden ist.

Risiken für entfernte Verwandte

Die Daten sind zwar unzulänglich, aber das Risiko für Verwandte 2. Grades eines isolierten Falles liegt sicherlich unter 1 %, und es ist zweifelhaft, ob bei Verwandten 3. Grades ein signifikant höheres Risiko besteht. Nicht selten trifft man auf Familien mit mehreren erkrankten Mitgliedern und keiner von ihnen war Verwandter 1. Grades. Eine computergestützte Risikovorhersage kann in dieser Situation versucht werden, aber in der Praxis summiert man gewöhnlich die verschiedenen Einzelrisiken.

Multiple Fälle

Familienhäufungen von kongenitalen Herzkrankheiten sollte Anlaß zu sorgfältiger Suche nach einem mendelnden Syndrom oder teratogenen Faktoren sein. In den meisten Fällen erhält man ein negatives Ergebnis. Nach zwei erkrankten Kindern ist das Risiko für kongenitale Herzerkrankung bei zukünftigen Geschwistern ungefähr verdreifacht, unabhängig davon, ob die erkrankten Personen den gleichen Herzdefekt haben oder nicht. Das ergibt ein Risikoausmaß von 5 % für die selteneren Defekte und bis zu 10 % für die häufigeren Anomalien, wie z. B. VSD. Ein ähnliches Risiko würde wahrscheinlich für zukünftige Kinder in den Fällen zutreffen, in denen ein erkrankter Elternteil ein krankes Kind hat, obwohl es bis jetzt keine signifikanten Daten gibt und so keine spezifische Defekteinschätzung gegeben werden kann. Das Vorkommen entfernterer erkrankter Verwandter vergrößert die in Tabelle 17.4. ausgewiesenen Risiken nur unerheblich. Bei Familien mit mehr als 2 erkrankten Verwandten 1. Grades sind die Risiken wahrscheinlich extrem hoch, selbst wenn die solchen Vorkommen zugrunde liegenden Faktoren nicht bekannt sind.

Vorhofseptumdefekt (ASD)

Das Wiederholungsrisiko liegt hier bei etwa 3 % für Geschwister und 2,5 % für Nachkommen eines isolierten Falles. Familien, die einem autosomal-dominanten Erbmodus folgen, gibt es sicher ebenso wie Assoziationen mit dominanten Syndromen, z. B. dem Holt-Oram-Syndrom sowie ASD mit AV-Überleitungsstörungen. Diese Fälle treten zu selten auf, um das allgemeine Wiederholungsrisiko angeben zu können, sollten aber bedacht werden, wenn familiäre Häufungen von drei oder mehr Patienten bestehen. Hinsichtlich der Beratung sollte man von einem mendelnden Erbgang ausgehen.

Ventrikelseptumdefekt (VSD)

Ein Wiederholungsrisiko von 3 % ist beim VSD für Geschwister zutreffend und berücksichtigt die Variation zwischen den verschiedenen Typen. Die genannten Zahlen beziehen sich auf solch schwere Defekte, die eines Chirurgen bedürfen. Es ist zu bezweifeln, ob die Risiken für Verwandte von Patienten mit asymptomatischen oder vorübergehenden Defekten so groß sind. Das Wiederholungsrisiko nach 2 erkrankten Kindern beträgt etwa 10 % und für 4 % für die Nachkommen eines erkrankten Elternteils.

Offener Ductus arteriosus

Kongenitale Röteln müssen in diesen Fällen ausgeschlossen werden. Das Wiederholungsrisiko variiert dann zwischen den Gruppen beträchtlich (Tab. 17.4.), aber 3 % scheint sowohl für Geschwister als auch für weitere Nachkommen ein akzeptabler Wert zu sein.

Endokardiale Fibroelastose

Sie kann sekundär Symptom einer erworbenen Myokarditis sein oder andere kongenitale Herzdefekte begleiten. Die idiopathische Fibroelastose sollte nur mittels Autopsiebeweis als Diagnose akzeptiert werden. Eine sorgfältige Studie aus Toronto (Chen et al. 1971) hat bei Geschwistern ein Wiederholungsrisiko von 3,8 % gezeigt, von der Inzidenz der Krankheit her höher als erwartet. Es ist möglich, daß eine kleine Subgruppe der autosomal-rezessiven Vererbung folgt. Sollte sie existieren, kann sie gegenwärtig nicht von der Mehrheit unterschieden werden.

Hypoplastisches Linksherz-Syndrom

Shokeir (1971) hat eine autosomal-rezessive Vererbung vermutet, aber die von ihm untersuchten Familien konnten nur auf Grund von multipel erkrankten Mitgliedern ermittelt werden. Eine systematischere Studie (Holmes et al. 1974) hat im Vergleich mit anderen kongenitalen Herzdefekten für das hypoplastische Linksherz-Syndrom ein geringes Risiko bei Geschwistern gezeigt (2,7 %).

Dextrokardie mit Asplenie

Das Fehlen der Milz – oder das Vorhandensein mehrerer Milzen – ist ein bedeutender Befund, der bei der Autopsie kongenitaler Herzkrankheiten zu beachten ist. Eine Kombination von Defekten unter Einbeziehung linksseitiger viszeraler Strukturen ist nämlich mit Asplenie verbunden und eine entsprechende Gruppe mit rechtsseitigen Defekten mit Polysplenie. Das Wiederholungsrisiko ist vermutlich mit anderen Typen kongenitaler Herzkrankheiten vergleichbar. Die einzige High-risk-Assoziation mit Dextrokardie ist das Kartagener-Syndrom (s. S. 229).

Noonan-Syndrom (Turner-Phänotyp mit normalen Chromosomen)

Die charakteristische Fazies mit Ptosis und Tiefstand der Ohren, wie auch der vom Turner-Syndrom abweichende Herzdefekt (Pulmonarklappenstenose), sollten die klinische Erkennung dieser relativ häufigen Krankheit in jedem Geschlecht erlauben. Auf Grundlage von Fällen einer Eltern-Kind-Übertragung ist autosomal-dominante Vererbung vermutet worden (s. Nora u. Nora 1978). Die Merkmale bei den Eltern waren aber gewöhnlich geringer ausgebildet. Das Risiko für Geschwister eines isolierten Falles ist als niedrig anzusehen.

Williams-Syndrom (Hyperkalzämie mit supravalvulärer Aortenstenose und ungewöhnlicher Fazies)

Viele Fälle treten isoliert auf, einige von ihnen sind mit übermäßiger Vitamin-D-Einnahme durch die Mutter in Verbindung gebracht worden. Eine Anzahl von Familien scheint einer autosomal-dominanten Vererbung zu folgen, obwohl nicht alle Mitglieder eine vollständige Expressivität für das Syndrom zeigen. Die Beratung sollte wie in den Fällen von autosomaler Dominanz mit belasteten Verwandten erfolgen. Das Risiko für Geschwister eines isolierten Falles ist vermutlich höchstens mit 10 % anzusetzen.

Es scheint für Risiko-Mütter ratsam zu sein, während der Schwangerschaft Vitamin D zu vermeiden.

Kardiomyopathien

Diese Herzmuskelerkrankungen können Begleitsymptom solcher Erbkrankheiten wie Glykogenose Typ II, Duchenne, myotone Dystrophie und der Friedreichschen Ataxie sein.

Obstruktive Kardiomyopathie

Sie scheint wie eine variable autosomal-dominante Krankheit vererbt zu werden. Wenn Familien mittels Echokardiografie untersucht werden, ist die Penetranz nahezu vollständig. Aber nur etwa 25 % der Familienmitglieder sind klinisch auffällig, d. h. es gibt ein Risiko von 1:8 für die klinische Manifestation bei Verwandten 1. Grades.

Kongenitale Leitungsdefekte

Die meisten Fälle treten isoliert auf; familiäre Formen schließen das Jervell-Nielson-Syndrom (autosomal-rezessiv) mit Taubheit ein, ferner das dominant vererbte prolongierte Q-T-Syndrom mit plötzlichem Tod sowie das Vorkommen von vollständigem Herzblock bei den Nachkommen von Müttern mit systemischem Lupus erythematosus. Beim isolierten kongenitalen kompletten Herzblock ist ein Wiederholungsrisiko für Geschwister von 2–5 % gefunden worden.

Koronare Herzkrankheit

Die epidemiologische Zunahme der Krankheiten der Kranzgefäße des Herzens in den letzten Jahrzehnten ist wahrscheinlich auf Umweltfaktoren zurückzuführen. Vermutlich existiert eine genetisch bedingte Disposition, besonders bei früher Manifestation. Zwei besondere Einflüsse sind identifiziert worden:

a) Die Hauptgene für die familiäre Hypercholesterolämie und andere genetische Einflüsse auf den Lipidspiegel (s. S. 258).
b) Polygene Faktoren, die vom Lipidstatus unabhängig sind.

Eine *familiäre Hypercholesterolämie* (Hyperlipoproteinämie Typ II) sollte immer in Betracht gezogen werden, wenn die familiäre Häufung einer juvenilen koronaren Herzkrankheit auftritt. Viele Patienten werden Xanthome oder andere Cholesterolablagerungen zeigen, doch kann die vaskuläre Erkrankung auch das

Tabelle 17.5. Risiken für Herzerkrankungen in Familien mit Hypercholesterolämie

Alter (in Jahren)	Prozentsatz mit ischämischen Herzerkrankungen männlich	weiblich
30	5,4	0
30–39	23,7	0
40–49	51,4	12,2
50–59	85,4	57,5
60–69	100	74,4

einzige klinische Merkmal sein. Es ist besonders wichtig zu erkennen, daß die große Mehrheit von Lipidanomalien, die bei derartigen Patienten gefunden werden, sekundär Folge von Ernährungsfaktoren oder anderen Krankheiten sind. Die Hyperlipoproteinämie Typ II sollte nur dann diagnostiziert werden, wenn die exogenen Noxen ausgeschlossen werden können.

Selbst bei primären Fällen mit typischen Lipoproteinanomalien ist anzunehmen, daß die Mehrheit in ihrer Ätiologie eher multifaktoriell bedingt ist, als einem mendelnden Erbgang folgt. Die klassische familiäre Hypercholesterolämie, zu ungefähr 10 % an der frühen koronaren Herzkrankheit beteiligt, ist eine autosomal-dominante Erbkrankheit mit einer Heterozygotenprävalenz, die auf etwa 1:400 bis 1:1000 geschätzt wird. Homozygote mit schwerer Erkrankung in der Kindheit sind zwar bekannt, aber äußerst selten. Das Risiko für die Nachkommen eines heterozygoten Partners, das kranke Gen zu erben, beträgt 50 %, aber das Risiko für eine Herzerkrankung, und das ist der entscheidende Faktor, ist besonders bei Frauen (Slack 1969) beträchtlich niedriger. In Tabelle 17.5. sind die entsprechenden Werte ausgewiesen. Das Risiko der Nachkommen eines isolierten Falles für diese Lipidanomalien ist, im Vergleich zu Familien mit einem gesicherten dominanten Erbgang, ebenfalls beträchtlich geringer, da ein Teil der nichtgenetischen Lipiddefekte von diesen nicht unterschieden werden kann.

Das Gen läßt sich zuverlässig in der frühen Kindheit durch die Lipoproteinelektrophorese des Low-density-Lipoproteincholesterol nachweisen. Der Basisdefekt ist als Rezeptordefizienz in den Fibroblasten ermittelt worden (Brown u. Goldstein 1974) oder in einigen Familien als Veränderung des Rezeptors, der homozygot (nicht aber heterozygot) pränatal diagnostiziert werden kann (Brown u. Goldstein 1978).

Spezifische Gensonden sind mittlerweile verfügbar und sollten Anwendung in Familienuntersuchungen finden (s. Kapitel 5).

Andere genetische Einflüsse bei koronarer Herzerkrankung

Das Sterberisiko durch eine ischämische Herzerkrankung bei einem Verwandten eines Patienten mit dieser Erkrankung wurde durch Slack und Evans (1966) untersucht. Sie fanden eine deutliche Erhöhung für alle Gruppen von Verwandten 1. Grades (Tab. 17.6.). Wie zu erwarten, ist die Erhöhung größer, wenn der Indexpartner weiblich war (s. Kap. 3), obwohl die absoluten Risikowerte für männliche Verwandte größer sind als für weibliche. In dieser Studie waren einige Familien mit einer Hypercholesterolämie enthalten, beeinflußten aber die Risiken nur unbedeutend. Ein Drittel der monozygotischen Zwillingspaare zeigen für die koronare Herzerkrankung Konkordanz.

Es kommen familiäre Häufungen der juvenilen koronaren Herzkrankheiten vor, in denen es weder eine nachweisbare Lipidanomalie gab, noch irgend einen anderen primären Grund, der identifiziert werden konnte. Einige von ihnen las-

Tabelle 17.6. Risiko für Todesfall infolge ischämischer Herzerkrankung zwischen dem 35. und 55. Lebensjahr bei Verwandten I. Grades des Indexpatienten mit ischämischer Herzerkrankung (Slack und Evans 1966). Die Erhöhung über die allgemeine Populationsinzidenz ist in Klammern angegeben

	Männlicher Indexfall	Weiblicher Indexfall
Männlicher Verwandter I. Grades	1 von 12 (x 5)	1 von 10 (x 6½)
Weiblicher Verwandter I. Grades	1 von 36 (x 2½)	1 von 12 (x 7)

Tabelle 17.7. Einige seltene genetische Ursachen für frühzeitige vasculäre Erkrankungen

Krankheit	Erblichkeit
Cockayne-Syndrom	autosomal-rezessiv
Homozystinurie	autosomal-rezessiv
Menkes-Syndrom	X-chromosomal rezessiv
Progerie	autosomal-rezessiv
Pseudoxanthoma elasticum	autosomal-rezessiv (manchmal autosomal-dominant)
Werner-Syndrom	autosomal-rezessiv

sen nachdrücklich einen autosomal-dominanten Erbmodus vermuten. Wo ein derartiger Erbgang gesehen wird, ist es vernünftig, für die Nachkommen eines erkrankten Individuums ein entsprechendes Risiko anzugeben und dafür zu sorgen, daß ihr Risiko soweit wie möglich durch geeignete Präventivmaßnahmen reduziert wird. Es ist zu erwarten, daß in naher Zukunft weitere spezifische genetische Loci identifiziert werden. Einige seltene Ursachen der frühzeitigen vaskulären Erkrankung sind in der Tabelle 17. 7. zusammengestellt, aber sie berücksichtigen nur einen kleinen Teil des Gesamtproblems.

Bluthochdruck

Allgemein besteht Übereinstimmung, daß es einen wichtigen genetischen Beitrag für den essentiellen Bluthochdruck gibt. Frühere Diskussionen, inwieweit hierbei Polygenie vorliegt oder Hauptgene beteiligt sind, wurden fallen gelassen. Bis jetzt wurden weder spezifisch identifizierbare Gene erkannt, noch gibt es genaue Zahlen, auf denen ein genetischer Rat basieren könnte. Verwandte 1. Grades, vor allem in Familien mit mehreren erkrankten Mitgliedern, sollten ihr erhöhtes Risiko kennen, so daß mit einer frühen Behandlung begonnen werden kann. Childs (in Steinberg et al. 1983) diskutiert die augenblickliche Situation.

Lymphatische Krankheiten

Leichte Lymphödeme der Hände und Füße können sowohl beim Turner- als auch beim Noonan-Syndrom angetroffen werden. Die häufigste und schwerste Form der Lymphödemie, das *Milroy-Syndrom*, folgt einem autosomal-dominanten Erbgang und kann gewöhnlich bereits bei der Geburt erkannt werden. Eine leichtere und spätere Manifestationsform (Meige-Syndrom) ist in der Vererbung variabler. Es ist jetzt unklar, ob der Erbgang autosomal-rezessiv oder autosomal-dominant mit variabler Penetranz verläuft.

Zwei spezifisch autosomal-dominante Syndrome sind das Lymphödem mit Nagelveränderungen (gelbe Nägel) und Lymphödem mit Distichiasis (doppelter Augenwimpernkranz).

Rheumatisches Fieber

Die Erkennung einer bakteriellen Basis (Streptokokken) für diese Krankheit und ihre dramatische Abnahme in westlichen Populationen sollte die Tatsache nicht verdecken, daß ihre Disposition streng durch die Vererbung beeinflußt wird.

Frühere Studien (Wilson u. Schweitzer 1954) zeigten ein Risiko für die Entwicklung der Krankheit in einem späteren Lebensabschnitt von etwa 10% bei Geschwistern und Nachkommen einer erkrankten Person. Es war doppelt so groß, wenn ein Elternteil und ein Geschwisterkind erkrankt waren. Die Risiken spiegeln wahrscheinlich eher die Disposition als die aktuelle Krankheit wider, können aber in vielen Gebieten mit großer Krankheitshäufigheit dienlich sein.

Pulmonare Krankheiten

Überraschend wenig pulmonare Krankheiten zeigen ein klares Vererbungsmuster. Zwei bedeutende autosomal-rezessive Krankheiten, die *zystische Fibrose* und der *α_1-Antitrypsinmangel*, werden in Kapitel 18 diskutiert. Es gibt keine sicheren Beweise, daß die Heterozygoten in irgendeinem Zustand empfänglicher für häufige Lungenkrankheiten sind.

Das *Kartagener-Syndrom*, charakterisiert durch Bronchoektasien, wiederholte Sinusitis, Dextrokardie und andere angeborene Herzfehler sowie oftmals durch Asplenie, wird traditionsgemäß als autosomal-rezessiv betrachtet. Aus jüngeren Arbeiten geht hervor, daß dieses sinubronchiale Syndrom Teil einer umfassenden Gruppe von Defekten der Zilienfunktion ist (Atzelius 1979) und häufig von männlicher Infertilität begleitet wird. Familienuntersuchungen haben ein Wiederholungsrisiko für Geschwister von 13%, aber keine direkte Übertragung auf die Kinder (Child 1980) gezeigt. Das würde für einen autosomal-rezessiven Erbgang mit einer Penetranz von 1/2 sprechen.

Bronchialasthma tritt häufig familiär auf, wenn der „Extrinsic"-Typ mit Atopie verbunden ist. Eine jüngere Studie hat ein Risiko von 13% für Verwandte 1. Grades in dieser Gruppe gegenüber nur 5% für Fälle vom „Intrinsic"-Typ (Sibbald u. Turner-Warwick 1979) gezeigt.

Literatur

Afzelius, B. A.: A human syndrome caused by immotile cilia. Science **193** (1976): 317–319)

Bergsma, D.: Clinical Delineation of Birth Defects. Part XV. The Cardiovascular System. Williams a. Wilkins, Baltimore 1972.

Brown, M. S., and Goldstein, J. L.: Familial hypercholesterolaemia. Defective binding of lipoproteins to cultured fibroblasts assoziated with impaired regulation of HMG COA reductase activity. Proc. Nat. Acad. Sci. USA **71** (1974): 788–792.

– – Vandenberghe, K., et al.: Prenatal diagnosis of homozygous familial hypercholesterolaemia. Lancet **I** (1978): 526–529.

Chen, S., Thompson, M. W., and Rose, V.: Endocardial fibroelastosis. Family studies with special reference to counselling. J. Pediatr. **79** (1971): 385–392.

Child, A. H.: Kartagener's syndrome, a family study. Clin. Genet **17** (1980): 61.

Fuhrmann, W., Jörgensen, G., und Tünte, W.: Anomalien, Fehlbildungen und Krankheiten des Herz- und Gefäßsystems. In: Becker, P. E. (Hrsg.): Humangenetik, Bd. III/2, S. 232–549. Thieme. Stuttgart 1972.

Holmes, L. B., Rose, V., Child, A. H., et al.: Hypoplastic left heart. Comments. In: Bergsma, D. (Ed.): Clinical Delineation of Birth Defects, Part XV. pp. 228–229. Williams a. Wilkins, Baltimore 1974.

McKusick, V. A.: Heritable Disorders of Connective Tissue. Mosby, St. Louis 1972.

Miller, N. E., and Lewis. B. (Eds.): Lipoproteins, Artherosclerosis and Coronary Heart Disease. Elsevier, Amsterdam 1981.

Nora, J. J., and Spangler, R. D.: Risks and counselling in cardiovascular malformations. In: Bergsma, D. (Ed.): Clinical Delineation of Birth Defects, Part XV. pp. 154–159. Williams a. Wilkins, Baltimore 1972.
– and Nora, A. H.: Genetics and Counseling in Cardiovascular Diseases. Thomas, Springfield 1978.
Sharma, O. P., Neville, E., Walker, A. N., et al.: Familial sarcoidosis: a possible genetic influence. Ann. NY Acad. Sci. **278** (1976): 386–400.
Shokeir, M. H. K.: Hypoplastic left heart syndrome. An autosomal recessive disorder. Clin. Genet. **2** (1971): 7–14.
Sibbald, B., and Turner-Warwick, M.: Factors influencing the prevalence of asthma among first degree relatives of extrinsic and intrinsic asthmatics. Thorax **34** (1979): 332–337.
Slack, J., and Evans, K. A.: The increased risk of death from ischaemic heart disease. J. Med. Genet. **3** (1966): 239–257.
– Risks of ischeamic heart disease in familial hyperlipoproteinaemic states. Lancet **II** (1969): 1380–1382.
Steinberg, A. G., et al.: Genetics of Cardiovascular Disease. Progress in Medical Genetics. Vol. 5. Saunders, Philadelphia 1983.
UNSCEAR report (1982) Ionizing Radiation: Sources and Biological Effects. United Nations, New York 1982.
Wilson, M. G., and Schweitzer, M. D.: Pattern of hereditary susceptibility in rheumatic fever. Circulation **10** (1954): 699–704.

Kapitel 18

Verdauungssystem

Nur eine verhältnismäßig geringe Anzahl gastrointestinaler Krankheiten folgt einem Mendelschen Erbmodus, so daß die genetische Beratung in diesen Fällen mehr von empirischen Risiken abhängig ist als das für andere Systeme der Fall ist. Die meisten Zahlenangaben entstammen westeuropäischen und amerikanischen Populationen, deren Anwendung in anderen Gebieten mit Vorsicht erfolgen muß. Das gilt insbesondere dort, wo ein signifikantes Abweichen der Inzidenz vom gewöhnlichen Niveau bekannt ist.

Gastrointestinale Krankheiten haben sich jetzt auch als günstiger therapierbar als die meisten anderen Krankheitsgruppen erwiesen. Infolgedessen können Patienten, deren Krankheit früher tödlich verlief, jetzt Nachkommen haben. Daten für entsprechende Risiken sind nur für wenige Krankheitszustände verfügbar, z. B. die Pylorusstenose, die Frühform der Hirschsprung-Krankheit und die Ösophagusatresie.

Ösophagusatresie

Die meisten Fälle sind mit Ösophagustrachealfisteln verbunden. Nahezu 55 % der Fälle wurden jedoch in Kombination mit anderen Fehlbildungen gefunden, wie Atresie des Rektums und Duodenums, Diaphragmahernien, Radiushypoplasie und Nierenagenesie. Ungeachtet dieser Symptome war das Wiederholungsrisiko für Geschwister in einer Serie von 345 Patienten (David u. O'Callaghan 1975) mit einem erkrankten Geschwister sehr gering. Daher besteht kein Grund, beim Vorliegen kombinierter Defekte, sofern es sich nicht um Teilsymptome eines spezifischen Syndroms handelt, ein höheres Risiko anzunehmen. Risikozahlen für Nachkommen behandelter Patienten scheinen in einem niederen Bereich zu liegen, vermutlich nicht über 1 % (Warren et al. 1980).

Ösophaguskarzinom

Das Risiko für Verwandte ist nicht ernsthaft erhöht, zumindest nicht in Westeuropa (Mosbech u. Videbaek 1955). Die Situation kann aber in Gebieten mit einer hohen Inzidenz, wie Zentralasien und in Teilen von Afrika, in denen auffallende Familienhäufungen beschrieben wurden, völlig anders sein (Kmet u. Mahboubi 1972). Vermutlich sind es Umweltfaktoren, die für die großen Unterschiede in der Inzidenz verantwortlich sind. Die außerordentlich seltenen Familien mit Ösophaguskarzinom und Tylosis (Hyperkeratosis der Handflächen und Fußsohlen) und autosomal-dominantem Erbgang (Howel-Evans 1958; Harper et al. 1970) sollten aber im Falle familiärer Häufung in Low-incidence-Gebieten in Erwägung gezogen werden.

Diaphragmahernie

Obwohl einige wenige Beispiele erkrankter Geschwister, die meisten mit vollständiger Atresie des Diaphragmas, beschrieben wurden (Daentl u. Passarge 1972), ist das Risiko insgesamt äußerst niedrig, zweifellos unter 1 %. David und Illingworth (1976) fanden keine erkrankten Geschwister in einer Serie aus SW-England, obwohl bei der Hälfte der Fälle assoziierte Defekte, am häufigsten das Nervensystem betreffend, auftraten. Eine Hypoplasie des Diaphragmas ist bei einigen primären Myopathien zu sehen (z. B. bei der kongenitalen myotonen Dystrophie).

Angeborene Pylorusstenose

Diese Krankheit folgt einem Erbgang, wie er für polygene Vererbung erwartet wird. Dabei verringern sich die Risiken jenseits der Verwandtschaft 1. Grades schnell und erhöhen sich bei Verwandten von Indexpatienten des seltener erkrankten weiblichen Geschlechts. Es gibt Hinweise darauf, daß ein intrauteriner

Tabelle 18.1. Risiken für Verwandte von Patienten mit infantiler Pylorusstenose (nach Carter und Evans 1969)

	Indexpatienten			
	männlich		weiblich	
	Risiko (%)	Erhöhung	Risiko (%)	Erhöhung
Brüder	3,8	x 8	9,2	x 18
Schwestern	2,7	x 27	3,8	x 38
Söhne	5,5	x 11	18,9	x 38
Töchter	2,4	x 24	7,0	x 70
Neffen	2,3	x 4,6	4,7	x 9,4
Nichten	0,4	x 3,6	–	–
Cousin I. Grades	0,9	x 1,9	0,7	x 1,3
Cousine I. Grades	0,2	x 2,3	0,3	x 2,6

Umweltfaktor und vielleicht auch ein X-chromosomales Modifikatorgen wirkten. Die umfangreichste Studie über die Risiken ist die für England von Carter und Evans (1969), deren Daten in Tabelle 18.1. zusammengestellt sind. Auch aus Nordirland liegen Daten vor, und Dodge (1973) fand für männliche Geschwister eines männlichen Indexpatienten ein höheres Risiko (9,4 %), sonst aber ähnliche Risiken wie Carter und Evans.

Die gesamte Populationsinzidenz für Großbritannien beläuft sich auf etwa 3:1000 Geburten (5 auf 1000 männliche und 1 auf 1000 weibliche Geburten).

Risikodaten für Familien mit mehr als einer erkrankten Person liegen nicht vor.

Omphalozele und Gastroschisis

Das Beckwith-Syndrom (Wiedemann-Syndrom) mit Exomphalos, Makroglossie, allgemeiner körperlicher Übergewichtigkeit und Hypoglykämie sollte bei der

Diagnose des Nabelbruches und des angeborenen Offenbleibens der Bauchwand ausgeschlossen werden. Die wenigen familiär auftretenden Fälle dieses Syndroms betrafen entweder Geschwister oder Verwandte mütterlicherseits (Lubinsky et al. 1974).

Eine isolierte Omphalozele hat ein geringes Wiederholungsrisiko unter Geschwistern (unter 1 %; Czeisl 1980), obwohl einige wenige Häufungen beschrieben wurden (Osuna u. Lindham 1979). Erhöhte Serum-AFP-Werte sind ein Grund für eine Unterscheidung von Neuralrohrdefekten (s. Kap. 7); in dieser Situation kann die Ultraschalldiagnostik von Nutzen sein.

Darmatresien und Malrotationen

Die meisten Fälle treten sporadisch auf. Ein Mekoniumileus der zystischen Fibrose muß von einer echten Atresie unterschieden werden. Eine rezessiv vererbte Form der Darmverschlingung in Verbindung mit kurzen Mesenterien (sog. „apple-peel"-Syndrom) ist ebenfalls beschrieben worden (Blyth u. Dickson 1969). Duodenalatresie kommt mit großer Häufigkeit beim Down-Syndrom vor. Darmverdrehung und Darmzysten treten gewöhnlich sporadisch auf.

Magengeschwüre

Bei einer Krankheit, die sowohl häufig vorkommt (4 % der männlichen Erwachsenen und 2 % der weiblichen in Großbritannien) als auch symptomatisch oftmals unbestimmt bleibt, sind genetische Studien schwierig. McConnel (1966) gibt eine vollständige Übersicht der früheren Arbeiten und der bekannten genetischen Faktoren. Die meisten Übersichten haben für die Geschwister wie auch für Nachkommen eines Probanden etwa eine dreifache Risiko-Erhöhung ge-

Tabelle 18.2. Risiken für Verwandte von Patienten mit Duodenalulkus (nur bewiesene Fälle) (nach Cowan 1973)

Verwandte	Risiko (%)	Kontroll-Prävalenz (%)
I. Grad	10,5	1,7
II. Grad	7,4	2,0
III. Grad	3,5	1,2

zeigt. Fälle, die in früher Kindheit beobachtet wurden, haben häufig erkrankte Verwandte. Magen- und Zwölffingerdarmgeschwüre kommen in Familien getrennt vor, Personen der Blutgruppe 0 sind für das Duodenalulkus um 35 % anfälliger als Träger anderer Blutgruppen. Cowan (1973) gibt wertvolle Daten über die Risiken für Verwandte von Patienten mit Duodenalulkus für N-England. Seine Werte für erwiesene Fälle sind in Tabelle 18.2. enthalten und schließen auch Kontrollserien ein. Unterteilt man in beide Geschlechter, ist das Risiko für männliche Verwandte 2,6mal höher als das für weibliche.

Die Beobachtung, daß ein hoher Serumpepsinogenwert wie ein autosomal-dominantes Merkmal erblich ist und mit hoher Magensäureproduktion korreliert, stellt eine bedeutsame Entdeckung des letzten Jahrzehnts dar (Rotter et al. 1979).

Magenkarzinom

Wie beim Ösophaguskrebs gibt es auch hier beträchtliche geografische Unterschiede in der Inzidenz, bei denen sicherlich genetische Faktoren eine Rolle spielen (Ashley 1969). Klare Mendelsche Erbgänge sind jedoch nicht beschrieben worden, obwohl es einige bemerkenswerte familiäre Häufungen gibt, von denen die berühmteste die von Napoleon Bonaparte ist. Eine 2- bis 4fache Zunahme ist für Verwandte 1. Grades von betroffenen Patienten beobachtet worden.

Atrophische Gastritis und perniziöse Anämie

Ein Viertel der Verwandten 1. Grades von Patienten mit atrophischer Gastritis zeigt histologische Hinweise auf die Erkrankung. Ein ähnlicher Anteil weist Antikörper gegen Belegzellen der Magenschleimhaut auf (Varis 1971). Eine Familienuntersuchung von Patienten mit perniziöser Anämie (Velde et al. 1964) ergab, daß die Hälfte der Geschwister den Belegzellenantikörper und ein Viertel eine Achlorhydrie besaß. Wahrscheinlich ist ein autosomal-dominantes Gen für die Autoantikörperbildung verantwortlich. Es besteht eine weite Überlappung mit anderen Autoimmunerkrankungen und Autoantikörpern in den Familien.

Erkrankungen des Bauchraumes

Das Risiko für Verwandte hängt von der Sorgfalt ihrer Untersuchung und von Diagnosekriterien ab. Frühere Studien zeigten eine Inzidenz für die erkannten Erkrankungen bei Geschwistern von 6–12 %, während spätere Serien unter Verwendung von Jejunum-Bioptaten (Macdonald et al. 1965; David u. Ajdukiewicz 1975) eine enge Übereinstimmung von etwa 10 % für Geschwister und Nachkommen verdeutlichten.

Die Berücksichtigung der Assoziation von Bauchhöhlenerkrankungen mit dem HLA-Antigen B8 scheint (Dennis u. Stockes 1978), im Gegensatz zu der engen Assoziation mit Dw3, keinen Einfluß auf die Risikovorhersage zu haben.

Gastrointestinale Enzymdefekte

Diese folgen einem autosomal-rezessiven Erbmodus und schließen ein:

1. Disaccharidase-Defizienz (Maltase, Saccharase, Laktase). Eine partielle Laktase-Defizienz nach der Kindheit ist in vielen östlichen und afrikanischen Populationen anzutreffen.
2. Pankreasenzym-Defizienz (Trypsinogen, Enterokinase, Lipase).
3. Akrodermatitis enteropathica (vermutlich auf einen Defekt im Zinkmetabolismus zurückzuführen).

Intussuszeption (Darmeinstülpung)

Hier ist ein Risiko von 1:40 für Geschwister von Probanden im Vergleich zu 1:750 für die allgemeine Population beschrieben worden (Macmahon 1955).

Entzündliche Darmerkrankungen

Innerhalb der Familien besteht häufig eine Überlappung zwischen der ulzerativen Kolitis und dem Crohn-Syndrom (Kirsner 1973). Die Wiederholungsrisiken sind für beide Krankheiten gering und werden für Verwandte 1. Grades von Patienten mit Crohn-Syndrom (Prävalenz etwa 1:5000) auf 1:250 bis 1:100 beurteilt. Dagegen existieren für die ulzerative Kolitis (Prävalenz etwa 1:1500) keine genauen Risiken, dürften aber wahrscheinlich für Verwandte 1. Grades den 1 %-Wert nicht übersteigen. Eine letale Form der Enterokolitis in der Kindheit mit anscheinend autosomal-rezessivem Erbgang ist beschrieben worden (Fried u. Vure 1974). Vermutlich liegt dem Defekt eine metabolische Basis zugrunde.

Polyposis intestinalis

In dieser Gruppe existieren wenigstens 4 separate genetische Krankheiten:

1. Polyposis coli: autosomal-dominante Vererbung mit einer Penetranz von 80–90 % (Pierce 1968) und sehr hoher Inzidenz der Malignität, wenn keine Totalresektion der betroffenen Darmabschnitte vorgenommen wird. Eine vollständige Kontrolle der Verwandten 1. Grades ist notwendig, um bei ihnen einer Tumorentwicklung entgegenwirken zu können. Die Krankheit ist für ein genetisches Register geeignet. Die Inzidenz beträgt etwa 1:7500.
2. Gardner-Syndrom: autosomal-dominante Vererbung. Hier wird die Polyposis von verschiedenen Bindegewebs- und Knochentumoren (gewöhnlich gutartig) begleitet. Das Risiko für ein Kolonkarzinom ist größer, und die Betreuung sollte ähnlich der bei Polyposis coli sein.
3. Peutz-Jegers-Syndrom: autosomal-dominante Vererbung. Äußerlich gekennzeichnet durch Pigmentflecke im Mundbereich; Polypen und Neoplasmen können im gesamten Gastrointestinaltrakt vorkommen. Das Risiko für eine maligne Entartung ist geringer als bei der Polyposis coli. Diese maligne Entartung kann aber hier beträchtliche Ausmaße annehmen; infolge einer ausgedehnten Verteilung der Läsionen ist sie kaum zu vermeiden.
4. Diskrete solitäre Kolonpolypen. Einige wenige Familien mit autosomal-dominanter Vererbung wurden beschrieben.

Kolonkarzinom

Sehr wenige Familien sind bekannt, bei denen der Erbmodus eine autosomal-dominante Vererbung, aber ohne Hinweis auf eine Polyposis, nahelegt. Einige sind Teil des „Adenokarzinomatose-Syndroms“ (s. Kap. 23). Ungeachtet dessen sind die Risiken für Verwandte von Patienten mit Kolonkarzinom niedrig (2- bis 5fach erhöht für Verwandte 1. Grades). Liegen mehrfache Tumoren vor oder erfolgt die Manifestation frühzeitig (Harper 1973), kann das Risiko aber vergrößert sein.

Hirschsprung-Krankheit

Das Risiko hängt vom Geschlecht des Indexpatienten und des Verwandten, aber auch von der Ausdehnung der Innervationsstörung des Kolons ab, wie es für polygene Vererbung charakteristisch ist. Das Geschlechtsverhältnis männlich zu weiblich liegt bei den Patienten bei etwa 3:1, und die Einbeziehung langer aganglioner Segmente beträgt in allen Fällen 13 %. Die Gesamtpopulationsinzidenz beläuft sich auf ungefähr 0,02 % (1 auf 5000 Geburten).
Tabelle 18.3. stammt (mit einigen Veränderungen) aus einer Übersicht von Passarge (1972) und wurde mit 3 großen Familienuntersuchungen kombiniert. Die

Tabelle 18.3. Genetische Risiken für Geschwister bei der Hirschsprung-Krankheit (nach Passarge 1972)

		Brüder (%)	Schwestern (%)	Nachkommenschaft (beide Geschlechter)
Alle Längen der aganglionären Segmente	männlicher Indexpatient	5,3	2,3	
	weiblicher Indexpatient	11,3	13,6	
Kurze aganglionäre Segmente	männlicher Indexpatient	4,7	0,6	2,0
	weiblicher Indexpatient	8,1	2,9	
Lange aganglionäre Segmente	männlicher Indexpatient	16,1	11,1	hoch (ca. 50 %)
	weiblicher Indexpatient	18,2	9,1	

Risikoergebnisse für Nachkommen von Patienten mit der Kurzsegmentkrankheit liegen jetzt vor (Carter und Evans, persönliche Mitteilung) und übersteigen vermutlich die 2 %-Grenze nicht. Die Risiken für Verwandte 2. und 3. Grades sind nur ungenügend determiniert, dürften jedoch als gering angesehen werden.

Analatresie

Das Fehlen der natürlichen Afteröffnung ist ein Merkmal verschiedener Syndrome, besonders mit Kolobom und in Assoziation mit einem zusätzlichen Chromosomenfragment (Gerold et al. 1972; s. Kapitel 4), sowie mit Wirbel- und Radiusdefekten (s. Kapitel 12). Es gibt keinen Hinweis auf ein hohes Wiederholungsrisiko für Geschwister, weder beim Vater-Syndrom noch bei der isolierten Analatresie.

Erbliche Pankreatitis

Die Vererbung erfolgt hierbei autosomal-dominant mit einer Penetranz von etwa 80 %. Die erbliche Bauchspeicheldrüsenstörung tritt selten auf, verursacht aber in vielen Fällen Abdominalbeschwerden in der Kindheit (Sibert 1978). Der Typ V der Hyperlipoproteinämie (autosomal-rezessiv) kann ebenfalls eine rezidivierende Pankreatitis verursachen.

Zystische Fibrose

Für die in Westeuropa und unter der weißen Bevölkerung Amerikas am häufigsten auftretende letale autosomal-rezessive Krankheit im Kindesalter verbleibt der Basisdefekt bislang unbekannt. Die Inzidenz beträgt etwa 1 auf 2000 Geburten bei einer Carrier-Frequenz von 1:22. Die Risiken für die Nachkommen von Patienten und gesunden Geschwistern können wie in Tabelle 2.2. (s. S. 35) angegeben kalkuliert werden. Die Inzidenz in jüdischen, asiatischen und afrikani-

schen Populationen ist beträchtlich geringer. Bis jetzt steht keine zuverlässige Methode für die Carrier-Diagnostik zur Verfügung, ungeachtet zahlreicher (und widersprüchlicher) Berichte zu diesem Thema. Es ist auch nicht bekannt, ob eine genetische Heterogenie besteht. Eine pränatale Diagnose unter Benutzung der alkalischen Phosphatase in der Amnionflüssigkeit (Brock 1983) scheint jetzt für die Unterscheidung von Schwangerschaften mit einem hohen genetischen Risiko bei einem Vorkommen von 90–95 % durchführbar zu sein. Vor kurzem ist das Gen auf dem langen Arm des Chromosoms 1 lokalisiert worden. Zwei DNA-Marker sind ausreichend eng gekoppelt, um den pränatalen Nachweis mit Hilfe der Chorionbiopsie zu ermöglichen. Auf klinischer Ebene kann in einer einzelnen Sippe ein breites Spektrum des Schweregrades vorkommen. Mit Neugeborenenscreening (Verwendung der Mekoniumalbuminkonzentration) ist nur eine Minderheit der Fälle nachweisbar. Bluttrypsin in einem auf Filterpapier aufgebrachten Blutstropfen ist dagegen effektiver. Inwieweit aber die Ergebnisse der frühzeitigen Behandlung der Patienten ein Massenscreening rechtfertigen, ist noch unklar. Heterozygote sind völlig gesund.
Das Schwachman-Syndrom, bei dem eine Pankreasinsuffizienz von einer Knochenmarkhypoplasie und, wenn auch weniger konstant, von einer metaphysären Knochendysplasie begleitet werden, hat ebenfalls einen autosomal-rezessiven Erbgang.

Metabolische Lebererkrankungen

Die Mitbeteiligung der Leber kommt bei zahlreichen metabolischen Krankheiten, einschließlich der Lipidosen, Mukopolysaccharidosen, Glykogenosen und der Galaktosämie, vor. Einige von ihnen erfordern eine getrennte Erwähnung:

1. Wilson-Syndrom (autosomal-rezessiv). Pränatale Diagnose und Carrier-Diagnostik sind nicht möglich.
2. Hämochromatosis (autosomal-rezessiv, aber in hohem Maße auf das männliche Geschlecht begrenzt; (Saddi u. Feingold 1974). Heterozygote zeigen in den meisten Familien eine leichte und gewöhnlich klinisch unbedeutende Eisenspeicherung. Die Übertragung der Krankheit durch eine bereits erkrankte Person ist sehr selten, aber Geschwister tragen dennoch ein Risiko von 1:4 (klinische Manifestation verzögert und im weiblichen Geschlecht reduziert). In jüngerer Zeit wurde eine enge HLA-Kopplung gefunden, die bei der Risiko-Vorhersage für Geschwister eines erkrankten Patienten helfen könnte (Simon et al. 1977).
3. α_1-Antitrypsin-Defizienz. Inzidenz 1:2000 bis 1:4000 (autosomal-rezessiv). Diese Defizienz ist eine wichtige Ursache für die neonatale Hepatitis und Zirrhose. Einige Erwachsene entwickeln Emphyseme, andere bleiben gesund. Heterozygote sind nachweisbar und gesund. Eine pränatale Diagnose kann am Fruchtwasser durchgeführt werden. Eine spezifische Gensonde für die pränatale Diagnose ist jetzt identifiziert worden. Die zahlreichen harmlosen polymorphen Varianten des Proteins dürfen nicht mit dem echten Mangel verwechselt werden.

Hyperbilirubinämien

Diese heterogene Gruppe umfaßt:

Gilbert-Syndrom	wahrscheinlich autosomal-dominant
Dubin-Johnson-Syndrom	variabel, autosomal-dominant
Defekte Bilirubinkonjugation	
Crigler-Najjar-Syndrom oder Arias Typ I	autosomal-rezessiv
Arias Typ II	autosomal-dominant
Gutartige wiederkehrende Cholestase	autosomal-rezessiv
Fetale progressive Cholestase (Byler-Syndrom)	autosomal-rezessiv

Polyzystische Lebererkrankungen und angeborene hepatische Fibrose

Eine Formenvielfalt kann in Abhängigkeit von der Prädominanz der Fibrose oder den zystischen Veränderungen und dem Grad der Niereneinbeziehung pathologisch erkannt werden (s. Kap. 19). Alle Erkrankungen scheinen einem autosomal-rezessiven Erbgang zu folgen. Erwachsene mit polyzystischer Nierenerkrankung (autosomal-dominant) haben selten mehrere Leberzysten. Eine separate Entität der adulten polyzystischen Lebererkrankung ohne Niereneinbeziehung muß bezweifelt werden, so daß Nachkommen der seltenen Patienten mit adulter polyzystischer Lebererkrankung ein Risiko sowohl für die Beteiligung der Leber als auch der Nieren tragen.

Adulte chronische Lebererkrankung

Bei Patienten mit einer autoimmunen Ursache legt die strenge Assoziation mit anderen Autoimmunkrankheiten und das Vorhandensein verschiedener Autoantikörper die Wirkung eines die Immunantwort beeinflussenden dominanten Gens nahe. Einige wenige eindrucksvolle familiäre Häufungen von Zirrhose und Hepatoma sind als Ergebnis einer Virushepatitis gefunden worden und zeigten eine Übertragung mütterlicherseits (Ohbayashi et al. 1972). Empfänglichkeit für die Persistenz des Hepatitisvirus kann selber einer autosomal-rezessiven Vererbung folgen.

Literatur

Ashley, D. J. B.: Gastric cancer in Wales. J. Med. Genet. **6** (1969): 76–79.

Bergsma, D.: Gastrointestinal tract including liver pancreas. In: The Clinical Delineation of Birth Defects, Part XIII. Williams a. Wilkins, Baltimore 1972.

Blyth, H. M., and Dickson, J. A. S.: Apple peel syndrome (congenital intestinal atresia). J. Med. Genet. **6** (1969): 275–277.

Brock, D. J. H.: Amniotic fluid alkaline phosphatase isoenzymes in early prenatal diagnosis of cystic fibrosis. Lancet **II** (1983): 941–943.

Carter, C. O., and Evans, K. A.: Inheritance of congenital pyloric stenosis. J. Med. Genet. **6** (1969): 233–254.

Cowan, W. K.: Genetics of duodenal and gastric ulcer. Clin. Gastroenterol. **2** (1973): 539–546.

Czeisl, P.: Recurrence risk of omphalocele. Lancet **II** (1980): 470.

Daentl, D. L., and Passarge, E.: Familial agenesis of the diaphragm. Birth Defects **8** (1972): 24–26.

David, T. J., and Illingworth, C. A.: Diaphragmatic hernia in the South-West of England. J. Med. Genet. **13** (1976): 253–262.
– Ajdukiewicz, A. B.: A family study of coeliac disease. J. Med. Genet. **12** (1975): 79–82.
– O'Callaghan, S. E.: Oesophageal atresia in the South-West of England. J. Med. Genet. **12** (1975): 1–11.
Dodge, J.: Genetics of hypertrophic pyloric stenosis. Clin. Gastroenterol. **2** (1973): 523–538.
Dennis, N. R., and Stockes, C. R.: Risk of coeliac disease in children of patients and effect of HLA genotype. J. Med. Genet. **15** (1978): 20–22.
Fried, K., and Vure, E.: A lethal autosomal recessive enterocolitis of early infancy. Clin. Genet. **6** (1974): 195–196.
Gerald, P. S., Davis, C., Say, B., et al.: Syndromal associations of imperforate anus: the cat eye syndrome. Birth Defects **8**, No.2 (1972): 79–84.
Harper, P. S., Harper, R. M. J., and Howel-Evans, W.: Carcinoma of the oesophagus with tylosis. Q. J. Med. **39** (1970): 317–333.
– Heredity and gastrointestinal tumours. Clin. Gastroenterol **2** (1973): 675–701.
Howel-Evans, W., Clarke, C. A., and Sheppard, P. M.: Carcinoma of oesophagus with keratosis palmaris et plantaris (tylosis). A study of two families. Q. J. Med. **17** (1958): 413–429.
Kirsner, J. B.: Genetic aspects of inflammatory bowel disease. Clin. Gastroenterol. **2** (1973): 557–575.
Kmet, J., and Mahboubi, E.: Oesophageal cancer in the Caspian littoral of Iran: initial studies. Science **175** (1972): 846–853.
Lehmann, W.: Anomalien, Fehlbildungen und Krankheiten der Verdauungsorgane. In: Becker, P. E. (Hrsg.): Humangenetik. Bd. III/2, S. 1–200. Thieme, Stuttgart 1972.
Lubinsky, M., Herrmann, J., Kosseff, A. L., et al.: Autosomal dominant sex-dependent transmission of the Wiedemann-Beckwith syndrome. Lancet **I** (1974): 932.
Macdonald, W. C., Dobbins, W. O., and Rubin, C. E.: Studies of the familial nature of celiac sprue using biopsy of the small intestine. N. Engl. J. Med. **272** (1965): 448–456.
Macmahon, B.: Data on the etiology of acute intussusception in childhood. Am. J. Hum. Genet. **7** (1955): 430–438.
McConnell, R. B.: The Genetics of Gastrointestinal Disorders. Oxford University Press, London 1966.
McConnell, R. B. (Ed.): Genetics of gastrointestinal disorders. Clin. Gastroenterol. **2**, No. 3 (1973).
Mosbech, J., and Videbaek, A.: On the etiology of esophageal carcinoma. J. Nat. Cancer Inst. **15** (1955): 1665–1673.
Ohbayashi, A., Okochi, K., and Mayumi, M.: Familial clustering of asymptomatic carriers of Australia antigen and patients with chronic liver disease or primary liver cancer. Gastroenterology **62** (1972): 618–625.
Osuna, A., and Lindham, S.: Four cases of omphalocele in two generations of the same family. Clin. Genet. **9** (1976): 354–356.
Passarge, E.: Genetic heterogeneity and recurrence risk of congenital intestinal aganglionosis. Birth Defects **8**, No. 2 (1972): 63–67.
Pierce, E. R.: Some genetic aspects of familial polyposis of the colon in a kindred of 1422 members. Dis. Colon Rectum **11** (1968): 321–329.
Rotter, J. I., Petersen, G. M., Samloff, I. M.: Genetic heterogeneity of hyperpepsinogenemic and normopepsinogenemic duodenal ulcer. Ann. Intern. Med. **91** (1979): 372–377.
– The genetics of peptic ulcer. Progress Med. Gen. **4** (1980): 1–58.
– Samloff, I. M., and Rimoin, D. L. (Eds.): The Genetics and Heterogeneity of common Gastrointestinal Disorders. Academic Press, New York 1980.

Saddi, R., and Feingold, J.: Idiopathic haemochromatosis: an autosomal recessive disease. Clin. **5** (1974): 234–241.

Sibert, J. R.: Hereditary pancreatitis in England and Wales. J. Med. Genet. **15** (1978): 189–201.

Simon, M., Bourel, M., and Genetet, B.: Idiopathic haemochromatosis. Demonstration of recessive transmission and early detection by family HLA typing. N. Engl. J. Med. **297** (1977): 1017–1021.

Stockes, P. L., Asquith, P., and Cooke, W. T.: Genetics of coeliac disease. Clin. Gastroenterol. **2** (1973): 547–556.

Varis, K.: A family study of chronic gastritis: histological immunological and functional aspects. Scand. J. Gastroenterol **6** (1971): Suppl. 13, 1–50.

Velde, K. te, Abels, J., Anders, G., et al.: A family study of pernicious anaemia by an immunological method. J. Lab. Clin. Med. **64** (1964): 176–187.

Warren, J., Evans, K., and Carter, C. O.: Offspring of patients with tracheo-oesophageal fistula. J. Med. Genet. **16** (1980):338.

Kapitel 19

Nierenerkrankungen

Polyzystische Nierenerkrankungen

Renale zystische Erkrankungen kommen bei einer Anzahl generalisierter Syndrome vor, von denen die Trisomie 13 und 18, die tuberöse Sklerose, das Mekkel-Syndrom und das Zellweger-Syndrom (autosomal-rezessiv) hervorzuheben sind. Sie können jedoch auch sekundär durch chronische Obstruktion oder wiederholte Infektion bedingt sein. Sind einmal die verschiedenen anderen Ursachen ausgeschlossen (und das ist nicht immer leicht), gliedern sich die polyzystischen Krankheiten in zwei Gruppen:

1. Adulte polyzystische Erkrankung, heterogen, mit autosomal-rezessiver Vererbung.
2. Infantile polyzystische Erkrankung, heterogen, ebenfalls mit autosomal-rezessiver Vererbung.

Adulte polyzystische Erkrankung

Die Manifestation findet allgemein im frühen Erwachsenenalter statt. Es wurde aber z. B. auch ein erkranktes dreijähriges Kind beschrieben (Carter 1974), während leichte Fälle im hohen Alter unter Umständen zufällig erst bei der Autopsie gefunden werden. Die Beratung junger, anscheinend gesunder Familienmitglieder bereitet Probleme. All diese Personen sollten sorgfältig untersucht werden (Urinanalyse, Ultraschall und Pyelografie). Das CT-Scanning kann sich als nützliche Hilfe erweisen.

Scheinbar isolierte Fälle sollten nicht als Neumutation betrachtet werden, es sei denn, beide Eltern sind am Leben und haben sich als normal erwiesen.

Inzwischen liegen Ergebnisse einer umfangreichen Untersuchung der adulten polyzystischen Nierenerkrankung vor. Sie ermutigt zu der Annahme, daß entweder durch die Tomogrammpyelografie oder eine Radionukleiddarstellung fast alle Genträger, die älter als 19 Jahre sind, nachgewiesen werden. Dabei liegt das Risiko derjenigen, die bei diesem Test normal erscheinen, das Gen aber dennoch tragen könnten, unter 5 % (Gardner 1976). Gewichtige Gründe sprechen für das Aufstellen eines genetischen Registers aller Familien einer Region, um eine vollständige Untersuchung der Risikoverwandten absichern zu können. Vor kurzem hat sich herausgestellt, daß das Gen eng mit dem HBA-Locus (Hämoglobin-α-Kette) auf Chromosom 16 gekoppelt ist.

Das ist ein Befund, der bald die pränatale Diagnose im 1. Trimester ermöglichen sollte.

Infantile polyzystische Erkrankung

Die infantile Nierenerkrankung ist auf der Basis des Erkrankungsalters und der pathologischen Manifestation in 4 Typen unterteilt worden (Blyth u. Ockenden 1971). Bis jetzt ist allerdings nicht entschieden, ob es sich hierbei um allele Formen der adulten polyzystischen Nierenerkrankung handelt.

a) *Perinatal.* Extrem vergrößerte Nieren bei der Geburt, schnell tödlich verlaufend.
b) *Neonatal.* Manifestation im ersten Lebensmonat, gewöhnlich tödlich innerhalb der ersten drei Monate.
c) *Infantil.* Manifestation in den ersten sechs Monaten. Leber in hohem Maße einbezogen.
d) *Juvenil.* Manifestation zwischen erstem und fünftem Lebensjahr. Starke Beteiligung der Leber.

Alle Typen folgen der autosomal-rezessiven Vererbung. Dennoch hat diese Aufgliederung ihren Wert, da jeder Typ innerhalb einer Familie konstant zu sein scheint. Von der adulten polyzystischen Erkrankung unterscheiden sie sich histologisch.

Daher ist eine genaue Autopsie des Probandenmaterials von Bedeutung, um eine Verwechslung mit dieser Form zu vermeiden und nichtmendelnde Ursachen, insbesondere die zystische renale Dysplasie, auszuschließen. Wenn eine solche Information nicht gewonnen werden kann (vor allem bei isolierten Fällen mit Krankheitsausbruch nach der neonatalen Periode) sollten beide Eltern untersucht werden, um einen asymptomatischen Fall der dominant vererbten Form auszuschließen. Seit kurzem ist eine pränatale Diagnostik durch Ultrasonografie für schwere Typen möglich.

Medulläre zystische Erkrankung (juvenile Nephronophthise)

Diese Krankheit, vermutlich die häufigste Ursache für das Nierenversagen nach einer Infektion in der Kindheit mit einer Inzidenz von etwa 1:50 000, folgt allgemein der autosomal-rezessiven Vererbung. Das Durchschnittsalter beim Krankheitsausbruch liegt bei 9, das Sterbealter bei 16 Jahren. Syndromartige Assoziationen sind insbesondere mit der Retinitis pigmentosa und der zerebralen Degeneration beschrieben worden. Eine vergleichbare renale Läsion ist beim Jeune-Syndrom, der Asphyxierenden Thoraxdysplasie, zu sehen.

Eine dominant vererbte Form, mit schnellem progressiven Verlauf, ist in einigen wenigen Familien dokumentiert worden (Gardner 1974). Die Manifestation tritt im Erwachsenenalter (29 Jahre) ein, so daß es keine Verwechslung mit der kindlichen Form geben sollte. Beide Typen sind von der gutartigen medullären Schwammniere zu unterscheiden, von der eine klare familiäre Tendenz nicht bekannt ist. Kleine Zysten kommen bei dem schnell tödlich verlaufenden, autosomal-rezessiven Zellweger-Syndrom (Zerebrohepatorenales Syndrom) vor.

Erbliche Nephropathien

a) Kongenitale Nephrose. Das ist eine heterogene Gruppe: Bei dem seltenen finnischen Typ (autosomal-rezessiv) ist eine pränatale Diagnose auf der

Grundlage eines stark erhöhten Fruchtwasser-AFP (vermutlich dem fetalen Urin entstammend) durchführbar (Seppala et al. 1976). Die erst in jüngster Zeit erkannte fokale medulläre Glomerulosklerose ist in der klinischen Erscheinung und im Verlauf variabler, aber vermutlich ebenfalls autosomal-rezessiv.

b) Idiopathisches nephrotisches Syndrom in der Kindheit (minimale Veränderungen). Eine sorgfältige Familienuntersuchung hat für Geschwister (Bader et al. 1974) ein Risiko von 6 % ergeben.
c) Amyloidosen. Nephropathien können in Verbindung mit einigen der primären Amyloid-Neuropathien und beim familiären Mittelmeerfieber (autosomal-dominant) vorkommen.
d) Alport-Syndrom (erbliche Nephropathie mit Innenohrschwerhörigkeit). Der Erbgang wird diskutiert; in einigen Familien ist er aber zweifellos X-chromosomal mit variabler Expressivität im weiblichen Geschlecht, die auch bei Männern auftritt. Der mikroskopische Nachweis der Hämaturie ist vermutlich der sicherste Heterozygoten-Test bei Frauen. Der Nachweis von Schaumzellen in der Niere ermöglicht die Unterscheidung des Alport-Syndroms von anderen erblichen Nephropathien, von denen die meisten bei Manifestation im Erwachsenenalter einem dominanten Erbgang folgen.
e) Fabry-Syndrom. Diese erbliche Sphingolipidose wird X-chromosomal vererbt und ist besonders durch Niereninsuffizienz charakterisiert, die im 3. Lebensjahrzehnt auftritt und im 4. oder 5. Jahrzehnt zum Tode führt.

Harnleiterdefekte

Der Ultraschall spielt in der pränatalen Diagnostik dieser Krankheit eine zunehmende Rolle. Im Falle einiger obstruktiver Uropathien ist er bei intrauterinem chirurgischem Eingriff eingesetzt worden.

a) Renale Agenesie. Das Wiederholungsrisiko für die bilaterale Agenesie ist mit 3 % bei Geschwistern relativ niedrig. Es kann ein zusätzliches Risiko für eine unilaterale Agenesie geben (ohne Ultraschall meist nicht erkennbar). Der Defekt ist oft Teil eines generalisierten Syndroms (einschließlich des autosomal-rezessiven Fraser-Syndroms Kryptophthalmus).
b) Hydronephrose. Die meisten bilateralen Fälle neigen sekundär zu Obstruktionen und anderen Krankheiten. Unilaterale Hydronephrosen sind Berichten zufolge autosomal-dominant erblich.
c) Blasenextrophie. Wiederholung bei Geschwistern ist sehr selten (1 auf 162 Geschwister in einer verfügbaren Serie; Ives et al. 1980). Pränatale Diagnostik ist durch Screeningtest mittels erhöhtem Serum-AFP als auch durch Ultraschall möglich.
d) „Prune-Belly“-Syndrom (abdominale Muskeldefizienz, Megaureter, Megazyste, ausgebliebener Hodendeszensus). Fast alle Fälle treten im männlichen Geschlecht auf. Wiederholung bei Geschwistern ist selten (seltener als 1 %), verschiedene diskordante monozygotische Zwillingspaare sind bekannt.
e) Urethralklappen. Zufriedenstellende Risikozahlen sind nicht vorhanden, aber sicherlich ist das Risiko bei Geschwistern niedrig.
f) Hypospadie (Inzidenz wenigstens 1 auf 1000 Männer). Das Wiederholungsri-

siko bei männlichen Geschwistern liegt etwa bei 10%, ähnlich dem bei Kindern erkrankter Männer. Das Risiko für die Nachkommen weiblicher Geschwister von Patienten ist ungeklärt. Für die Unterscheidung verschiedener Intersexformen und mendelnder Syndrome (z. B. Smith-Lemli-Opitz-Syndrom) ist viel Sorgfalt erforderlich. Das Auftreten der Hypospadie unter einer Hormontherapie der Mutter wird diskutiert.

g) Kryptorchismus. Das Wiederholungsrisiko für Geschwister liegt bei etwa 10%.

Nierenfunktionskrankheiten

Eine kleine Auswahl dieser Krankheiten ist in Tabelle 19. 1. zusammengestellt. Wie bei angeborenen Stoffwechseldefekten zu erwarten, werden auch die meisten Nierenfunktionskrankheiten autosomal-rezessiv vererbt. Die drei X-chro-

Tabelle 19.1. Nierenfunktionsstörungen (Transportdefekte)

Krankheit	Erbgang
Dibasische Aminoazidurie Zystinurie Fanconi-Syndrom (meist sekundär zur Zystinurie) Renale Glukosurie Hartnup-Syndrom	AR
Xanthinurie	
Nephrogener Diabetes insipidus Familiäre Hypophosphatämie Lowe-Syndrom	X-chromosomal (im weiblichen Geschl. variable Expressivität)
Renale tubuläre Azidose	verschiedene Formen, am häufigsten AD (wenn familiär), gelegentlich X-chromosomal
Familiäre Hypo- und Hyperkalziurie	AD

AR autosomal-rezessiv AD autosomal-dominant

mosomal bedingten Krankheitszustände zeigen bei heterozygoten Frauen ein variables Krankheitsbild. Die Mehrzahl der Carrier beim Lowe-Syndrom ist wegen einer Linsentrübung nachweisbar, während Heterozygote für die familiäre Hypophosphatämie durch Kleinwüchsigkeit und einen niedrigen Serumphosphatspiegel charakterisiert sein können. Die reale tubuläre Acidose ist heterogen; viele Fälle treten sporadisch auf, es existieren aber auch zahlreiche Familien mit autosomal-dominanter Vererbung. Bevor man ein geringes Risiko für ein nachfolgendes erkranktes Kind angibt, sollte bei den Eltern die Kationenausscheidung im Urin überprüft werden.

Literatur

Bader, P. I., Grove, J., Nance, W. E., et al.: Inheritace of idiopathic nephrotic syndrome. In: Bergsma, D. (Ed.): Birth Defects – Urinary System and Others, Part X, No. 4, pt. 16. Williams a. Wilkins, Baltimore 1974.

Blyth, H., and Ockenden, B. G.: Polycystic disease of kidneys and liver presenting in childhood. J. Med. Genet. **8** (1971): 257–284.
Carter, C. O.: Polycystic disease presenting in childhood. In: Bergsma, D. (Ed.): Birth Defects – Urinary System and Others, Part X, No. 4, pt. 16. Williams a. Wilkins, Baltimore 1974.
Carter, C. O., Evans, K., and Pescia, G.: A family study of renal agenesis. J. Med. Genet. **16** (1979): 176–188.
Gardner, K. D.: Cystic disease of the kidney: a perspective on medullary cystic disease. In: Bergsma, D. (Ed.): Birth Defects – Urinary System and Others, Part X, No. 4, pt. 16. Williams a. Wilkins, Baltimore 1974.
Gardner, K. D. (Ed.): Cystic Diseases of the Kidney. Wiley, New York 1976.
Ives, E., Coffey, R., and Carter, C. O.: J. Med. Genet. **17** (1980): 139–141.
O'Neil, W. M., Atkins, C. L., and Bloomer, H. A.: Hereditary nephritis: a reexamination of its clinical and genetic features. Ann. Intern. Med. **88** (1978): 176–182.
Milutinovic, J., Fialkow, P. J., Phillips, L. A., et al.: Autosomal dominant polycystic kidney disease: early diagnosis and data for genetic counselling. Lancet **I** (1980): 1203–1206.
Seppala, M., Rapola, J., Huttenen, N. P., et al.: Congenital nephrotic syndrome: prenatal diagnosis and genetic counselling by estimation of amniotic-fluid and maternal serum alpha-fetoprotein. Lancet **II** (1976): 123–124.
Zerres, K., Völpel, M.-C., and Weiß, H.: Cystic kidney. Genetic, pathologic anatomy, clinical picture, and prenatal diagnosis. Hum. Genet. **68** (1984): 104–135.

Kapitel 20

Endokrine Krankheiten

Diabetes mellitus

Ungeachtet der hohen Prävalenz des Diabetes und der weit verbreiteten Kenntnisse über die Beteiligung genetischer Faktoren suchen nach den Erfahrungen des Autors sehr wenige Diabetiker eine genetische Beratungseinrichtung auf. Das mag im Hinblick auf die Widersprüche bezüglich des genetischen Risikos verständlich sein. Berücksichtigt man aber die große Zahl von Befunderhebungen, so sind die Unterschiede der Ergebnisse wirklich erstaunlich. Eine gute Übersicht zu dem Thema ist von Creutzfeldt et al. (1976) geliefert worden, obwohl die dort angegebenen praktischen Daten für die Beratung unzureichend sind. Darin sagt z. B. Neel aus, daß seine vor über 10 Jahren geäußerte Ansicht über den Diabetes als „des Genetikers Alptraum" sich bis heute nicht wesentlich geändert hat. Dennoch gibt es jetzt durch die Entdeckung der HLA-Assoziation und der Identifikation des Insulin-Gens auf dem kurzen Arm von Chromosom 11 neue Erkenntnisse.

Manche Probleme in der Einschätzung des genetischen Risikos des Diabetes rühren von der unverkennbaren Heterogenität der Krankheit her, und erst in letzter Zeit wurde Klarheit über die Unterscheidung einiger Hauptkategorien geschaffen. Wahrscheinlich stellen die allgemeinen Risikozahlen eine Mischung einer großen Gruppe, in der die Risiken äußerst niedrig sind, und einer kleineren Gruppe mit hohem Wiederholungsrisiko dar. Folgende Typen können vorläufig unterschieden werden:

1. Insulin-abhängiger (juveniler) Diabetes.
a) Assoziiert mit persistierenden Inselzellantikörpern und Autoantikörpern zu anderen endokrinen Drüsen, besonders der Nebenniere. Assoziiert mit HLA-Antigen B 8 und Dw 3.
b) Keine Beziehungen zu anderen endokrinen Krankheiten und mit vermutlich geringem Wiederholungsrisiko. Assoziiert mit HLA-Antigen B 15 und Dw 4. Virale Induktion möglich.
2. Insulin-unabhängiger Diabetes
a) Adulter Typ. Häufig; ohne Konkordanzrate bei monozygotischen Zwillingen.
b) Juveniler Typ. Selten; autosomal-dominanter Erbmodus.
3. Diabetes, der mit anderen primär genetischen Krankheiten verbunden ist (verschiedene Mechanismen).

Abgesehen von Gruppe 3 und der seltenen juvenilen Form (2b), die autosomal-dominante Vererbung zeigen, ist eine theoretische Vorhersage der Risiken nicht

Tabelle 20.1. Genetische Risiken beim Diabetes (nach Rimoin und Schimke 1971)

Erkrankte Familienmitglieder	Risikoperson	Risikoeinschätzung (%)	
		klinisch manifester Diabetes	abnormale GTT
Ein Elternteil	Kind	4–10	
Beide Eltern	Kind	3–37,5 (10)	6–56 (25)
Geschwister	Geschwister	2,4–11,7	18–39
Monozygotischer Zwilling	Co-Zwilling	10–97	14–100
Dizygotischer Zwilling	Co-Zwilling	3–37	9–39

möglich; die empirischen Risikoschätzwerte divergieren erheblich. In Tabelle 20. 1. sind die verfügbaren Daten zusammengefaßt. Die unterschiedlichen Serien werden bei Simpson diskutiert (in Creutzfeldt et al. 1976); Simpsons eigene Studie (1968) ist dabei eine der wesentlichsten. Angesichts einer derart extremen Variation des Risikos ist es natürlich sehr schwer, einem Patienten eine klare Auskunft zu geben. Der Autor weist deshalb die Familie auf die Unzulänglichkeit unserer Kenntnisse und auf die existierenden verschiedenen Formen des Diabetes hin und gibt nur für den offenkundigen klinischen Diabetes Risiken an, ungeachtet der Beurteilung der abnormen Glukose-Toleranz-Tests. Beim insulin-abhängigen juvenilen Diabetes besteht ein Risiko von 3% für die Entwicklung des Diabetes in den ersten 20 Jahren, sofern ein Elternteil erkrankt ist. Ein ähnliches Risiko besteht für ein weiteres Kind gesunder Eltern, die bereits ein diabetisches Kind haben. Das Risiko für Kinder von zwei Diabetikereltern, in den ersten 20 Jahren einen klinischen Diabetes zu entwickeln, beträgt 20% und 50% für das Auftreten in einem späteren Stadium des Lebens.

Für den insulin-unabhängigen Diabetes vom „adulten Typ" liegen die endgültigen Risiken wahrscheinlich höher, etwa 10% für Verwandte 1. Grades. Doch ist das weniger bedeutungsvoll, da die Mehrheit der Patienten verhältnismäßig spät und dann auch nur relativ leicht erkrankt.

Die Frage, ob Diabetiker jeden anderen Partner heiraten und sich den Wunsch nach Kindern erfüllen können, muß erwähnt werden, weil eine WHO-Kommission dogmatisch (und unvernünftig) empfohlen hat, daß aus eugenischen Gründen abgeraten werden sollte. Es ist klar, daß das Risiko für die Kinder solcher Eltern, einen Diabetes zu bekommen, beträchtlich erhöht ist und vielleicht auch der Schweregrad stärker ausgeprägt ist. Folglich kann es für solche Ehepaare objektive Gründe geben, keine bzw. keine weiteren Kinder zu bekommen. Die eugenischen Gründe sind aber keinesweges gesichert, wie Edwards nachdrücklich betont (1969).

Das Risiko für die Entwicklung eines Diabetes ist nicht der einzige zu berücksichtigende Faktor bei der genetischen Beratung von Diabetiker-Familien. Die Nachkommenschaft einer diabetischen Mutter geht besondere Risiken ein, obwohl diese mit der besseren Diabetikerkontrolle während der Schwangerschaft merklich verringert werden können. Die perinatale Mortalität nämlich korreliert mit dem Schweregrad des Diabetes der Mutter. So gab eine frühere große

Untersuchung für diese Fälle eine allgemeine perinatale Mortalität von 20 % an, und in der schwerstbetroffenen Gruppe sogar einen Anstieg auf 40 % (Gellis u. Hsia 1959). Zwar haben sich in den letzten 25 Jahren die Risiken erheblich verringert, aber sie dürfen keineswegs vernachlässigt werden.

Es besteht immer noch eine Zunahme in der Inzidenz kongenitaler Fehlbildungen für die Nachkommen diabetischer Mütter auf das Dreifache des allgemeinen Bevölkerungswertes. Petersen et al. (1964) zeigten vor 20 Jahren eine Inzidenz von 6,4 % im Vergleich zu 2,2 % in einer Kontrollpopulation. Wenn die Unterteilung entsprechend dem Vorhandensein vaskulärer Komplikationen bei der Mutter vorgenommen wird, dann betrug die Fehlbildungsrate für die Nachkommen von Müttern mit vaskulären Komplikationen 10,7 % gegenüber 4,4 % bei Müttern ohne Komplikationen. Wahrscheinlich sinken diese Risiken mit verbesserter Diabetikerkontrolle. Es gibt keine nachweisbare Zunahme von Fehlbildungen, wenn die Mutter einen präklinischen Diabetes hat oder während der Schwangerschaft einen Diabetes entwickelt.

Endokrine Mangelkrankheiten

Von der großen Zahl dieser Krankheitszustände stellen einige primäre angeborene Stoffwechselstörungen dar (gewöhnlich rezessiv vererbt), andere dagegen

Tabelle 20.2. Endokrine Mangelkrankheiten

Diabetes insipidus – erblicher Mangel an Vasopressin (ADH)	AD, selten X-chromosomal rezessiv
Diabetes insipidus renalis	X-chromosomal (im weiblichen Geschlecht intermediär)
Angeborenes Fehlen der Hypophyse	vermutlich AR
Di-George-Syndrom	kleine Deletion, meist sporadisch
Isolierte Gonadotropin-Defizienz	AR
Isolierter HGH-Mangel	meist sporadisch
Hypoparathyreoidismus (idiopathisch)	meist sporadisch, selten X-chromosomal rezessiv
Hypoparathyreoidismus mit adrenalen Zeichen und Moniliasis	AR
Angeborene Hypothyreose, mit Kropf	AR, s. unten
Angeborene Hypothyreose, ohne Kropf	s. unten
Nebennierenrindenhypoplasie	meist sporadisch, selten X-chromosomal rezessiv
Nebennierenrindenhypoplasie mit zerebraler Sklerose	X-chromosomal rezessiv
Familiärer Panhypopituitarismus	AR oder X-chromosomal rezessiv
Pseudohypoparathyreoidismus (Osteodystrophia hereditaria Albright)	gewöhnlich X-chromosomal dominant, in einigen wenigen Familien auch AD möglich
Isolierter TSH-Mangel	meist sporadisch
Isolierter Wachstumshormon-Mangel	AR oder AD
Hypophysärer Zwergwuchs, Laron-Typ	AR

AD autosomal-dominant AR autosomal-rezessiv

repräsentieren Entwicklungsstörungen einzelner Organe (meist sporadisch). Eine in zunehmendem Maße anerkannte Gruppe ist durch das Auftreten von Autoantikörpern gegen verschiedene endokrine Drüsen charakterisiert. In Tabelle 20.2. sind einige dieser primären Mangelzustände und ihre Erbgänge zusammengestellt. Endokrine Defizienzen im Erwachsenenalter, wie z. B. Hypothyreoidismus, Addison-Syndrom und Hypopituitarismus, haben in einer Familie selten ein großes Wiederholungsrisiko, wenn sie nicht mit Autoimmunität verbunden sind. In einer solchen Situation gibt es nicht nur ein vergrößertes Risiko für die Krankheit, die den Propositus belastet, sondern darüber hinaus auch für Autoimmunkrankheiten anderer endokriner Drüsen, einschließlich Diabetes, perniziöse Anämie u. a.

Ein hoher Autoantikörpertiter kann bei Verwandten trotz Fehlen klinischer Manifestationen gefunden werden. Wahrscheinlich folgt in vielen Familien die allgemeine Prädisposition zur Autoimmunität einem autosomal-dominanten Erbgang. Leider existieren für das Risiko von klinisch endokrinologischen Problemen bei solchen Verwandten keine genauen Werte. Man sollte in solchen Fällen Verwandte 1. Grades auf das Vorhandensein von Autoantikörpern testen, sofern sich für den Propositus die autoimmune Verursachung der endokrinen Defizienz bestätigt hat.

Kongenitaler Hypothyreoidismus

Die meisten Fälle treten sporadisch auf und sind auf mangelhafte Schilddrüsenentwicklung zurückzuführen. Gelegentliches Vorkommen bei Geschwistern kann eine rezessiv vererbte Form anzeigen, die gegenwärtig aber nicht unterschieden werden kann.

Wahrscheinlich wird ein systematisches Neugeborenen-Screening zur Klärung der Wiederholungsrisiken beitragen.

Der Nachweis eines Kropfes in einer nichtendemischen Region weist darauf hin, daß eine angeborene Störung der Thyrosinsynthese wahrscheinlich ist.

All die verschiedenen Typen folgen einer autosomal-rezessiven Vererbung einschließlich des Pendred-Syndroms, das durch eine defekte Jodbindung mit Innenohr-Schwerhörigkeit charakterisiert ist. Das Fehlen eines Thyroxin-bindenden Globulins kann auf einem X-chromosomal rezessiven oder autosomal-dominanten Erbgang beruhen. Gewöhnlich ist dieses Fehlen harmlos, es kann allerdings biochemisch mit dem Hypothyreoidismus verwechselt werden.

Autoimmune Schilddrüsenerkrankungen

Sowohl das Graves-Syndrom (Von-Basedow-Syndrom) als auch das Hashimoto-Syndrom zeigen familiäre Häufung, wobei beide Krankheiten gemeinsam in der gleichen Familie vorkommen können und bei beiden regelmäßig Autoantikörper gegen das Thyreoglobulin nachweisbar sind. Mit den HLA-Antigenen Dw3 und B8 ist eine Assoziation gefunden worden. Ungefähr die Hälfte der monozygotischen Zwillinge ist konkordant (verglichen mit 5 % Konkordanz bei dizygotischen Zwillingen). Eine klinische Schilddrüsenerkrankung bei anderen Verwandten tritt weniger häufig als die Inzidenz der Schilddrüsenantikörper auf. Das lebenslange Risiko übersteigt vermutlich nicht 10 %. Die Ausnahme bildet eine kleine Zahl von Familien, bei der autosomal-dominante Vererbung beobachtet wurde. Vorübergehender neonataler Hyperthyreoidismus kann bei Kindern erkrankter Mütter mit Graves-Syndrom vorkommen.

Die meisten familiären Fälle von Hyperparathyreoidismus sind Teile von multiplen endokrinen Neoplasmen Typ I (s. unten). Das gleiche bezieht sich auf das Cushing-Syndrom und auf Tumoren der Hypophyse. Es existiert eine dominant vererbte, harmlose Einheit von Hyperkalzämie mit Hypokalziurie, die einen Hyperparathyreoidismus vortäuschen kann.

Multiple endokrine Neoplasien

Typ 1

Endokrine Tumoren der Nebenschilddrüsen, der Hypophyse und des Pankreas sind hier am häufigsten. Die Vererbung läuft autosomal-dominant ab.

Typ 2

Heterogener Typ: Medulläre Karzinome der Schilddrüse können allein oder zusammen mit Phäochromozytomen und mit Mukosa-Neuromen vorkommen. Einige Patienten sind in ihrem Phänotyp marfanoid. Die Vererbung folgt gewöhnlich einem autosomal-dominanten Erbmodus.

Von der besonderen Bedeutung für die genetische Beratung sind beide Hauptformen wichtige Beispiele für neoplastische Krankheiten mit großem Risiko, bei denen die Erkennung eines mendelnden Erbgangs die tödliche Erkrankung bei Verwandten verhindern kann.

Kongenitale adrenale Hyperplasie (Adrenogenitales Syndrom)

Es sind mindestens 8 Typen bekannt, die aus verschiedenen Störungen der Steroidhormon-Biosynthese resultieren und alle autosomal-rezessiv vererbt werden. Der wichtigste Typ, der 21-Hydroxylase-Mangel, ist eng mit dem HLA-System gekoppelt (Dupont et al. 1977). Insofern erlaubt er nicht nur eine Vorhersage der Wiederholung in einer Familie, sondern auch eine pränatale Vorhersage, wenn eine HLA-Typisierung an Amnionzellen durchgeführt werden kann. Eine direkte pränatale Diagnose im Fruchtwasser erscheint ebenfalls möglich (Hughes u. Laurence 1979). Sie erlaubt eine frühe Behandlung zur Vermeidung einer Salzverlustkrise. Es ist fraglich, ob der Abbruch einer belasteten Schwangerschaft angesichts der guten Ergebnisse einer Frühtherapie immer gerechtfertigt ist.

Hypogonadismus (Tab. 20.3.)

In beiden Geschlechtern gibt es zahlreiche Typen von Hypogonadismus. Dabei kann es sich um isolierte Defekte oder um Teile eines generalisierten Syndroms handeln. Die begleitende Infertilität spricht in vielen Fällen gegen ein eindeutiges Vererbungsmuster, und die Aufstellung einer spezifisch-klinischen zytogenetischen und endokrinologischen Diagnose bereitet oft Schwierigkeiten. Da viele Fälle bis zur Pubertät unerkannt bleiben und dann häufig nicht in der Lage sind, sich fortzupflanzen, ist eine Beratung für die gesunden Geschwister erforderlich.

Die Risiken für deren Nachkommen sind mit Ausnahme für die Schwestern eines Patienten mit X-chromosomaler Erkrankung äußerst gering. Als Beispiele seien hier das Kallmann-Syndrom, Reifenstein-Syndrom und die testikuläre Fe-

Tabelle 20.3. Einige hauptsächliche genetische Ursachen des Hypogonadismus und verwandter Krankheitszustände

Typ	Erblichkeit
Männlich	
Kallman-Syndrom (hypogonadotroper Hypogonadismus mit Anosmie)	X-chromosomal rezessiv
Klinefelter-Syndrom (XXY)	gewöhnlich sporadisch
Prader-Willi-Syndrom (Hypogonadismus mit Stammfettsucht, Hypotonie, geistiger Retardierung, kleine Hände und Füße	meist sporadisch, Risiko für Geschwister 1–2 %, s. S. 166
Reifenstein-Syndrom (Hypogonadismus mit Hypospadie)	X-chromosomal rezessiv
Weiblich	
testikuläre Feminisierung (vollständige und unvollständige)	X-chromosomal rezessiv
Turner-Syndrom (XO)	meist sporadisch
XX-Gonadendysgenesie	autosomal-rezessiv
XY-Gonadendysgenesie	X-chromosomal rezessiv (vermutlich)

minisierung genannt. Da diese Krankheiten im genetischen Sinn tatsächlich „letal" sind, wird 1/3 der Fälle vermutlich als Neumutation anzusehen sein. Somit wäre das Carrier-Risiko für die Mutter eines isolierten Falles 2/3 und für die Schwestern eines derartigen Falles 1/3. Das führt zu einem Risiko von 1/3 bzw. 1/6 für die Söhne (oder XY-Nachkommen) der Mutter bzw. der Schwestern.

Infertilität

Die genetische Beratung in Fällen von Infertilität mag ein terminologischer Widerspruch sein. Denn dieses Problem wird nur aufgedeckt, wenn es trotz bestehenden Kinderwunsches zu keiner Schwangerschaft kommt. Dennoch sollten zwei wichtige Fragen gestellt werden:

1. Ist die Infertilität Teil einer übertragenen genetischen Krankheit?
2. Wird die Korrektur der Infertilität ein erhöhtes Risiko für Fehlbildungen in der Nachkommenschaft zur Folge haben?

Die Ursachen der Infertilität sind vielfältig und überlappen sich zum Teil mit denen des schon erwähnten Hypogonadismus. Auch hier sind nur die X-chromosomalen oder autosomal-rezessiven Krankheiten für die Beratung von praktischer Bedeutung, da nur bei diesen unauffälligen Personen ein Risiko für ein erkranktes Kind besteht.

Störungen der Spermienbildung schließen Anomalien der meiotischen Chromosomenpaarung, durch Ziliendefekte beeinflußte mangelnde Beweglichkeit und eine Vielzahl bislang nur unzureichend definierter biochemischer Krankheiten ein. Zu den primären geschlechtschromosomalen Krankheiten gehören das Klinefelter-Syndrom (XXY) und das Turner-Syndrom (XO). Monogen bedingte Krankheiten, die eine relative Infertilität verursachen, schließen auch die myotone Dystrophie ein.

Die Frage des erhöhten Risikos für die Nachkommen kommt prinzipiell bei Patienten auf, bei denen eine scheinbare Infertilität tatsächlich die Widerspiegelung eines nicht erkannten Frühabortes als Ergebnis einer abnormen Gametenbildung ist. Die aufzudeckende wichtigste Gruppe ist daher die, bei der ein Elternteil Träger einer balancierten Translokation ist und bei einer Schwangerschaft ein Risiko für eine unbalancierte Chromosomenanomalie besteht. Die künstliche Insemination mittels Spender (AID) und *In-vitro*-Fertilisation wurden schon in Kapitel 9 erwähnt. Sie sind eine zunehmend genutzte Möglichkeit zur Behandlung der Infertilität. Während für die AID kein erhöhtes Risiko für Anomalien besteht, gilt das gleiche für die *In-vitro*-Fertilisation noch nicht. Diese Kinder sollten entsprechend sorgfältig dokumentiert werden, besonders wenn genetische Indikationen eine Rolle gespielt haben.

Genetische Beratung und habituelle Aborte

Die meisten Frauen mit habituellen Aborten in der Anamnese wollen von einem Gynäkologen behandelt werden, der bereits nach einer gynäkologischen Ursache geforscht hat und ernstere Krankheiten der Mutter ausschloß. Eine genetische Basis ist gewöhnlich dann in Betracht zu ziehen, wenn:

a) es Hinweise auf eine Anomalie bei einem Abortus gibt;
b) Untersuchungen bei der Mutter oder beim Abortus eine Chromosomen-Aberration zeigten;
c) es familienanamnestisch relevante Erkrankungen gibt.

Die Hauptfrage ist nicht so sehr, ob ein weiterer Abort vorkommen wird oder nicht, sondern: Wie hoch ist das Risiko, daß eine Schwangerschaft mit der Geburt eines fehlgebildeten Kindes enden wird? Es ist selbstverständlich, daß man eine solche Schwangerschaft nicht unnötig durch eine Amniozentese einem zusätzlichen Risiko für einen Abortus aussetzt, es sei denn, daß man auf diesem Wege eine Anomalie nachzuweisen versucht.

Es wird viele Frauen geben, bei denen auch eine noch so gründliche Diagnose keine genetischen oder andere einbezogenen Faktoren aufdeckt. Durch die folgenden Maßnahmen kann aber eine beträchtliche Hilfestellung gegeben werden:

1. Wenn möglich, sollte der Abortus sorgfältig untersucht werden. – Dadurch können größere Anomalien wie Neuralrohrdefekte identifiziert werden.
2. Zytogenetische Untersuchung des Abortus. – Wie in Kapitel 4 diskutiert, sind ja Chromosomenaberrationen eine außerordentlich häufige Ursache von habituellen Aborten.
3. Zytogenetische Untersuchung der Eltern. – Sie ist besonders dann wichtig, wenn eine Translokation vermutet wird, und sollte immer durchgeführt werden, wenn ein Abortus eine chromosomale Anomalie zeigt.
4. Suche nach möglichen letalen genetischen Ursachen, wie z. B. Blutsverwandtschaft, die ja das Risiko für autosomal-rezessive Letale und X-gekoppelte dominante Letale im männlichen Geschlecht vergrößert.

Die wichtigste Gruppe bilden die autosomalen Translokationen, für die ein Elternteil balancierter Carrier ist. Wie in Kapitel 4 dargelegt, tragen solche Carrier ein erhöhtes Risiko für ein abnormales Kind. Sofern der Carrier weiblich ist, liegt das Risiko bei etwa 12 % gegenüber nahezu 4 % für männliche Carrier. Das genaue Risiko hängt aber vom Typ der Translokation ab. Die Amniozentese ist in einer solchen Schwangerschaft eindeutig indiziert, und es gibt keinen Hinweis für ein erhöhtes Abortrisiko.

Für junge Ehepaare ist es wichtig, sich zu vergegenwärtigen, daß ein Spontanabort außerordentlich häufig vorkommt, wenigstens in einer von 8 erkannten Schwangerschaften. Daher ist statistisch zu erwarten, daß eine von 64 Frauen 2 aufeinanderfolgende Aborte hat. Solange es keine anderen Gründe gibt, besteht daher für Frauen keine Indikation zu einer gründlichen Untersuchung, bevor sie nicht wenigstens 3 Spontanaborte gehabt haben.

Literatur

Creutzfeldt, W., Kobberling, J., and Neel, J. V. (Eds.): The Genetics of Diabetes Mellitus. Springer, Berlin 1976.

Dupont, B., Smithwick, E. M., Oberfield, S. E., et al.: Close genetic linkage between HLA and congenital adrenal hyperplasia (21-hydroxylase deficiency). Lancet **II** (1977): 1309–1312.

Edwards, J. H.: Should diabetics marry? Lancet **I** (1969): 1045–1047.

Gellis, S. S., and Hsia, D. Y.: Perinatal mortality in offspring of diabetic mothers. Am. J. Dis. Child. **97** (1959): 1–41.

Hughes, I. A., and Laurence, K. M.: Antenatal diagnosis of congenital adrenal hyperplasia. Lancet II (1979): 7–9.

Lehmann, W.: Krankheiten der Drüsen mit innerer Sekretion. In: Becker, P. E. (Hrsg.): Humangenetik. Bd. III/1, S. 151–252. Thieme, Stuttgart 1964.

Neonatal Screening for Congenital Hypothyroidism in Europe. Report of the Newborn Committee of the European Thyroid Association. Acta Endocrinol. (Kbh) **90**, Suppl. 223 (1979): 1–29.

Pedersen, L. M., Tygstrup, I., and Pedersen, J.: Congenital malformations in newborn infants of diabetic women. Lancet **I** (1964): 1124–1126.

Rimoin, D. L., and Schimke, R. N.: Genetic Disorders of the Endocrine Glands. Mosby, St. Louis 1971.

Rotter, J. I., and Rimoin, D. L.: Diabetes mellitus. In: Emery, A. E. H., and Rimoin, D. L. (Eds.): Principles and Practice of Medical Genetics. Churchill Livingstone, Edinburgh 1983.

Schimke, R. N.: Genetics and Cancer in Man. po. 47–54. Churchill Livingstone, London 1978.

Simpson, N. E.: Diabetes in the families of diabetics. Canad. Med. Assoc. J. **98** (1968): 427–432.

Kapitel 21

Angeborene Stoffwechselstörungen

Wahrscheinlich gehören die meisten, wenn nicht gar alle mendelnden Krankheiten, deren Ursache ein defizientes oder defektes Genprodukt ist, zu dieser Gruppe. Für praktische Zwecke sollte man aber die Verwendung des Terminus auf die Krankheitszustände beschränken, bei denen eine metabolische Basis klar identifiziert wurde. Jedes Jahr aber kommen zu dieser Gruppe weitere Krankheiten hinzu. In vielen Fällen verändert die Aufdeckung einer spezifischen metabolischen Basis die bisherige Vorstellung von der betreffenden Krankheit. So ist das Tay-Sachs-Syndrom nicht länger ausschließlich als eine Hirndegeneration anzusehen, sondern vielmehr als eine generalisierte metabolische Krankheit. Die präventiven Maßnahmen der Carrierdiagnostik und pränatalen Diagnostik beinhalten biochemische und genetische Techniken, die von denen in der Neurologie allgemein üblichen weit entfernt sind. Die Xeroderma pigmentosum und mit DNA-Reparatur verbundene Krankheiten sind weitere Beispiele für die Kategorie der angeborenen Störungen. Auch die Muskeldystrophien scheinen hierher zu gehören.

Die Entwicklung spezifischer Tests für eine direkte Genidentfikation (s. Kap. 5) bildet die Ursache für den schnellen Wandel in unserem Verständnis von vielen erblichen Stoffwechselkrankheiten und deren genetischer Heterogenität. Eine Veränderung besteht auch darin, daß diese Tests zur Zuordnung Mendelscher Krankheiten zur Kategorie der „Stoffwechselstörungen“ dienen, bei denen wir bislang außerstande waren, das Genprodukt präzise zu definieren (s. Kap. 2).

Vom Standpunkt der genetischen Beratung haben angeborene Stoffwechselstörungen mehrere Charakteristika, die es zu berücksichtigen gilt:

1. Fast alle erblichen Stoffwechselstörungen folgen einer zumeist autosomal-rezessiven Vererbung.
2. Präzise biochemische Techniken für die Früherkennung, für den Carrier-Nachweis und die pränatale Diagnostik stehen häufig zur Verfügung.
3. Zumeist besteht eine genetische Heterogenität, die in vielen Fällen biochemisch, wenn nicht gar klinisch, nachgewiesen werden kann. Die weitere Aufgliederung scheinbar gut definierter Krankheiten wird zweifellos fortgeführt werden.

An dieser Stelle soll nicht der Versuch unternommen werden, eine große Anzahl angeborener Störungen zu beschreiben oder gar aufzulisten. Die meisten treten sehr selten auf. Sofern eine Krankheit unerwähnt bleibt, kann man davon ausgehen, daß ihre Vererbung autosomal-rezessiv erfolgt. Das bedeutet, daß – wenn

Tabelle 21.1. X-chromosomale Stoffwechselstörungen

Krankheit	Enzymdefekt (sofern relevant)
Agammaglobulinämie, Bruton-Typ (einige Familien auch Typ Schweiz)	
Angiokeratoma (Fabry-Syndrom)	α-Galaktosidase
Glukose-6-Phosphat-Dehydrogenase-Mangel	G6PD
Glykogenose Typ VIII	Phosphorylase-Kinase der Leber
Granulomatose	NADPH-Oxidase
Hämophilie A	Faktor VIII
Hämophilie B	Faktor IX
Hyperammonämie Typ I	Ornithin-Transcarbamylase
Hyperphosphatämie (Vitamin-D-resistente Rachitis)	Störungen im Phosphattransport. Verminderte tubuläre Rückresorption
Ichthyosis, X-gekoppelte	Steroid-Sulfatase
Lesch-Nyhan-Syndrom	HGPRTase
Menkes-Syndrom	Störungen im Kupferstoffwechsel (Adsorptionsstörungen)
Mukopolysaccharidose II (Hunter-Syndrom)	Iduronal-Sulfatase

s. Tab. 2.3., S. 40, für weitere X-chromosomale Krankheiten

nicht Blutsverwandschaft besteht oder die Gene in einer bestimmten Population sehr häufig sind – die Risiken für die Nachkommen gesunder Geschwister oder entfernter Verwandter äußerst gering und die Carrier-Nachweise sowie eine pränatale Diagnostik wahrscheinlich nicht erforderlich sind. Tatsächlich ist es oft nötig, solchen Verwandten von Tests abzuraten, deren Irrtumsmöglichkeit beträchtlich größer sein kann als das ursprüngliche Risiko des Patienten für ein erkranktes Kind. In den Tabellen 21.1. und 21.2. sind jene Krankheiten ausgewiesen, die einem X-chromosomalen Erbgang folgen oder autosomal-dominant sind. Die Gruppe der X-chromosomalen Krankheiten ist besonders wichtig für den Carrier-Nachweis, da weibliche Carrier für die Übertragung der Krankheit auf die Söhne ein Risiko von 50% tragen (s. Kap. 6). Die Krankheiten, für die eine pränatale Diagnostik durchführbar ist, sind bereits in Tabelle 7.7. auf S. 109 zusammengestellt. Die jüngste Entwicklung von Techniken zur fetalen Blutentnahme wird diese Liste erheblich vergrößern.

Tabelle 21.2. Stoffwechselstörungen mit autosomal-dominanten Erbgang

Porphyrien	akute intermittierende variegata Koproporphyrie Protoporphyrie
Hyperlipidämie Typ II (selten homozygot)	
Erbliche Lymphödeme	

Einige der aufgezählten Krankheiten werden in anderen Kapiteln ausführlicher besprochen, z. B. die Hämophilie und die Hämoglobinopathien (Kap. 22). Die folgenden Anmerkungen befassen sich mit den wenigen Stoffwechselstörungen, für die eine genetische Beratung besonders wichtig ist.

Phenylketonurie

Mit einer durchschnittlichen Frequenz von etwa 1 auf 10 000 Geburten (Carrier-Frequenz 1 auf 50) ist sie eine der häufigsten erblichen Stoffwechselstörungen. Neugeborenenscreening und eine erfolgreiche diätetische Behandlung der Probanden verlegen die genetische Beratung auf die Töchter der folgenden Generation. Obwohl das Übertragungsrisiko für die PKU gering ist, ungefähr 1 %, gibt es ein hohes Risiko für eine Gehirnentwicklungsstörung bei allen Nachkommen erkrankter Mütter, die auf Transport toxischer Phenylalaninumbauprodukte durch die Plazenta zurückzuführen ist. Bis jetzt ist unklar, ob eine strikte Diätbehandlung in der Schwangerschaft dieses Risiko verringern kann. Es gibt keinen Hinweis dafür, daß solche Probleme bei den Nachkommen nachgewiesener asymptomatischer Personen mit mäßig erhöhtem Blutphenylalaninspiegel vorkommen.

Im allgemeinen wird nicht oft um eine pränatale Diagnose ersucht. Eine Ausnahme ist die sehr seltene und tödlich verlaufende Form, die auf einen Dihydropteridin-Reduktase-Mangel zurückgeführt wird und die auf die übliche Diätbehandlung nicht anspricht. Bei der klassischen Form, die auf einem Phenylalanin-Hydroxylase-Mangel beruht, ist das Enzym auf die Leber beschränkt. Ein Carrier-Nachweis ist möglich (Kap. 6); eine Gensonde für das Enzym wird in Zukunft beim Carrier-Nachweis von Nutzen sein. Man sollte nicht vergessen, daß die große Mehrheit behandelter PKU-Patienten in jeder Hinsicht als völlig normal anzusehen ist (vgl. Woo 1983).

Histidinämie

Die meisten Fälle verlaufen vermutlich asymptomatisch. Die ursprüngliche angenommene Verbindung mit Sprachproblemen und geistiger Retardierung scheint zweifelhaft zu sein. Es gibt keinen Hinweis auf einen bedeutenden Effekt der Mutter bei den heterozygoten Nachkommen erkrankter Frauen.

Zystinurie

Konkrementbildungen (Zystinsteine) sind das einzige bedeutende klinische Merkmal dieser meist harmlosen Stoffwechselanomalie (Defekt des Transportsystems im proximalen Tubulus für die Reabsorption). Heterozygote für eine der drei Typen können kleine Mengen von Cystin im Harn ausscheiden, sind jedoch symptomlos und nicht mit erkrankten Homozygoten zu verwechseln. Bei diesen wird eine große Menge an Cystin u. a. dibasische Aminosäuren (z. B. Lysin, Arginin, Ornithin) ausgeschieden. Die Krankheit ist völlig verschieden von der Zystinose (auch autosomal-rezessiv), bei der es sich um eine generalisierte Zystinspeicherkrankheit (Ablagerung von Cystin im retikuloendothelialen System) handelt. Sie zeigt ernste klinische Effekte (Zwergwuchs, Nierenversagen, Photophobie, Tod vor Eintritt der Pubertät).

Galaktosämie

Die Erkennung dieser schnell tödlich verlaufenden Krankheit ist nicht nur wichtig für eine effektive Behandlung (galaktosefreie Kost), sondern auch, um in einer nachfolgenden Schwangerschaft eine unmittelbare Diagnose am Herzblut zu ermöglichen. Eine Unterscheidung zwischen der klassischen Galaktosämie und der durch Galaktokinasemangel bedingten Form mit Katarakt als einziger Anomalie, wie auch von der harmlosen Enzymvariante, die beim Screeningprogramm erfaßt werden kann, ist dringend erforderlich. Pränatale Diagnose durch Amniozentese, auch unter Verwendung fetalen Blutes, ist möglich. Solche Prozeduren sind aber nur bedingt gerechtfertigt, da die Behandlung effektiv und ein pränataler Schaden des erwarteten Kindes die Ausnahme ist. Die verschiedenen Auswahlmöglichkeiten und deren Konsequenzen müssen vor einer Entscheidung mit dem betreffenden Ehepaar diskutiert werden.

Sphingolipidosen

Spezifische lysosomale Enzymdefekte sind für die meisten Krankheiten dieser Gruppe identifiziert worden. Eine pränatale Diagnose ist durchführbar, der Carrier-Nachweis nur für das Tay-Sachs-Syndrom von Wichtigkeit, bei dem das Gen in der jüdischen Population der Ashkenasim mit hoher Frequenz auftritt. Ein Screening für erwachsene Carrier mit pränataler Diagnose für Ehepaare, bei denen beide Partner das Gen tragen, wird in einigen amerikanischen jüdischen Gemeinden mit einer Carrier-Frequenz von 1:30 erfolgreich angewendet. Andere wichtige Krankheiten dieser Gruppe, die alle autosomal-rezessiv erblich sind, umfassen das Gaucher-Syndrom, Niemann-Pick-Syndrom, die metachromatische Leukodystrophie und die generalisierte Gangliosidose. Beim Batten-Syndrom (ebenfalls autosomal-rezessiv) ist bis jetzt kein spezifischer Enzymdefekt bekannt.

Das Fabry-Syndrom mit Mikrosymptomen und biochemischen Veränderungen, die häufig bei weiblichen Carriern nachweisbar sind, wird X-chromosomal vererbt. Die *Mukopolysaccharidosen* wurden in Kapitel 12 erwähnt.

Die Bedeutung und Notwendigkeit einer genauen enzymatischen Diagnose bei angeborenen Stoffwechselstörungen sind bereits betont worden. Das ist aber vermutlich noch viel wichtiger für die Gruppe der lysosomalen Enzymdefekte, da hier eine klinische Differenzierung häufig äußerst schwierig wird. Die Prognose ist ungünstig, auch wenn eine pränatale Diagnose durchgeführt werden kann, falls der Enzymdefekt bekannt ist (s. Kap. 7).

Glykogenspeicherkrankheiten

Alle Krankheiten dieser Gruppe sind autosomal-rezessiv erblich, abgesehen von dem außerordentlich seltenen Typ VIII (X-chromosomal rezessiv). Der Typ II (Pompe-Syndrom), zurückzuführen auf den Mangel an lysosomaler saurer Maltase, ist pränatal nachweisbar und kommt in zwei unterschiedlichen Formen vor: einem infantilen Typ mit schwerer Kardiomyopathie und neurologischen Symptomen sowie einem späteren Typ mit Auftreten von Muskelschwäche in der 3.–5. Lebensdekade, der eine Muskeldystrophie vortäuschen kann. Der klassische Typ I (Von-Gierke-Syndrom) mit Glukose-6-Phosphatase-Mangel, sollte jetzt über eine fetale Leberbiopsie pränatal diagnostizierbar sein.

Hyperlipidämien (s. Kap. 17)

Die Klassifikation dieser Krankheiten ist noch im Umbruch. Typ I (Hyperchylomikronämie, Hyperlipoproteinämie) und Typ V sind autosomal-rezessiv. Der verhältnismäßig häufige Typ II (Hypercholesterolämie), besonders wichtig wegen seiner Assoziation mit früher koronarer Herzkrankheit, wird autosomal-dominant vererbt. Die Frequenz in den westlichen Populationen liegt bei etwa 1 auf 400 Geburten. Die sehr selten vorkommenden, schwer erkrankten Homozygoten sind gut dokumentiert. Ganz besonders wichtig ist, daß die Diagnose dieser Krankheit (und anderer primärer Hyperlipidämien) erst gestellt wird, wenn ein sekundärer Hyperlipidämiestatus, bedingt durch Diabetes, Fettsucht oder andere Faktoren, eindeutig ausgeschlossen wurde. Es muß auch daran erinnert werden, daß die Prognose für Frauen beträchtlich günstiger ist. Für sie ist das Risiko einer frühen Koronarerkrankung erheblich geringer als das Risiko der Genvererbung. Gensonden werden für die verschiedenen Apoproteine in Zukunft verfügbar sein und sollten sowohl bei der Klassifikation als auch in der Diagnostik genutzt werden.

Porphyrien

Die akuten Porphyrien bilden die eindrucksvollste Ausnahme der Regel, daß die meisten auf Enzymdefekte zurückzuführenden angeborenen Störungen rezessiv vererbt werden. Die akute intermittierende Porphyrie, Porphyria variegata, erbliche Koproporphyrie und die Protoporphyrie folgen nämlich alle der autosomal-dominanten Vererbung. Sorgfältige Untersuchung der Porphyrine im Urin und Stuhl und womöglich Enzymanalysen sind für den Ausschluß subklinischer Erkrankungen möglich und notwendig. Da spezifische Enzymdefekte bekannt sind, wird jetzt eine pränatale Diagnose möglich. Ihre Eignung scheint allerdings zweifelhaft zu sein. Die schwere angeborene erythropoetische Porphyrie folgt der autosomal-rezessiven Vererbung, die Porphyria cutanea tarda, die am häufigsten vorkommende Gruppe, ist im allgemeinen sporadisch und hat ein minimales Wiederholungsrisiko für die Familienmitglieder. Sie kann aus der Interaktion eines relativ häufigen Gens mit nachteiligen Umweltfaktoren, wie z. B. einer alkoholischen Leberschädigung, resultieren.

Cholinesterasemangel

Diese wichtige Ursache einer Apnoe nach Applikation von Muskelrelaxantien folgt einem autosomal-rezessiven Erbgang. Die prinzipiellen Risikoverwandten sind daher Geschwister. Da das Gen verhältnismäßig häufig vorkommt, sollten auch die Eltern getestet werden. Heterozygote (4 % der Population) haben kein bedeutsames Risiko dafür, daß klinische Probleme auftreten, und beim Testen der Verwandten muß eine Verwechslung mit erkrankten Homozygoten ausgeschlossen werden. Da Heterozygote häufig eine mäßige Reduktion im Cholinesterasespiegel zeigen, sollte die Dibucainzahl gemessen werden, die den Grad der Hemmung des Enzyms durch Dibucain bestimmt. Dieser Wert liegt für erkrankte Homozygote unter 25, für Heterozygote bei 50–70 und für normal Homozygote über 75. Für weitere, seltene genetische Varianten sei auf Harris (1975) verwiesen.

Literatur

Anonym: Geigy-Tabellen. Band: Physikalische Chemie, Blut, Humangenetik, Stoffwechsel von Xenobiotika. 8. Aufl. Basel 1979.

Harris, H.: Biochemische Grundlagen der Humangenetik. Akademie-Verlag, Berlin 1974.

Kaback, M. M. (Ed.): Tay-Sachs Disease: Screening and Prevention. Alan Liss, New York 1971.

Knapp, A.: Genetische Stoffwechselstörungen. 2. Aufl. Fischer, Jena 1977.

Patrick, A. D.: Inherited metabolic disorders. In: Early prenatal diagnosis. Br. Med. Bull. **39** (1983): 378–385.

Pfändler, U.: Stoffwechselkrankheiten. In: Becker, P. E. (Hrsg.): Humangenetik, Bd. III/1, S. 1–150. Thieme, Stuttgart 1964.

Scriver, C. R., and Rosenberg, L. E.: Amino Acid Metabolism and its Disorders. Saunders, Philadelphia 1973.

Society for Study of Inborn Errors of Metabolism Reports. Churchill Livingstone, Edinburgh until 1974, MTP, Lancaster from 1975 onwards.

Woo, S. C. L., et al.: Nature **306** (1983): 151.

Kapitel 22

Blut

Krankheiten der Hämoglobinstruktur und -synthese

In molekularer Hinsicht sind die Hämoglobinopathien die Krankheiten, die man am besten versteht. Linus Pauling prägte für sie den Begriff der Molekularkrankheiten. In vielen Teilen der Welt sind sie populationsgenetisch von erheblicher Bedeutung. Alle folgen einem autosomalen Erbmodus, die meisten sind rezessiv erblich. In den Büchern von Weatherall und Clegg (1981) sowie von Weatherall (1982) sind die bisherigen Erkenntnisse zusammengefaßt.

Sichelzellenanämie

Die Sichelzellenanämie kommt in einigen Regionen außergewöhnlich häufig vor; so nähert sich die Heterozygotenfrequenz in einigen Teilen Afrikas 1/8. Damit ist die Carrierdiagnostik von größter Bedeutung. Zum Glück ist diese auch möglich. Mit Hilfe der Hämoglobinelektrophorese lassen sich heterozygote Patienten mit dem Sichelzellenmerkmal leicht bestimmen. Nur für Ehepaare, bei denen beide Partner Carrier sind, besteht ein Risiko für ein erkranktes Kind. Die Heterozygoten sind im wesentlichen gesund und besitzen eine Resistenz gegen die Malaria-Erkrankung in endemischen Gebieten.

Eine pränatale Diagnose unter Verwendung fetaler Erythrozyten oder durch den Gebrauch einer konstanten DNA-Alteration in Amnionzellen ist zwar durchführbar (Kan u. Dozy 1978), hat aber bis jetzt keine breite Anwendung gefunden. Die Entwicklung von Untersuchungstechniken für das 1. Trimester könnte Abhilfe schaffen (Kap. 7). Screeningprogramme für Carrier haben bislang ebenfalls wenig Erfolg gehabt, teilweise wegen einer übereilten und unüberlegten Einführung, teilweise wegen der „Brandmarkung" der Carrier (Stamatoyannopoulos 1973).

Zahlreiche andere β-Ketten-Anomalien sind heute bekannt. Einige von diesen, wie z. B. das Hämoglobin C, können als genetischer Compound mit Hämoglobin S angetroffen werden.

Thalassämien

Die Thalassämien, charakterisiert durch ein erbliches Versagen der Globulinkettensynthese infolge mannigfaltiger Faktoren, stellen eine weitere Gruppe von Hämoglobinopathien, die außergewöhnlich häufig vorkommen. Sie sind heute sowohl in einigen Regionen der Welt als auch in Einwandererpopulationen in Europa und Amerika endemisch. Alle sind rezessiv erblich, verschiedene Compounds mit unterschiedlich abnormalen Allelen kommen vor. β-Thalassämia major (Cooley-Anämie) ist ein großes Problem in Teilen des Mittelmeerraumes, des mittleren Ostens und Asiens, während in SO-Asien Formen der α-Thalassämien am intrauterinen Fruchttod und an der Säuglingssterblichkeit beteiligt sind. Ein Carrier-Nachweis ist für die meisten Formen durchführbar, die pränatale Diagnose, vor allem für die β-Thalassämie, am fetalen Blut. Die Anwendung der rekombinanten DNA-Techniken ist hier am weitesten fortgeschritten und üblich. Sie hat eine Fülle von unterschiedlichen Defekten auf der DNA-Ebene ergeben (s. Weatherall 1982). Mit pränataler Diagnostik im 1. Trimester kann die Natur der Krankheit auf der DNA-Ebene analysiert werden (Olt et al. 1982), die wahrscheinlich bezüglich der rassischen Herkunft der Patienten sehr unterschiedlich ist. Modell (1983) gibt eine klare Übersicht über den augenblicklichen Stand der Präventivmaßnahmen. Populationsaspekte werden ferner im abschließenden Kapitel dieses Buches diskutiert.

Erbliche Sphärozytose

Diese Erkrankung der Erythrozytenmembran folgt der autosomal-dominanten Vererbung. Eine leichte Hämolyse kann die Bestimmung der osmotischen Resistenz der Erythrozyten erforderlich machen, um abzusichern, daß eine Person unbelastet ist. Zahlreiche andere Ursachen müssen ausgeschlossen werden, bevor diese Diagnose gestellt wird (s. a. Jacob et al. 1971)

Erbliche Elliptozytose

Die erbliche Elliptozytose wird ebenfalls autosomal-dominant vererbt. Von den beiden existierenden Formen zeigt die eine enge Kopplung mit dem Rh-System.

Glukose-6-Phosphat-Dehydrogenasemangel (G6PD)

Dieser bedeutsame Erythrozytenenzymmangel kommt besonders häufig in Teilen des mittleren Ostens und bei Bevölkerungsgruppen afrikanischer Abstammung vor, ist aber bei anderen nicht unbekannt. Es existieren zahlreiche Enzymvarianten mit variierendem Aktivitätsverlust und unterschiedlichem Schweregrad. Die Krankheit zeigt einen X-chromosomalen Erbgang, die verschiedenen Typen beruhen auf multipler Allelie von zumeist dominantem Charakter. Das Gen kommt in einigen Gebieten so häufig vor (z. B. arabische Halbinsel), daß eine Vielzahl homozygot erkrankter Frauen anzutreffen ist.

Andere Erythrozytenenzymdefekte

Diese werden mit Ausnahme des X-chromosomalen Phosphoglyzeratkinasemangels meist autosomal-rezessiv vererbt. Einige sind auf Erythrozyten begrenzt, andere zeigen allgemeine klinische Auswirkungen (z. B Triosephosphat-Isomerasemangel). Die pränatale Diagnose am Fetalblut ist möglich, doch können einige Defekte auch in kultivierten Fruchtwasserzellen nachgewiesen werden.

Rh-Inkompatibilität

Trotz der erfolgreichen Prävention der durch Rh-Inkompatibilität bedingten hämolytischen Erkrankungen beim Neugeborenen besteht die Gefahr, dieses Problem zu übersehen. Obwohl die Genetik des Rh-Systems komplexer Natur ist und an dieser Stelle nicht diskutiert werden soll, besteht ein wesentliches Problem dann, wenn eine mit einem Rh-positiven Mann (homo- oder heterozygot) verheiratete rh-negative Frau Antikörper entwickelt, die mit den Erythrozyten eines Rh-positiven Feten reagieren. Die Sensibilisierung kann das Ergebnis einer vorherigen Schwangerschaft oder eines Abortes sein, aber auch von einer Transfusion herrühren. Sie wird jetzt gewöhnlich mittels der Anti-D-Prophylaxe präventiv behandelt.

Sobald eine Sensibilisierung vorliegt, wird ein Rh-positiver Fetus ein Risiko tragen, das bei 50 % liegt, wenn der Vater heterozygot ist und bei 100 %, wenn er für das RhD-Gen homozygot ist (s. a. Clark 1975).

Hydrops fetalis

Die Überwachung der Rh-hämolytischen Erkrankung hat ergeben, daß jetzt für den Hydrops andere Ursachen als die Rh-Inkompatibilität gesucht werden müssen. Diese schließen sowohl verschiedene genetisch bedingte Hämoglobinopathien, Erythrozytenenzymdefekte, kongenitale Herzdefekte (einige mit Down-Syndrom assoziiert), als auch nicht genetische Ursachen ein, wie z. B. fetale Infektionen (s. a. Machin 1981).

Andere Blutgruppensysteme

Bereits in Kapitel 8 wurden diese Systeme in ihrer Beziehung zum Paternitätsausschluß und zum Nachweis der Zygotie diskutiert. Die meisten Blutgruppensysteme verursachen selten klinische Probleme, obwohl hämolytische Erkrankungen bei Neugeborenen, vor allem beim ABO- und Kell-System vorkommen können. Die Mehrzahl der Blutgruppenantigene sind kombinant und manifestieren sich selbst phänotypisch, ohne in die Wirkungsweise anderer vorhandener Allele einzugreifen. Bislang wurden verschiedene Assoziationen des ABO-Systems mit Krankheiten beschrieben, doch sind diese zu selten, um in der genetischen Beratung Verwendung zu finden. Obwohl Blutgruppen gebräuchliche Marker bei genetischen Kopplungsanalysen sind, ist man doch selten in der Lage, diese Form der Information für die Risikovorhersage zu verwenden. Die Kopplung zwischen myotoner Dystrophie, dem Sekretorlocus und Lutheran-

Tabelle 22.1. Erbliche Krankheiten der Entwicklung der Blutzellen

Infantile erbliche Agranulozytose	autosomal-rezessiv
Blackfan-Diamond-Syndrom (kongenitale hypoplastische Anämie)	autosomal-rezessiv
Chediak-Higashi-Syndrom	autosomal-rezessiv
Fanconi-Anämie (Panmyelopathie)	autosomal-rezessiv
Chronische Granulomatose	X-chromosomal rezessiv (selten autosomal-rezessiv)
Familiäre Lymphohistozytose	autosomal-rezessiv
Zyklische Neutropenie	autosomal-rezessiv o. autosomal-dominant
Erbliche isolierte Thrombozytopenie	X-chromosomal rezessiv, manchmal autosomal-dominant oder -rezessiv
Thrombozytopenie mit Radiusaplasie-Syndrom	autosomal-rezessiv

Blutgruppe bildet vielleicht eine Ausnahme. Aber selbst hier ist ihre Brauchbarkeit begrenzt.

Leukozyten und Thrombozyten

Eine Anzahl seltener genetischer Krankheiten der weißen Blutzellen und Blutplättchen ist in Tabelle 22.1. zusammengefaßt. Hier gibt es eine gewisse Überlappung mit den nachfolgend behandelten Immundefizienzkrankheiten. Auch eine Zahl von syndromartigen Assoziationen mit Skelettdysplasien ist bekannt. Die Leukämien sind in Kapitel 23 berücksichtigt.

Immundefizienzerkrankungen

Es existieren zahlreiche Formen der Immundefizienz, die meisten mit Mendelschen Erbmodi. Sie sind in Tabelle 22.2. aufgeführt. Die X-chromosomalen Typen sind besonders deshalb wichtig, weil sie ein hohes Risiko für die Nachkommen der weiblichen Carrier aufweisen. Einige der Carrierfrauen können an einem verminderten Immunglobulinspiegel im Blut erkannt werden. Der Anteil, der auf diese Weise unerkannt bleibt, ist unbestimmt. Die fetale Blutprobe scheint eine pränatale Diagnose der Immundefizienzen als auch der Erythrozytenkrankheiten zu erlauben.
Die autosomal-rezessiv kombinierte Immundefizienz, verursacht durch Adenosin-Deaminasemangel, kann pränatal in kultivierten Amnionzellen erkannt werden.

Tabelle 22.2. Immundefizienz-Syndrome

Ataxie-Teleangiektasie-Syndrom	autosomal-rezessiv
Chronische Granulomatose	X-chromosomal rezessiv (selten autosomal-rezessiv) .
Hypogammaglobulinämie, Typ Bruton	X-chromosomal rezessiv
Hypogammaglobulinämie, Typ Schweiz	autosomal-rezessiv, X-chromosomal rezessiv
kombinierte Immundefizienz, verursacht durch:	
Adenosin-Desaminasemangel	autosomal-rezessiv
Nukleosid-Phosphorylasemangel	autosomal-rezessiv
andere Typen	X-chromosomal und autosomal-rezessiv
Komplement-Faktor-Mangel	autosomal-rezessiv
Thymus-Aplasie, reine	autosomal-rezessiv
Thymus- und Parathyreoidea-Aplasie (Di-George-Syndrom)	unsicher, kleine Chromosomendeletion beschrieben
Wiskott-Aldrich-Syndrom	X chromosomal rezessiv

Krankheiten des Komplementsystems (Kohler 1978) führen zu einer Reihe von rezessiv vererbten Defekten. Einige von ihnen sind durch Immundefizienz charakterisiert, andere bleiben symptomlos. Eine Ausnahme bildet die dominant vererbte Cis-Esterase-Inaktivator-Defizienz mit dem seit langem bekannten Krankheitsbild des hereditären, nichtallergischen, angioneurotischen Ödems. Im Hinblick auf mögliche letale Kehlkopferkrankungen und auf den Erfolg der präventiven und akuten Therapie ist es für alle engen Verwandten eines Patienten mit dieser Krankheit wichtig, sorgfältig auf diesen Mangel hin untersucht zu werden.

Hämophilie

Die Hämophilie stellt ein zunehmend großes, genetisches Beratungsproblem dar, da die meisten hämophilen Männer jetzt das Erwachsenenalter mit nur geringer Einschränkung erreichen und Nachkommen zeugen. Beide Hauptformen der Hämophilie werden X-chromosomal vererbt. Die *Hämophilie A* resultiert aus einem Mangel an Faktor VIII, während bei der *Hämophilie B* (Christmas-Krankheit) ein Mangel des Faktors IX vorliegt. Es ist nachgewiesen worden, daß es sich bei Faktor VIII um ein Compoundmolekül handelt, das aus einem Teil mit niedrigerem Molekulargewicht (dessen Genlocus X-chromosomal und bei der *Hämophilie A* defekt ist) und einem Teil mit hohem Molekulargewicht besteht (der durch einen autosomalen Genlocus kontrolliert wird). Bei dem autosomal-dominanten vererbten Von-Willebrand-Syndrom ist der autosomale Genlocus defekt. Genetischer Rat für männliche Erkrankte mit Hämophilie (A oder B) kann problemlos erteilt werden, obwohl häufig Fehler auftreten. Wie bei jeder X-chromosomal rezessiven Krankheit werden alle Söhne sowie deren Nachkommen gesund sein, alle Töchter aber werden Carrier sein. Es ist unnötig und oft irreleitend, für diese Carrier-Tests zu beanspruchen. Welche Ergebnisse diese Tests auch immer erbringen, die Töchter eines erkrankten Mannes *müssen* Carrier sein. Eine erkrankte Frau kann nur bei Heirat eines erkrankten Mannes und einer Carrierin vorkommen (ein ausgesprochen seltenes Ereignis) oder wenn eine gonosomale Aberration wie beim Turner-Syndrom (XO) vorliegt.

Empfehlungen für eindeutige Carrier sind gleichfalls klar: Hier besteht ein Risiko von 50 % für eine Erkrankung der Söhne und ein gleiches Risiko für den Carrier-Status bei den Töchtern (s. Kap. 2). Das Hauptproblem in der Beratung liegt in der Feststellung der Carrier-Chancen für eine Risikofrau. Das ist dann von besonderer Bedeutung, wenn Entscheidungen bezüglich einer fetalen Geschlechtsbestimmung und einer pränatalen Diagnose zu treffen sind.

Das Risiko, Carrier zu sein, hängt ab von:

1. dem genetischen Grundrisiko,
2. anderen genetischen Hinweisen,
3. dem Ergebnis der Carrier-Diagnostik.

Die Verwendung dieser Hinweise ist der Situation bei der Duchenne-Muskeldystrophie ähnlich (Kap. 10). Das allgemeine Vorgehen bei X-chromosomal bedingten Krankheiten wurde in den Kapiteln 2 und 6 diskutiert. Es kann nicht genug betont werden, daß es falsch und irreführend ist, die durch den Faktor VIII-Assay gelieferte Information isoliert zu gebrauchen – und die genetische Information ohne Ergebnisse der Carrier-Diagnostik zu verwenden. Die verschiedenen Arten an Information müssen korrekt kombiniert werden.

In den meisten Laboratorien, die sich mit der Hämophilie beschäftigen, wird heute eine Kombination von 2 Assays benutzt – einen funktionellen Assay des Faktor VIII, der bei Carriern variabel reduziert ist, und einen immunologischen Assay, der gewöhnlich normal ist. Das Verhältnis dieser Ergebnisse gibt den sensitivsten Wegweiser für den Carrier-Nachweis. Ungefähr 70 % der Carrier können sicher identifiziert werden, aber im normalen Bereich sind die Ergebnisse wie bei der Duchenne-Dystrophie weniger leicht zu interpretieren. Die sicherste Lösung ist der Gebrauch einer Wahrscheinlichkeitstabelle (wie bei der Duchenne-Dystrophie), so daß jede beliebige Größe des Laborergebnisses genutzt werden kann, um eine spezielle Wahrscheinlichkeitsreihe für oder gegen den Carrier-Status aufzustellen. Sie gibt nicht das wirkliche Risiko an, aber sie kann mit genetischer Information kombiniert werden, um den realen Wert zu erzielen. Leider sind viele Hämophiliezentren abgeneigt, genetische Information derart zu verwenden und ziehen es vor, sich nur auf Labordaten zu verlassen. Die ausgezeichnete Übersicht von Graham (1979) sollte ihnen und anderen als Beispiel dienen.

Die Gene für die Faktoren VIII und IX sind jetzt kloniert worden; sie zeigen im Mutationstyp einschließlich einiger Gendeletionen eine beträchtliche Variation. Carrier-Diagnostik und pränatale Diagnostik, die auf DNA-Polymorphismen beruhen, gewinnen ebenso wie Blutgerinnungsstudien an Wichtigkeit. Isolierte Fälle von Hämophilie stellen ein gleich großes Problem dar wie die isolierten Fälle der Duchenne-Muskeldystrophie. Unbekannt ist bisher, welchen Anteil die Neumutationen ausmachen. Man vermutet, daß die große Mehrheit der Mütter solcher Fälle Carrier ist. Vor Klärung der Situation aber sollte man ein hohes Risiko (wenigstens 80 %) veranschlagen, daß Mütter eines isolierten Falles Carrier sind. Das bedeutet, daß nur Müttern mit äußerst günstigen Ergebnissen im Carrier-Test ein niedriges Endrisiko zugeschrieben werden kann. Frauen, die definierte Carrier sind oder bei denen sich das Risiko dafür als hoch erwiesen hat, haben die Wahl der fetalen Geschlechtsbestimmung mit der Möglichkeit zur Interruptio im Falle eines männlichen Feten. Wie in Kapitel 7 diskutiert, stellt das für die meisten Ehepaare eine unbefriedigende Lösung dar, besonders wenn für eine Frau das Carrier-Risiko nur gering ist. Eine direkte pränatale Diagnose ist am fetalen Blut durchführbar und stellt einen großen Fortschritt für Familien mit dieser schweren Krankheit dar (Mibashan u. Miller 1983).

Andere Gerinnungskrankheiten

Wie bereits erwähnt, ist das Von-Willebrandt-Syndrom in seinem Erbgang normalerweise autosomal-dominant, obwohl auch eine sehr seltene, schwere Form mit rezessiver Vererbung vorkommt. Der Mangel an zahlreichen anderen Gerinnungsfaktoren einschließlich Fibrinogen und Prothrombin ist nachgewiesen. Alle werden autosomal-rezessiv vererbt. Auch verschiedenartige Formen der Thrombozytopenie sind heute bekannt; sie zeigen unterschiedliche Erbmodi, von denen eine X-chromosomal rezessive Form am besten begründet ist. Für die meisten dieser Krankheiten wird eine pränatale Diagnose am fetalen Blut in naher Zukunft möglich sein (Mibashan u. Miller 1983).

Literatur

Clarke, C. A.: Rhesus Haemolytic Disease. MTP, Lancaster 1975.

Gianelli, F., Choo, K. H., Rees, D. J. G., et al.: Gene deletions for factor IX. Evidence with haemophilia B + antifactor antibodies. Nature **303** (1983): 181–182.

Graham, J. B.: Genotype assignment in the haemophilias. Clin. Haematol. **8** (1979): 115–145.

Guttler, F., Seakins, J. W. T., and Harkness, R. A. (Eds.): Inborn Errors of Immunity and Phagocytosis. MTP, Lancaster 1979.

Helmbold, W., Schwarzfischer, F., und Vogel, F.: Blutgruppen. In: Becker, P. E. (Hrsg.): Humangenetik. Bd. I/4. Thieme, Stuttgart 1972.

Herrmann, F., und Herrmann, M.: Das Hämoglobin des Menschen. Akademie-Verlag, Berlin 1979.

Jacob, H. S., Ruby, A., Overland, E. S., et al.: Abnormal membrane protein of red blood cells in hereditary spherocytosis. J. Clin. Invest. **50** (1971): 1800–1805.

Kan, Y. W., and Dozy, A.: Antenatal diagnosis of sickle-cell anaemia by DNA analysis of amniotic fluid cells. Lancet **II** (1978): 910–912.

Kohler, P. F.: The human complement system. In: Samter, M. (Ed.): Immunological Diseases. Little Brown, Boston 1978.

Machin, G. A.: Differential Diagnosis of hydrops fetalis. Am. J. Med. Genet. **9** (1981): 341–350.

Mibashan, R. S., and Miller, D. S.: Fetal haemophilia and bleeding disorders. Br. Med. Bull. **39** (1983): 392–398.

Modell, B.: Prevention of the haemoglobinopathies. Br. Med. Bull. **39** (1983): 386–391.

Mourant, A. E., Lopec, A. C., and Domaniewska-Sobczak: Blood Groups and Diseases. Oxford University Press, London 1978.

Old, J. M., Ward, R. H. T., Petou, M., et al.: Lancet **II** (1982): 1413–1316.

Prokop, O., und Göhler, W.: Die menschlichen Blutgruppen. 5. Aufl. Fischer, Jena 1986.

Stamatoyannopoulos, G.: Problems of screening and counselling in the haemoglobinopathies. Excerpta Medica International Congress Series No. 297 (1973): 14–15.

Weatherall, D. J., and Clegg, J. B.: The Thalassaemia Syndrome. Blackwell, Oxford 1981.

Kapitel 23

Genetische Risiken bei Krebs

Die genetische Beratung kann für Familien notwendig sein, in denen, aus unterschiedlichen Gründen, Krebs vorkommt. In einigen wenigen Fällen gibt es eine klare familiäre Häufung mit möglichem hohen Risiko für Verwandte. In der Mehrzahl der Fälle besteht jedoch nur ein geringes Risiko. Dennoch kommt oft die Befürchtung auf, auch andere Familienmitglieder könnten belastet sein. Schließlich kann die Malignitätsentwicklung mit einem ihm zugrunde liegenden Syndrom verbunden sein, das selbst einem spezifischen Erbmuster folgt. Viele der einzelnen organspezifischen Tumoren sind in früheren Kapiteln erwähnt worden. Die zu berücksichtigenden Hauptgruppen sind:

1. Tumoren, die einem mendelnden Erbmodus folgen
2. genetische Syndrome mit Prädisposition für Malignität
3. embryonale und frühkindliche Tumoren
4. häufige maligne Tumoren im späten Leben.

Eine klare allgemeine Übersicht über die genetischen Aspekte des Krebs wurde von Schimke (1978) gegeben. Aber das gesamte Thema ist mit der Erkennung

Tabelle 23.1. Tumoren mit mendelndem Erbgang

Typ	Erblichkeit	Bemerkungen
Adenokarzinomatose	AD	2 Formen (s. unten)
Adenomatose, multiple endokrine	AD	2 Formen (s. S. 250)
Akustikus-Neurinom, beidseitiges	AD	
Basalzellnaevus-Syndrom	AD	
Dysgerminom, ovarielles	AD	nur gelegentlich familiär
Von-Hippel-Lindau-Syndrom	AD	
Kaposi-Sarkom	AD (?)	nur gelegentlich familiär
Keratoakanthoma, self-healing	AD	
Melanom, malignes	AD	nur gelegentlich familiär
Neurofibromatose	AD	s. S. 157
Ösophagus-Karzinom mit Tylosis	AD	s. S. 231
Polyposis-Syndrome	AD	verschiedene Formen (s. S. 235)
Retinoblastom	AD	s. S. 208
Sklerose, tuberöse	AD	s. S. 158
Wilms-Tumor (Nephroblastom)	AD	s. unten

AD autosomal-dominant

spezifischer Onkogene an den verschiedensten Stellen des Genoms, von denen einige homolog zum viralen genetischen Material zu sein scheinen (Tabin et al. 1982; Robertson 1983), in eine Phase schneller Entwicklung eingetreten. Die Beteiligung solcher Onkogene an Blasenkrebs, Burkitt-Lymphom und Leukämie lassen vermuten, daß die genetischen Komponenten der häufigen Tumoren bald erkannt werden können. Es ist von großem Interesse, ob sie sich gleichfalls als verwandt mit den mendelnden Tumorsyndromen erweisen.

Tumoren mit mendelndem Erbgang

Obgleich für sich genommen selten, ist die Anzahl mendelnder Tumore doch beträchtlich (Tab. 23.1.). Es besteht kein Zweifel, daß viele Fälle infolge einer ungenügenden Anamnese übersehen werden. Fast alle diese Krankheitszustände folgen einem autosomal-dominanten Erbgang, soweit nicht eine chromosomale oder biochemische Basis vorliegt. Die Identifikation und Überwachung der Risikoverwandten sollte eines der Hauptziele eines genetischen Registers sein. Genlokalisation, bereits für das Retinoblastom und den Wilms-Tumor erreicht, wird in zunehmendem Maße einen Vorhersagetest für Risikopersonen ermöglichen.

„Krebsfamilien"

Dieser Terminus wird für seltene, aber gut dokumentierte Familien benutzt, in denen maligne Tumoren mit autosomal-dominantem Erbgang in verschiedenartigen Typen vorkommen. Es scheint wenigstens zwei getrennte Formen dieser Krankheiten zu geben. In der „Adenokarzinomatose" sind die Tumoren am häufigsten im Mundhöhlenbereich, Colon, Pankreas, Brust und anderen Drüsenorganen gemeinsam mit Ovarialtumoren (Lynch u. Krush 1973) anzutreffen. In der zweiten Form sind die häufigsten Tumoren Lymphome, Leukämien, Sarkome, Hirntumoren und Brustkrebs (Li u. Fraumeni 1975).

Eindeutige Beispiele sind hier ausgesprochen selten, aber wahrscheinlich gehört ein Teil mit geringerer Häufung an Tumoren ebenfalls zu diesen Syndromen. Leider existiert kein diagnostisches Hilfsmittel, um diese wichtige Gruppe zu erkennen oder die Risikoangehörigen zu identifizieren. Eine parallele Situation ist bei den verschiedenen Formen von multiplen endokrinen Adenomatosen anzutreffen (s. S. 250).

Genetische Syndrome mit Prädisposition für Malignität

Im Gegensatz zu den dominant vererbten spezifischen Tumoren folgt die Mehrheit der mendelnden Syndrome mit einer allgemeinen Tendenz zur Malignität einer autosomal-rezessiven Vererbung (Tab. 23.2.). Einige von ihnen sind bereits als angeborene Störungen der DNA-Reparaturprozesse vorgestellt worden. Sie bilden vermutlich auch für andere die Grundlage. Wahrscheinlich werden einige der Syndrome dieser Gruppe einer pränatalen Diagnose zugänglich sein, wenn weitere spezifische biochemische Tests zur Verfügung stehen. Für die Xeroderma pigmentosum ist das bereits möglich.

Heterozygote tragen für diese seltenen rezessiven Krankheiten ein erhöhtes Malignitätsrisiko. Es scheint eine 3- bis 6fache Steigerung der gesamten Malignität bei Heterozygotie für Ataxie teleangiektasie und eine Erhöhung bei Heterozy-

Tabelle 23.2. Erbliche Syndrome mit Prädisposition für Malignität

Syndrom	Erbgang	Typ der Neoplasie
Ataxie Teleangiektasie	AR	Leukämien und Karzinome
Bloom-Syndrom	AR	Leukämien
Chediak-Higashi-Syndrom	AR	Lymphome
Dyskeratosis congenita	X-chromosomal rezessiv	Tumore des Pharynx und Ösophagus
Fanconi-Anämie (Panmyelopathie)	AR	Leukämien
Sklerotylose	AD	epitheliale und Adenokarzinome
Werner-Syndrom	AR	verschiedene Neoplasien
Wiskott-Aldrich-Syndrom	X-chromosomal rezessiv	Leukämien und Lymphome
Xeroderma pigmentosum	AR	verschiedene Hauttumore

AD autosomal-dominant AR autosomal-rezessiv

gotie für die Fanconi-Anämie zu geben (Swift 1976). Die Bedeutung dieser Befunde geht über die Familien mit erkrankten Homozygoten insofern hinaus, als die große Mehrheit der für diese Gene Heterozygoten niemals einen erkrankten Homozygoten hervorbringen und es unwahrscheinlich ist, daß sie diagnostiziert werden.

Embryonale und frühkindliche Tumoren

Wenn bekannte genetische Syndrome ausgeschlossen sind, beträgt das Gesamtrisiko für Malignität in der Kindheit etwa 1:600. In einer Studie von Draper et al. (1977) wurde das Risiko der Malignität bei Geschwistern untersucht und es hat sich gezeigt, daß es verdoppelt ist (1:300), wobei in den meisten Fällen Konkordanz für die gleichen Neoplasmen besteht. Die entsprechenden Risiko-Erhöhungen, unterteilt in die Hauptgruppen Leukämien, Lymphome und andere maligne Veränderungen, sind nachfolgend angegeben.

Es wäre vernünftig, diese Schätzwerte für die verschiedenen Formen des frühkindlichen Krebses dort anzuwenden, wo einzelne Daten noch nicht verfügbar

Tabelle 23.3. Risikoerhöhung für Geschwister bei Leukämien, Lymphomen und anderen malignen Erkrankungen

		Proband		
		Leukämie	Lymphome	Andere maligne Veränderungen
Geschwister	Leukämie	x 2,3	x 2,3	x 1,3
	Lymphome	x 2,9	x 5,4	x 0,7
	andere maligne Erkrankungen	x 1,2	x 0,6	x 2,7
	insgesamt	x 1,7	x 1,6	x 2,0

sind, keine anderen Fälle mit frühkindlichem Krebs vorkommen und eine klare genetische Basis für Neoplasmen unbekannt ist. Sarkome, Neuroblastome und Zerebraltumoren der Kindheit gehören dieser Kategorie an.

Wilms-Tumor (Nephroblastom)

Die Inzidenz beträgt 1:10 000. Ein Überleben bis ins hohe Alter wurde erst jetzt möglich. Die Situation ist mit der beim Retinoblastom beobachteten vergleichbar (s. S. 208).

Ein kleiner Anteil der Fälle folgt einem mendelnden Erbgang, dazu gehören fast alle mit bilateralem Tumor. Leider ist es oft unmöglich, diese Gruppe von den anderen Fällen zu trennen, und wie beim Retinoblastom ist die Penetranz unvollständig (etwa 60 %). Schimke hat die folgenden Risiken für Verwandte von Patienten mit Wilms-Tumor auf der Grundlage der Daten von Knudson und Strong geschätzt (1972). Andere Schätzungen des Geschwisterrisikos für isolierte Fälle ergeben viel geringere Werte als Schunkes 5 %-Schätzung. Ein oberes Limit von 1 % scheint für die isolierten Fälle zutreffend zu sein. Außerdem kann der Wilms-Tumor als Ergebnis einer kleinen Delegation auf dem kurzen Arm des Chromosoms 11 mit Aniridie verbunden sein. Jüngste molekulare Untersuchungen haben wie beim Retinoblastom gezeigt, daß der Tumor bei einem chromosomalen Defekt homozygoten Charakter haben kann. Eine Assoziation besteht ebenfalls mit verschiedenen dominant vererbten Syndromen, z. B. mit Hemihypertrophie, dem Beckwith-Wiedemann-Syndrom und mit anderen embryonalen Tumoren in Gestalt eines „Krebs-Familien-Syndroms".

Neuroblastom

Im Gegensatz zum Wilms-Tumor tritt die große Mehrheit der Fälle von Geschwulstbildungen aus Neuroblasten und/oder echten Nervenfasern sporadisch auf. Die geringere Überlebenschance bedeutet, daß keine ausreichenden Daten für die Nachkommen erkrankter Patienten verfügbar sind. In den wenigen bekannten Zwei-Generationen-Familien hatten die Eltern gewöhnlich eine spontane Reifung des Tumors erlebt. Es ist unwahrscheinlich, daß das Risiko für weitere Geschwister eines isolierten Falles den Wert von 1 % übersteigt, es entspricht vermutlich einem Risiko von 1:300, wie es insgesamt für Geschwister in Fällen mit frühkindlichem Krebs gefunden wurde. Sind zwei Geschwister oder ein Elternteil und ein Kind erkrankt, ist das Risiko für weitere Kinder viel größer. Vermutlich liegt es bei etwa 30 % wie beim Wilms-Tumor und ist dem eines dominanten Gens mit unvollständiger Penetranz ähnlich.

Leukämien

Die große Mehrheit der Fälle aller leukämischen Typen scheint keine eindeutige genetische Basis zu haben, spezifische Onkogene jedoch besitzen vermutlich auslösenden Charakter.

Die *Akute Leukämie* kommt am häufigsten in der Kindheit vor und ist für einen erheblichen Anteil aller malignen Fälle verantwortlich. Die Risiken für Geschwister belaufen sich nur auf das Doppelte des Risikos für Leukämie, mit einer Chance von 1:300 der gesamten Kindheitsmalignität. Die verschiedenen beschriebenen Chromosomenaberrationen in den Blutzellen scheinen das Ergebnis

Tabelle 23.4. Risiko für nachfolgende Kinder bei Verwandten mit Wilms-Tumor

Erkrankter Angehöriger	Risiko für nachfolgende Kinder
Elternteil, mit bilateralem Tumor	30 %
Elternteil, mit unilateralem Tumor und erkranktem Verwandten	30 %
Eltern unauffällig: 2 Kinder erkrankt	30 %
Eltern mit unilateralem Tumor	10 %
Geschwister mit bilateralem Tumor	10 %
Geschwister mit unilateralem Tumor, keine Chromosomendefekte oder assoziierte Fehlbildungen	1 %

einer somatischen Mutation, unter Einschluß besonderer Onkogene, zu sein. Seltene Häufungen von akuter Leukämie lassen den Einfluß eines Umweltfaktors vermuten. Leukämie kann aber auch eine Komplikation einer Anzahl primärer genetischer Krankheiten, einschließlich der Immundefizienzen, Defekte der DNA-Reparatur und des Down-Syndroms, sein. Bis jetzt sind keine Daten für die Nachkommen von Überlebenden, deren Zahl zunimmt, vorhanden. Die Risiken der Leukämie werden wahrscheinlich gering sein, doch kann die Zunahme anderer Anomalien infolge der Therapie nicht ausgeschlossen werden.

Die *Chronisch myeloische Leukämie* weist ein geringes Risiko für Verwandte auf. Ein „Philadelphia-Chromosom" – eine partielle Deletion des Chromosoms 22 (22q−) – ist das Ergebnis einer reziproken Translokation eines Teiles von Chromosom 22 und Chromosom 9. Es ist in den meisten Fällen ein konstanter Befund und stellt eine somatische Mutation ohne Beeinflussung der Keimzellinie dar.

Auch die *Chronisch lymphatische Leukämie* tritt selten erneut in einer Familie auf. Eine geringe Zahl von Familien mit mehreren betroffenen Generationen läßt unter den häufigeren nicht genetischen Fällen auch die Möglichkeit der Existenz einer dominant vererbten Form offen.

Lymphome

Wie bei den Leukämien sind auch hier die meisten Fälle sporadischer Natur. Häufungen lassen eher an ein infektiöses Agens denken als an eine genetische Grundlage. Die gleichen primären genetischen Krankheiten, die bei den Leukämien prädisponierend sind (mit Ausnahme des Down-Syndroms), können auch für Lymphome verantwortlich sein und die gleichen Vorbehalte bezüglich der

Nachkommen „geheilter" Patienten mit sich bringen. Untersuchungen der Geschwister von Kindheitsfällen zeigen eine 5fache Zunahme des Risikos für Lymphome, doch beläuft sich das allgemeine Risiko der Kindheitsmalignität trotzdem auf nur etwa 1:300.

Histiozytose

Diese verwirrende und heterogene Gruppe enthält verschiedene Erbkrankheiten, die in der Kindheit auftreten. Die adulten Fälle scheinen nicht genetisch bedingt zu sein.

1. Letterer-Siwe-Syndrom. Autosomal-rezessiv, schnell progressiv und tödlich.
2. X-chromosomale Histiozytose. X-chromosomal rezessiv. Klinisch variabel, kann von Immundefizienzen begleitet sein.

Krebs im höheren Alter

Während die große Mehrzahl der Tumorerkrankungen nicht familiär auftritt, sind einzelne Familien mit Häufungen bestimmter Tumoren doch des öfteren beschrieben worden. Sie stellen insgesamt ein schwieriges Beratungsproblem dar. Seltene mendelnde Syndrome (z. B. Polyposis coli) wie auch Krankheitszustände, die unterschiedliche Tumortypen bedingen, müssen sorgfältig ausgeschlossen werden. Erinnert sei an das „Krebsfamilien-Syndrom" (Adenokarzinomatose). Umweltfaktoren können für eine familiäre Häufung, die mütterlicherseits übertragen sein kann, verantwortlich sein. Genannt sei hier die B-Hepatitis beim Hepatom. Meist kann keiner dieser Faktoren identifiziert werden. Es ist unmöglich zu entscheiden, ob die Familienhäufung zufällig, das Ergebnis einer Konzentration polygener Faktoren oder die Wirkung eines Hauptgens ist. Aus speziellen Untersuchungen ergab sich, daß das Risiko für Verwandte 1. Grades im Falle der Erkrankung nur eines Familienmitgliedes gewöhnlich etwa 3fach erhöht ist. Das trifft für das Magen- und Kolomkarzinom und für das Bronchialkarzinom zu. Wichtig ist, daß im letzten Fall genetische und Umweltfaktoren in mehr als einer additiven Weise zusammenwirken. So hatten in einer sorgfältig kontrollierten Untersuchung starke Raucher mit einem erkrankten Verwandten 1. Grades eine 14fache Erhöhung des Risikos, während jeder Faktor für sich allein das Risiko nur um das 3fache erhöht (Tokuhata u. Lilienfeld 1963). Die Untersuchung der Arylkarbonhydroxylase kann dazu beitragen, High-risk-Personen zu prognostizieren, wie es auch von den unlängst erkannten Onkogenen bekannt ist.

Folgende Situationen können das Risiko bedeutend vergrößern:

1. Zwei erkrankte Geschwister oder ein Elternteil und ein Geschwister: Beim Fehlen weiterer Informationen und auf der Grundlage polygener Determination mit geringer Penetranz ist eine 8fache Erhöhung anzunehmen.
2. Mehr erkrankte Familienmitglieder als oben genannt: Hier wird die Unterscheidung der Situation von einem autosomal-dominanten Erbmodus so schwierig, daß ein annäherndes Risiko von 50 % für die Nachkommen einer erkrankten Person oder eines Geschwisters mit mehrfach erkrankten Geschwistern angemessen erscheint. Im Unterschied zur fest begründeten autosomal-dominanten Situation kann man ein Risiko für die Nachkommen un-

auffälliger Familienmitglieder nicht ausschließen. Leider existieren keine empirischen Daten, und die theoretische Basis ist zu unsicher, um mehr als eine grobe Einschätzung zu rechtfertigen.

3. Multiple primäre Tumoren: Es hat sich herausgestellt, daß diese in allen Fällen eines Kolonkarzinoms das Risiko für Verwandte vergrößern. Gleiches kann durchaus auch für andere Tumoren zutreffen.
4. Risiko für Zwillinge: Konkordanz für monozygotische als auch für dizygotische Zwillinge ist für die häufigsten Krebsformen gering.

   Stehen keine ausreichenden Daten zur Verfügung (wie bei den meisten Tumoren), sollte man die für polygene Vererbung determinierten theoretischen Risiken, wie in Tabelle 3.3. auf S. gegeben, benutzen. Die Kategorie der „niedrigen Erblichkeit" ist vermutlich die zutreffendste.

Literatur

Andreeff, M., Bressler, J., und Higgins, P.: Onkogene und Krebs. Übersicht und neue Methoden zur Messung der Genexpression in Abhängigkeit vom Zellzyklus. Dtsch. med. Wschr. **110** (1985): 30–35.

Bartram, C. R.: Oncogenes: Clues to carcinogenesis. Eur. J. Pediat. **141** (1984): 134–142.

Draper, G. J., Heaf, M. M., and Wilson, L. M. K.: Occurrence of childhood cancers among sibs and estimation of familial risks. J. Med. Genet. **14** (1977): 81–90.

Emery, A. E. H., Anand, R., Denford, N., et al.: Aryl-hydrocarbon-hydroxylase inducibility in patients with cancer. Lancet **I** (1978): 470–471.

Knudson, A. G., and Strong, L. C.: Mutation and cancer: a model for Wilm's tumour of the kidney. J. Nat. Cancer Inst. **48** (1972): 313–324.

Li, F. P., and Fraumeni, J. F.: Familial breast cancer, soft tissue sarcomas and other neoplasms. Ann. Int. Med. **83** (1975): 833–834.

Lynch, H., and Krush, A. J.: Differential diagnosis of the cancer family syndrome. Surg. Gynecol. Obstet. **136** (1973): 221–224.

Mulvihill, J. J., Miller, R. W., and Fraumeni, J. F. (Eds.): Genetics of Human Cancer. Progress in Cancer Research and Therapy. Raven Press, New York 1977.

Robertson, M.: Oncogenes and the origin of human cancer. Br. Med. J. **286** (1983): 81–82 and **287** (1983): 1084–1086.

Rowley, D.: The role of cytogenetics in haematology. Blood **48** (1976): 1–7.

Schimke, R. N.: Genetics and Cancer in Man. Churchill Livingstone, Edinburgh 1978.

Swift, M.: Malignant disease in heterozygous carriers. Birth Defects, Part XII (1976): 133–144.

Tabin, C. J., Bradley, S. M., Bargmann, C. I., et al.: Mechanism of activation of a human oncogene. Nature **300** (1982): 143–149.

Tokuhata, G. K., and Lilienfeld, A. M.: Familial aggregation of lung cancer in humans. J. Nat. Cancer Inst. **30** (1963): 289–312.

Willecke, K., and Schäfer, R.: Human oncogenes. Hum. Genet. **66** (1984): 132–142.

Kapitel 24

Umweltgefahren

Auf den ersten Blick scheint dieses Thema wenig Bezug zur genetischen Beratung zu haben, doch sind in der Praxis Umweltnoxen und deren Risiken aus vielerlei Gründen zu berücksichtigen. Zum ersten können sie in verschiedenen Diagnosen von Fehlbildungssyndromen enthalten sein. So muß z. B. eine Rötelninfektion als mögliche Ursache bei der angeborenen Katarakt in Betracht gezogen werden, und das Wiederholungsrisiko wird erheblich durch die Bestätigung oder den Ausschluß eines derartigen Agens beeinflußt. Zweitens können viele Noxen, die fetale Schäden in der Schwangerschaft verursachen, auch Mutationen auslösen und auf diese Weise schädigend wirken. Strahlung ist hierfür ein bekanntes Beispiel. Drittens muß geprüft werden, inwieweit zytogenetische oder pränataldiagnostische Tests bei der Bestätigung oder dem Ausschluß fetaler Schäden helfen können.
Drei Gruppen von Agentien werden hier kurz diskutiert:

1. Kongenitale Infektion
2. Vermutlich teratogene Medikamente
3. Strahlung und andere potentielle mutagene Noxen.

Kongenitale Infektionen

In Tabelle 24.1. sind die hauptsächlichen Erreger aufgeführt. Unter diesen ist die kongenitale Syphilis in den westlichen Populationen selten anzutreffen, während die kongenitalen Rötelnerreger mit Abstand die wichtigste Gruppe sind (Dugeon 1967). Es ist zu hoffen, daß durch eine systematische Immunisierung auch die Röteln bald eingedämmt werden können.

Die prinzipiellen Fehlbildungen der kongenitalen Röteln umfassen Katarakt, Innenohrschwerhörigkeit, angeborene Herzdefekte (häufig offener Ductus arteriosus) und Mikrozephalie mit geistiger Retardierung. Da Fehlbildungen der Rötelnembryopathie auch ohne Infektion der Mutter vorkommen können, ist

Tabelle 24.1. Kongenitale Infektionen

Infektiöses Agens	Häufige Defekte der Embryopathie
Zytomegalovirus	Chorioretinitis, Mikrozephalie, Hepatosplenomegalie
Hepatitis-Virus	Gallenblasenatresie (?), Leberstörungen
Rubeola	Katarakt, Taubheit, angeborene Herzfehler
Syphilis	Gesichts- und andere knöcherne Anomalien, Keratitis
Toxoplasma	Chorioretinitis, Mikrozephalie, Hepatosplenomegalie

bei der Differentialdiagnose eines jeden Syndroms mit diesen Symptomen diese Problematik zu berücksichtigen.

Das Risiko für eine nachfolgende Schwangerschaft nach einem mit Rötelnembryopathie geborenen Kind ist zu vernachlässigen. Die kritische Information, die gewöhnlich verlangt wird, betrifft das Risiko für eine gerade bestehende Schwangerschaft, während der die Mutter einer Infektion ausgesetzt gewesen war. Ist durch zuvor vorgenommene serologische Tests bekannt, daß die Mutter bereits eine Immunität besitzt, ist das Risiko für den Feten außerordentlich gering. Fehlt aber eine solche Information, ist es äußerst schwierig, einen schnellen direkten Beweis für das Vorliegen oder Nichtvorliegen einer fetalen Infektion zu erhalten. Tests an der Amnionflüssigkeit sind nicht zuverlässig. Bisher gewonnene Testergebnisse deuten an, daß IgM-spezifische Antikörper einer fetalen Blutprobe den genauen Indikator für eine Infektion darstellen können.

Nach dem gegenwärtigen Kenntnisstand besteht bei einer Infektion im 1. Schwangerschaftsmonat ein extrem hohes Risiko für eine Anomalie (etwa 60 %), das sich auf 25 % verringert, sofern die Infektion im 2. Monat liegt, und im 3. Monat nur noch 8 % ausmacht. Die Risiken für ernste Anomalien bei Infektion der Mutter im 2. Trimester sind gering. Bei noch späterer Infektion sind sie zu vernachlässigen. Indikationen für einen Schwangerschaftsabbruch sind für die frühen Infektions-Stadien begründet, aber ab dem 3. Monat kann eine diesbezügliche Entscheidung schon schwierig sein. Spezifischere Tests sind notwendig. Die sorgfältige Untersuchung eines anscheinend normalen Risikokindes (besonders mittels Audiometrie) ist zum Ausschluß von Schäden geringeren Ausmaßes wichtig.

Zytomegalovirus-Infektion

Mikrozephalie mit geistiger Retardierung, Chorioretinitis, Taubheit, Hepatosplenomegalie und purpurfarbene Hautausschläge sind allgemeine Charakteristika der Infektion. Die Infektion der Mutter verläuft oft asymptomatisch, und sieht man vom Nachweis bekannter oder potentieller Infektionsquellen ab, stehen keine Präventivmaßnahmen zur Verfügung (s. a. Dudgeon 1971).

Andere virale Infektionen

Der Beweis für die Teratogenität anderer Viren ist weitaus weniger gut gesichert als bei den zuvor genannten. So ist es z. B. möglich, daß Hepatitisviren wenigstens für einige Fälle von Gallenblasenatresie in Frage kommen. Übertragung dieses Virus durch die Mutter kann bei empfänglichen Personen eine familiäre chronische Lebererkrankung im späteren Leben hervorrufen. Das *Herpes-Simplex-Virus* spielt in einigen Fällen von Mikrozephalie eine Rolle, während das Influenza-Virus für einige der zyklischen Peaks von Fehlbildungen, wie z. B. Neuralrohrdefekte verantwortlich sein soll. Lebendvaccine, wenn auch eindeutig unerwünscht in der Schwangerschaft, sind tatsächlich nur gelegentlich an fetalen Schädigungen beteiligt (s. a. Hurley 1978).

Toxoplasmose

Chorioretinitis, Schädigung des ZNS mit Neigung zu Krämpfen, Hepatosplenomegalie und Hautausschläge sind die hauptsächlichen Merkmale der angeborenen Toxoplasmose. Im gebärfähigen Alter sind 25–40 % der Mütter infiziert, aber nur etwa 5 % der Feten erkranken. Gefährlich für eine oft tödlich verlaufende Fetopathie ist die transplazentare Infektion von Mutter zu Leibesfrucht nach frischer Infektion der Mutter in der 2. Hälfte der Schwangerschaft. Erreger-Reservoire sind Wild- und Haustiere, insbesondere Katzen (Desmonts u. Couvreur 1974).

Medikamente und Fehlbildungen

Seit dem Auftreten der auf Thalidomid zurückzuführenden Gliedmaßendefekte (Lenz u. Knopp 1962) sind in vielen, auch tierexperimentellen Studien, mögliche Beziehungen untersucht worden. Es gibt heute ein strenges Testsystem auf Teratogenität neuer Agentien. Die Zahl spezifischer Fehlbildungssyndrome mit klarem Bezug zu bestimmten Medikamenten ist äußerst niedrig (Tab. 24.2.). Viel schwieriger sind solche Situationen einzuschätzen, bei denen Medikamentenabusus mit einer erhöhten Inzidenz sicherer Fehlbildungen verbunden und der Fehlbildungstyp variabel ist.

Ungeachtet der kleinen Zahl von sicheren teratogenen Syndromen, die auf Medikamente zurückzuführen sind, sollten alle Medikamente in der Schwangerschaft vermieden werden, wenn sie nicht unbedingt notwendig sind. Auch wenn es nicht so augenscheinlich ist, sollte auf den Rauchverzicht, das Absetzen von „Appetitzüglern" sowie eine ausgeglichene Ernährung in der Schwangerschaft hingewiesen werden. Oft können solche allgemeinen Empfehlungen in Verbindung mit genetischer Beratung gegeben werden, da meist die Ehepaare mit einem bekannten erhöhten Risiko für Anomalien in der Schwangerschaft um Risikominderung bemüht sind (s. Kap. 25).

Thalidomid

Eine Generation von Kindern mit Thalidomid-induzierten Gliedmaßendefekten und anderen Defekten ist jetzt erwachsen. Sind diese Defekte eindeutig auf Thalidomid zurückzuführen, besteht kein erhöhtes Risiko für Anomalien in der Nachkommenschaft dieser Patienten. Aber anscheinend sind einige dominant

Tabelle 24.2. Medikamente mit teratogenen Effekten

Nachgewiesen
Alkohol
Aminopterin und Methotrexat
Thalidomid
Warfarin
Zu vermuten
Antikonvulsantien (vor allem Phenytoin, Trimethadion)
Lithium
Möglich
Antiemetika
Anästhetika, gasförmige
Ergotamine
Geschlechtshormone
Industrie-Chemikalien

vererbte Gliedmaßendefekte fälschlicherweise dem Thalidomid zugeschrieben worden; in diesen Fällen können sehr wohl erkrankte Kinder geboren werden. Das rezessiv vererbte Pseudothalidomid- oder Roberts-Syndrom kann ebenfalls Verwirrung stiften (s. a. Lenz u. Knapp 1962).

Warfarin

Das synthetische Antikoagulans ist eindeutig mit einem Syndrom verbunden, das der schweren Form der Achondroplasia tarda (Conradi-Syndrom) ähnlich ist. Obgleich es nur bei einem kleinen Teil exponierter Schwangerschaften vorkommt, gibt es insgesamt einen hohen fetalen und perinatalen Verlust. Somit ist klar, daß Warfarin und verwandte Antikoagulantien bei schwangeren Frauen unerwünscht sind. In einem bekannten Fall ergab sich eine Schwangerschaft aus dem Absetzen oraler Kontrazeptiva, die eine venöse Thrombose verursacht hatten. Warfarin wurde daraufhin zur Therapie benutzt – ein doppeltes iatrogenes Mißgeschick (s. a. Holzgreve et al. 1976).

Alkohol

Es gibt heute keinen Zweifel mehr an der Existenz eines Syndroms mit abnormem Gesicht, verzögertem Körper- und Hirnwachstum, geistiger Retardierung und angeborenem Herzfehler bei Kindern, deren Mütter während der Schwangerschaft Alkohol in großen Mengen tranken. Unklar ist allerdings die Häufigkeit dieser Krankheit und ihre Abhängigkeit von der Höhe des Alkoholkonsums.

Jüngste Studien legen nahe, daß eine ausgeprägte Alkohol-Embryopathie nur bei einer Alkoholaufnahme vorkommt, die 80 g pro Tag übersteigt. Ein geringes Geburtsgewicht ist aber bereits bei niedrigeren Dosierungen, auch schon in der sehr frühen Schwangerschaft, zu sehen (s. a. Joves u. Smith 1975).

Antiepileptische Medikamente

Es gibt wenig Zweifel an einer allgemeinen Zunahme der Inzidenz von Fehlbildungen in der Schwangerschaft epileptischer Mütter (etwa 6–7 % verglichen mit 2–3 % bei Kontrollen). Dieser Befund ist eher auf die Therapie als auf die Epilepsie selbst zurückzuführen. Das Spektrum der Defekte ist breit und schließt kongenitale Herzdefekte, Spaltbildungen und Neuralrohrdefekte ein. Das Risiko kann dosisabhängig sein.

Der Nachweis, die „Schuld“ auf spezifische Medikamente zurückzuführen oder diese zu entlasten, ist schwierig. Aber alle epileptischen Frauen, die im gebärfähigen Alter unter Therapie stehen, sollten von den potentiellen Risiken Kenntnis haben. Bevor man sich den Wunsch nach einem Kind erfüllt, sollte die Notwendigkeit einer Therapie nochmals abgeschätzt werden und eine Probeperiode ohne Medikamente oder mit einer minimalen Dosis bei sorgfältiger Blutspiegelüberwachung abgewartet werden. Eventuelle Einwände von Neurologen sollten hier unberücksichtigt bleiben.

Phenytoin, Hydantoin

Ein mäßig spezifisches Syndrom mit geringem Geburtsgewicht, geistiger Retardierung, ungewöhnlichem Gesicht mit Hypertelorismus, kongenitalen Herzdefekten und hypoplastischen Fingern und Zehen kommt, wenn auch selten, unter Behandlung mit Antikonvulsiva vor. Eine allgemeine Erhöhung der Inzidenz von Lippen- und Gaumenspalte ist auch vermutet worden (Medow 1970), aber nicht klar auf diese Medikamente zurückzuführen (s. a. Hanson u. Smith 1975).

Trimethadion

Das fetale Trimethadion-Syndrom scheint eine zufällige spezifische Kombination von angeborenen Herzdefekten, Anomalien des Urogenitalsystems, ungewöhnlichem Gesicht mit Synophrys und geistiger Retardierung zu sein, mit einer beträchtlichen Zunahme (möglicherweise nahezu 20%) bei der alleinigen kongenitalen Herzkrankheit. Valproat steht auch häufig als Teratogen, vor allem in bezug auf Neuralrohrdefekte in Verdacht (s. a. Zackai et al. 1975).

Lithium

Lithium, zunehmend bei Depressionen in Gebrauch, wird jetzt in überzeugender Weise mit dem Vorkommen kongenitaler Herzkrankheiten, insbesondere mit der Ebstein-Anomalie (Nora et al. 1974), in Verbindung gebracht.

Geschlechtshormone

Die Anwendung weiblicher Geschlechtshormone in der Frühschwangerschaft zur Prävention eines drohenden Abortes und zur Behandlung von Infertilität wurde vermindert, und zwar zum Teil auch aus Sorge hinsichtlich möglicher fetaler Anomalien. Eine generelle Zunahme allgemeiner Fehlbildungen ist vermutet worden; aber besonders die „VATER"-Gruppe von Anomalien (s. S. 236) scheint in vielen Fällen mit der Hormonbehandlung in Verbindung zu stehen (Nora u. Nora 1978). Zweifel bestehen noch darüber, inwieweit hormonelle Schwangerschaftstests in irgendeiner Weise teratogen sind, und ob eine Konzeption während der Einnahme oraler Kontrazeptiva ein Risiko darstellt. Es ist eine erhöhte Fehlbildungsrate nach ovulationsinduzierenden Medikamenten gesehen worden, doch bleibt unbekannt, ob das ein direkter Effekt ist. Es kann ebenso mit der häufig damit einhergehenden Zwillingsbildung in Verbindung stehen, oder auf die der Infertilität zugrunde liegenden Ursachen zurückgehen. Alberman hat 1978 einen klaren Überblick über dieses komplizierte Thema gegeben.

Immunsuppressiva und zytotoxische Medikamente

Eine geringe, aber zunehmende Zahl von Frauen, die unter Immunsuppressiva-Therapie nach Nierentransplantation u. a., früher letalen, Krankheiten steht, ist oder wird schwanger. Bislang wurden wenige klare Anomalien nach solchen Schwangerschaften gefunden. Aminopterin und dessen Derivat Methotrexat sind Ursache eines spezifisch schweren Bindegewebssyndroms (Milunsky et al. 1968). Ursachen für Probleme in dieser Gruppe sind wahrscheinlich eher in den mutagenen Eigenschaften zu suchen (s. unten).

Industrie- und andere Chemikalien

Ungeachtet des weit verbreiteten und begründeten Interesses sind aktuelle Beweise für menschliche teratogene Effekte durch Chemikalien dürftig. Erwiesenermaßen können inhalierte Anästhetika-Gase bei einer schwangeren Op-

Schwester und Anästhesistinnen Embryopathien verursachen (Cohen et al. 1974); eine Zunahme spontaner Aborte und verschiedenartige Fehlbildungen wurden beobachtet, weniger eine bestimmte Kombination.

Genetische Effekte der Strahlung

Das ist ein Thema von großem Interesse im Hinblick auf die zunehmende Bedrohung durch einen Nuklearkrieg und die reale Möglichkeit eines lokalen Unfalls, der zivile oder militärische Anlagen betreffen kann. Während die genetischen Auswirkungen eines Nuklearkrieges von der Eskalation der unmittelbaren Folgen überschattet sein würden, sollte den Konsequenzen eines isolierten oder globalen Unglücks zuvorgekommen werden. Die große Mehrheit exponierter Personen wird wahrscheinlich eine geringe oder vielleicht sogar unbedeutende Strahlendosis erhalten. Vorausgesetzt, daß die Dosis ungefähr bekannt ist, kann mit einer gewissen Sicherheit Auskunft über mögliche genetische Effekte gegeben werden, da auf diesem Gebiet intensiv gearbeitet wird. Die UNSCEAR-Bände (1972, 1978, 1982) bringen eine Fülle an Information, und verdienen es, weiter bekannt zu sein als bisher. Emery (1982) und Sankaranarayanan (1982) geben gleichfalls einen klaren und verständlichen Überblick.

Viele Angaben beziehen sich auf Populationseffekte (s. Kap. 25), aber hier sollen nur die Risiken für eine einzelne Konzeption oder Schwangerschaft behandelt werden.

Zwei unterschiedliche Folgen der Strahlung, die oftmals von denen verwechselt werden, die um eine Information bitten, müssen berücksichigt werden:

1 Mutagene Effekte, die sich aus der Schädigung der Keimzellen *vor* der Befruchtung ergeben
2. Teratogene Effekte, d. h. Schädigungen des sich entwickelnden Embryos.

Die Mutagenese muß für beide Geschlechter getrennt betrachtet werden, da ja in beiden die Keimzellenbildung völlig verschieden verläuft. Im männlichen Geschlecht haben Tierexperimente zwei Hauptklassen von Anomalien gezeigt

a) Große chromosomale Anomalien, hauptsächlich in der wenige Tage oder Wochen nach der Bestrahlung empfangenen Nachkommenschaft.
b) Eine erhöhte Rate an Punktmutationen, die lange nach der Bestrahlung bei den empfangenen Nachkommen erhalten bleibt.

Für Männer kann man vermutlich folgende Schlüsse bezüglich des Risikos der Nachkommen ziehen:

1. Diagnostische und andere Bestrahlung mit ähnlich niedriger Dosis ist von geringer Bedeutung.
2. Eine Konzeption wenige Monate nach einer therapeutischen oder einer anderen Bestrahlung mit hoher Dosis (besonders der Gonaden) ist unvernünftig und sollte vermieden werden. Eine Amniozentese zum Nachweis oder Ausschluß chromosomaler Anomalien muß bei einer Schwangerschaft angeraten werden. Das gleiche gilt, wenn ein Mann zytotoxische Medikamente oder andere chemische Mutagene einnimmt oder vor der Konzeption eingenommen hat.

3. Nach Keimdüsenbestrahlung (und nach Einnahme zytotoxischer Medikamente) tritt häufig eine unterschiedlich lange Periode von Infertilität ein, doch sollte man sich nicht darauf verlassen.
4. Langzeitrisiken für eine Schwangerschaft, die viele Monate oder Jahre nach der Bestrahlung empfangen wurde, sind relativ gering und führen hauptsächlich zu erhöhten dominanten Mutationen. Diese kann man kaum mittels der Amniozentese nachweisen. Die Inzidenz derartiger Anomalien ist gering und steigt nicht über 1%.

Bei der Frau ist die Oozyte zum Zeitpunkt der Befruchtung besonders strahlensensitiv, außerhalb dieser Zeitspanne sind die Risiken wahrscheinlich gleich oder geringer als bei Männern.

Eine diagnostische Strahlungsbelastung ist wahrscheinlich kein spezifischer Risikofaktor für zukünftige Kinder der Frau. Dennoch sollte eine unnötige Exposition eindeutig vermieden werden, um selbst einem geringen Anstieg von Punkt- und Chromosomenmutationen in der Population entgegenzuwirken. Bestrahlung während der Schwangerschaft ist ein etwas davon abweichendes Problem und häufiger Grund für eine Überweisung zur genetischen Beratung. Eine solche Bestrahlung geschieht fast immer aus diagnostischen Gründen. Die Dosis beträgt 1 rad oder weniger. Sie wird gewöhnlich in den frühen Wochen der Schwangerschaft, bevor diese erkannt ist, aus Unachtsamkeit durchgeführt. Es ist nicht ungewöhnlich, daß eine solche Bestrahlung auch während einer Untersuchung auf Infertilität durchgeführt wird, und die Kombination aus gewünschter Schwangerschaft und dem Schuldgefühl von Patient und Arzt, daß es zu einer Strahlenexposition gekommen sein kann, kann zu beträchtlicher Angst führen.

In einer solchen Situation wurde bis vor kurzem häufig der Abbruch der Schwangerschaft angeraten. Wahrscheinlich wurden aber die Risiken für den Feten beträchtlich überschätzt, sie sind in Wirklichkeit bei diagnostischen Strahlendosen sehr gering. Ein wertvoller Überblick durch Mole (1979) läßt die Schlußfolgerung zu, daß nach 1 rad (die oberste Grenze für die meisten diagnostischen Strahlungen) das erhöhte Risiko für den Feten wahrscheinlich 1:1000 nicht übersteigt. Dieses Risiko besteht zum Teil auch für geistige Retardierung und vielleicht auch für Krebs in der Kindheit. Unter solchen Umständen scheint weder ein Schwangerschaftsabbruch noch eine Amniozentese gerechtfertigt zu sein. Es ist angebracht, darauf hinzuweisen, daß in der allgemeinen Population eine jede Schwangerschaft ein Risiko von etwa 2% für ein mißgebildetes Kind hat, da die reale Gefahr besteht, daß ein solches Ereignis dann auf die Bestrahlung zurückgeführt wird.

Informationen über die Risiken durch schwere Strahlendosen stammen hauptsächlich von der Nachsorge der Opfer des Atombombenabwurfes in Japan (UNSCEAR-Report 1982). Bei einer Dosis über 50 rad gibt es eine klare und dosisabhängige Zunahme der geistigen Retardierung und der Mikrozephalie bei derart exponierten Schwangerschaften (10% bei 200 rad). Da Amniozentese oder andere pränatale Verfahren diese nicht auszuschließen vermögen, gibt es eine strenge Indikation für den Schwangerschaftsabbruch. Eine solche Exposition ist in Friedenszeiten selten und steht vermutlich mit schwerer Krankheit der

Mutter, die eine therapeutische Strahlung erforderlich macht, in Verbindung. Es wurde bislang keine eindeutige Zunahme der Inzidenz von Fehlbildungen oder genetischen Krankheiten bei Kindern beobachtet, die nach einer derartigen Exposition empfangen wurden.

Literatur

Alberman, E.: Fertility drugs and contraceptive agents. In: Scrimgeour, J. B. (Ed.): Towards the Prevention of Fetal Malformation. pp. 89–100. Edinburgh University Press, Edinburgh 1978.

Berg, K. (Ed.): Genetic Damage in Man caused by Environmental Agents. Academic Press, New York – San Francisco – London 1979.

Congenital Malformations, Notes and Comments. Year Book. Chicago 1971.

Cohen, E. N., Brown, B. W., Bruce, D. L., et al.: Occupational disease among operating room personnel. Anesthesiology **41** (1974): 321–340.

Desmonts, G., and Couvreur, J.: Congenital toxoplasmosis. A prospective study of 378 pregnancies. N. Engl. J. Med. **290** (1974): 1110–1116.

Dudgeon, J. A.: Maternal rubella and its effect on the foetus. Arch. Dis. Child. **42** (1967): 110–125.

– Cytomegalovirus infection. Arch. Dis. Child. **46** (1971): 581–583.

Emery, A. E. H.: Radation and human heredity. In: Elements of Medical Genetics. Churchill Livingstone, Edinburgh 1983.

Freye, H.-A.: Humanökologie. 3. Aufl. Fischer, Jena 1986.

Hanson, J. W., and Smith, D. W.: The fetal hydantoin syndrome. J. Pediat **87** (1975): 285–290.

Holzgreve, W., Carey, J. C., and Hall, B. D.: Warfarin induced fetal abnormalities. Lancet **II** (1976): 914.

Hurley, R.: Antenatal infections associated with fetal malformation. In: Scrimgeour, J. B. (Ed.): Towards the Prevention of Fetal Malformation. pp. 101–119. Edinburgh University Press, Edinburgh 1978.

Jones, K. L., and Smith, D. W.: The fetal alcohol syndrome. Teratology **12** (1975): 1–10.

Lenz, W., and Knapp, K.: Thalidomide embryopathy. Arch. Environ. Health **5** (1962): 100–105.

Meadow, W. R.: Congenital abnormalities and anticonvulsant drugs. Proc. R. Soc. Med. **63** (1970): 12–13.

Milunsky, A., Greaf, J. W., and Gaynor, M. F.: Methotrexate-induced congenital malformations. J. Pediat. **72** (1968): 790–795.

Mole, R. H.: Radiation effects on prenatal development and their radiological significance. Br. J. Radiol. **52** (1979): 89–101.

Nora, J. J., Nora, A. H., and Toews, W. H.: Lithium, Ebstein's anomaly and other congenital heart defects. Lancet **II** (1974): 594–595.

– – Genetics and Counseling in Cardiovascular Diseases. pp. 142–144. Thomas, Springfield 1978.

Sankaranarayanan, K.: Genetic Effects of Ionizing Radiation in Multicellular Eukaryotes and the Assessment of Genetic Radiation Hazards in Man. Elsevier, Amsterdam 1982.

UNSCEAR Report (1982) Ionizing radiation. Sources and Biological Effects. Annex I. Genetic effects of radiation. United Nation, New York 1982.

Wilson, J. G., and Clarke Frazer, F. (Eds.): Handbook of Teratology. Vols. 1–4. Plenum, New York 1977.

Zackai, E., Mellmann, M., und Neiderer, R.: The fetal trimethadione syndrome. J. Pediat. **87** (1975): 280–284.

III. Schlußfolgerungen

Kapitel 25

Genetische Beratung und Gesellschaft

Hauptanliegen dieses Buches ist es gewesen, Information zu geben, um einzelnen Familien mit einer genetischen Erkrankung bzw. dem Risiko dafür, helfen zu können. Es ist zu hoffen, daß die allgemeinen Diskussionen wie auch die spezielleren Hinweise in den letzten Kapiteln dazu beitragen werden, dem Benutzer Antwort zu geben, ihm die noch ungelösten Probleme aufzuzeigen, aber auch auf einige Tücken hinzuweisen. Die meisten Ärzte werden mit der Behandlung der einzelnen, isoliert dargestellten Probleme nicht völlig zufriedengestellt sein. Sie sollten aber bestrebt sein, diese humangenetischen Beratungsprobleme in den allgemeinen Kontext der Prävention einzuordnen. Der Allgemeinpraktiker wird erkennen, wie seine genetische Beratung zur Minderung der genetischen Belastung bei seinen Patienten beiträgt. Für den Neurologen wiederum bezieht sich diese Fragestellung auf bestimmte Krankheiten, wie z. B. die Muskeldystrophie Duchenne oder die Chorea Huntington, denen er häufig begegnet. Der medizinische Genetiker schließlich erfährt, daß seine genetische Beratung sowohl auf die einzelne, von ihm betreute Familie Einfluß hat als auch auf das Spektrum genetischer Krankheiten in der Population.

Solche weiteren Populationsaspekte sind allerdings in diesem Buch nur am Rande erwähnt worden; zum einen, weil der Autor die primäre Pflicht des Arztes in der Betreuung der Patienten und ihrer Familien sieht, und zum anderen, weil die allgemeinen Aspekte nur durch das Studium der Details angegangen werden können. Dennoch wäre es völlig falsch anzunehmen, daß diese weiteren Aspekte nicht auch Angelegenheit der genetischen Beratung sind, wie es leider manchmal noch getan wird.

Eine solche Ansicht wäre ebenso kurzsichtig wie das für einen Arzt des 19. Jahrhunderts zugetroffen hätte, der nur den einzelnen Typhusfall berücksichtigt, nicht aber die gesamte Epidemiologie der Krankheit.

Wem wird die genetische Beratung helfen?

Keiner, der in der genetischen Beratung tätig ist, wird sich der Illusion hingeben, daß seine Hinweise und Empfehlungen allen Ratsuchenden genügen. Im allgemeinen wird er nur einen kleinen Teil der Gesellschaft sehen, der sowohl ausreichend motiviert als auch in der Lage ist, seine Frage klar zu formulieren. Dazu bedarf es einer verstärkten Aufklärung der Bevölkerung.

Auch ein verbesserter Kenntnisstand über genetische Probleme unter Ärzten und medizinischem Personal wird zweifellos helfen, das notwendige Problembewußtsein zu intensivieren. Auch das ist eine Aufgabe dieses Buches. Genetische Beratung denen anzubieten, die sie nicht wünschen, oder die sich der zugrunde liegenden Problematik nicht bewußt sind, ist oftmals eine sich nicht lohnende Angelegenheit, für Arzt und Proband.

Die genetische Beratung kann ihre volle Wirksamkeit nur dann erreichen, wenn in der allgemeinen Schulausbildung Kenntnisse über ihre Bedeutung und ihre Verfügbarkeit vermittelt werden. In einer Zeit, in der kleine Familien die Regel sind, erscheint es notwendig alle, die Kinder haben wollen, jede mögliche Maßnahme zu ergreifen, um deren Gesundheit zu gewährleisten. Das sollte rechtzeitig, d. h. im voraus erfolgen. Z. Zt. werden diesbezügliche Kenntnisse der Allgemeinheit größtenteils über das Fernsehen vermittelt. Dabei stehen Probleme und diagnostische Techniken während der Schwangerschaft im Brennpunkt. Das aber ist die ungeeignetste Zeit für eine rationale Wahrnehmung der Situation. Gegenwärtig besteht tatsächlich die Gefahr, daß Angst und Sorge um genetische Probleme zunehmen, ohne daß auch der humangenetische Kenntnisstand der Allgemeinheit damit korrespondierend zunimmt.

Im nächsten Dezennium sollte sich hier ein Wandel anbahnen und die Betonung mehr auf den präkonzeptionellen Abschnitt gelegt werden, als Teil einer allgemeinen Gesundheitserziehung vor der Fortpflanzung.

Die Präkonzeptionssprechstunde

Eine folgerichtige Erweiterung der im vorherigen Abschnitt dargelegten Idee ist die Entwicklung einer „Präkonzeptionssprechstunde“. Hier sollten Paare mit Kinderwunsch oder junge Leute, die eine bewußte Familienplanung betreiben wollen, Informationen über zahlreiche Aspekte der Gesundheit und das Wohlergehen eines zukünftigen Kindes erhalten. Genetische Gesichtspunkte können in Verbindung mit anderen Faktoren wie Diät, Rauchen oder Rötelnimmunisation berücksichtigt werden, doch sollte eine direkte Verbindung mit einer genetischen Beratung auf die kleine Minderheit beschränkt bleiben, bei der eindeutig ein solches Problem erkannt worden ist.

Es ist ziemlich überraschend, daß viele Gynäkologen dieses Vorgehen bisher nicht gefördert haben. Aber wahrscheinlich sollten diese Aktivitäten am besten fern einem Krankenhaus angesiedelt werden. Trotzdem, eine gut organisierte und motivierte Familienpraxis würde durchaus eine akzeptable Einrichtung für eine solche Präkonzeptionssprechstunde sein. Sie könnte Kontakt mit den weniger motivierten Bevölkerungsgruppen ermöglichen, die, wie schon erwähnt, wahrscheinlich seltener um Rat nachfragen, obwohl sie ihn am ehesten benötigen.

Welcher Anteil genetischer Erkrankungen ist potentiell zu verhüten?

Die Prävention der genetischen Krankheiten hat sich auf die grundlegenden Tatsachen der genetischen Situation zu stützen. Daher ist bei solchen dominant vererbten Krankheiten wie der Chorea Huntington, bei der der Anteil an Neumutationen gering ist, die Aussicht für eine Prävention letztlich gut. Dagegen besteht z. B. beim Apert-Syndrom, hier sind die meisten Fälle Neumutationen, und selbst bei der Achondroplasie, bei der die Mutationen 80 % der Fälle ausmachen, durch die genetische Beratung nur ein geringer Erfolg hinsichtlich Populationsinzidenz der betreffenden Krankheit. Die meisten Fälle treten in einer Familie ohne bisheriges bekanntes Risiko spontan auf. Das Gleiche trifft auch auf

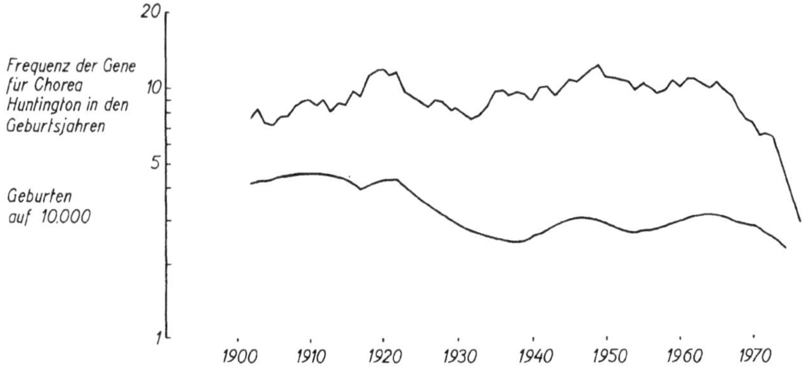

Abb. 25.1. Genhäufigkeit für die Chorea Huntington verglichen mit der Geburtenzahl in der Bezugspopulation. Logarithmische Darstellung (Es wurden 5-Jahres-Durchschnitte benutzt, um die Kurve zu glätten)

die meisten autosomal-rezessiven Krankheiten zu, da die überwältigende Mehrheit der abnormen Gene bei den Heterozygoten liegt, die davon solange keine Kenntnis haben, bis sie einen Partner mit dem gleichen schädlichen Gen heiraten und dann ein erkranktes Kind bekommen. Nur die kleine Zahl der zweiten oder nachfolgenden Fälle in einer Geschwisterschaft ist wahrscheinlich zu vermeiden, es sei denn, es läßt sich ein Populationsscreening der Heterozygoten durchführen. Das ist aber nur für die häufigsten Krankheiten praktikabel. Wurde es versucht (z. B. bei Hämoglobinopathien, bei den Thalassämien, dem Tay-Sachs-Syndrom), gab es Probleme mit dem Verständnis und der Akzeptanz seitens der Bevölkerung. Selbst bei einem so erfolgreichen Programm wie u. a. dem für das Tay-Sachs-Syndrom in amerikanischen jüdischen Gemeinden waren diese Probleme groß. Bei anderen Krankheiten (z. B. Sichelzellenanämie) waren sie unüberwindbar. Die letzten Entwicklungen bei der Thalassämie (s. Literatur-Hinweise zu Kap. 22) haben gezeigt, wie eng Carrier-Screening und pränatale Diagnostik gekoppelt sein können. Zuverlässige pränatale Diagnosen mittels fetaler Blutproben wurden mit erfolgreichen Carrier-Screening-Programmen, gewöhnlich in der Frühschwangerschaft, verbunden, um Risikoehepaare zu identifizieren.

Die X-chromosomalen Krankheiten scheinen auf den ersten Blick für eine Prävention in der Bevölkerung geeignet zu sein. Zweifellos sind die Heterozygotentests in einer ausgedehnten Familie eines der wertvollsten Anliegen der genetischen Beratung. Mit Befriedigung war zu beobachten, daß sich eine sichtliche Abnahme neuer Fälle der Muskeldystrophie Duchenne in der Folge einer systematischen Carrier-Untersuchung (West-Australien) nach eingehender Prüfung als Verringerung sowohl der Neumutationen als auch der familiären Fälle erwies. Weitere intensive Studien über einen längeren Zeitraum hinweg haben die

Abnahme der familiären Fälle bestätigt, während die Neumutationen ebenso häufig wie zuvor auftreten (Kakulas 1977).

Die sich später manifestierenden autosomal-dominanten Krankheiten mit nur mäßig verringerter Fertilität stellen die wichtigste Krankheitsgruppe dar, die durch genetische Beratung beeinflußt werden kann. Die Chorea Huntington ist ein bekanntes Beispiel, andere sind die polyzystische Nierenerkrankung, myotone Dystrophie und Polyposis coli. Hier ist der auf Mutation zurückgehende Anteil gering (1–2 % bei der Chorea Huntington). Infolgedessen könnte *theoretisch* die Häufigkeit der Erkrankung innerhalb einer Generation drastisch gesenkt werden, sofern Familienmitglieder mit einem hohen Risiko für die Entwicklung der Krankheit keine Nachkommen zeugen. In der Praxis ist dieses Vorgehen jedoch nicht durchführbar – die Fälle von Chorea Huntington sind so häufig wie vor 100 Jahren. In der Bevölkerung von Süd-Wales haben diese Patienten bis vor kurzem sogar eine relative Zunahme der Fertilität gezeigt (Harper et al. 1981). In Wirklichkeit spiegelt das Ausbleiben einer Abnahme der Chorea Huntington die Tatsache wider, daß sich keiner die Zeit genommen oder Mühe gemacht hat, die Ratsuchenden aufzusuchen, Hilfe wie auch Hinweise zu geben, und diesen Prozeß über einige Jahre fortzusetzen. Der Autor hat gezeigt (Harper et al. 1981), daß eine eindrucksvolle Verringerung erreicht werden kann, wenn diese einfachen, aber grundlegenden Präventivmaßnahmen gelöst werden. Weiterhin sollte erwähnt werden, daß das ohne prädiktive oder pränatale Tests (s. Kap. 11) und ohne „direktive" Beratung der Risikopersonen möglich war. Es besteht kein Grund, weshalb andere, sich spät manifestierende dominante Krankheiten nicht ähnlich verhalten sollten.

Diese Sachlage wird mit der verbesserten Behandlung einiger Krankheiten und der sich daraus ergebenden erhöhten Fortpflanzungsmöglichkeit zunehmend an Bedeutung gewinnen.

Sind die häufigeren „polygenen" Krankheiten und solche chromosomalen Aberrationen wie das Down-Syndrom beteiligt, ist die genetische Beratung für die Gesamtprävention in der Bevölkerung weniger bedeutungsvoll als es die Screeningprogramme für Probanden mit einem hohen Risiko (z. B. Mütter über 35 Jahre beim Down-Syndrom) oder für die gesamte Population (z. B. Serum-AFP für Neuralrohrdefekte) sind. Genetische Beratung muß aber mit derartigen Screeningprogrammen verbunden werden um sicherzustellen, daß die Testpersonen voll informiert sind, und um die Risiken in der Perspektive zu verringern. Ein Screeningtest, der Eltern mit einem Risiko für ein Down-Kind identifizieren würde, bleibt z. Z. noch ein Zukunftswunsch.

Wird die genetische Beratung die „genetische Bürde" vergrößern?

Beim Versuch, ohne Unterschied zu verallgemeinern, wird der Pessimist wahrscheinlich ebenso unrecht haben wie der Optimist, der hofft, „die genetischen Krankheiten auszurotten". Es ist doch ersichtlich, daß die genetische Beratung zu einer deutlichen Verringerung der Häufigkeit sowohl der Krankheit selbst als auch der Gene bei bestimmten dominant vererbten Krankheiten führen kann, sie aber in anderen Situationen nur einen geringen Effekt erzielt. Einflüsse, die die Genfrequenzen erhöhen, sind vermutlich in gleicher Weise unterschiedlich zu beurteilen.

Die erfolgreiche Behandlung einer bisher tödlich verlaufenden oder beeinträchtigenden dominanten Krankheit wird zweifellos ein rapides Ansteigen der Frequenz zur Folge haben, wenn die Fitness steigt. Dies wäre dann allerdings eher das Ergebnis der erfolgreichen Behandlung als der genetischen Beratung. Das Fehlen eines klaren Beispiels zeigt vermutlich den Mangel an medizinischem Fortschritt in der Behandlung dieser Gruppe von Krankheiten an. Der einzige „Fortschritt" bestand darin, z. B. bei solchen Krankheiten wie den Porphyrien durch Medikamenten- oder Chemikalien-Exposition lebensgefährliche Situationen heraufzubeschwören. Wenn die Behandlung einer Krankheit sich eindeutig als erfolgreich erweist, hebt sich das Problem von selbst auf.

X-chromosomale Krankheiten, bei denen eine fetale Geschlechtsbestimmung ohne eine direkte pränatale Diagnose durchgeführt wird, liefern vermutlich das Hauptbeispiel dafür, wie genetische Maßnahmen die Populationsfrequenz anheben können. Indem es den Carrier-Frauen gestattet ist, Töchter zu haben (von denen die Hälfte selber das Gen trägt), ohne Risiko für einen erkrankten Sohn, wird vermutlich eine stetige (z. Z. nicht bestimmbare) Erhöhung zu sehen sein. Eine direkte pränatale Diagnose erkrankter Kinder würde diesen Trend verringern, da induzierte Aborte der gesunden männlichen Feten vermieden werden und weniger Schwangerschaften zur Erreichung der gewünschten Familiengröße notwendig sind.

Bedeutsamere Quellen für eine Zunahme schädlicher Gene rühren von den zahlreichen polygenen Fehlbildungen her, die früher tödlich waren, deren Träger jetzt aber durch eine Behandlung (gewöhnlich chirurgisch) ein nahezu normales Leben mit ungehinderter Fertilität führen können. Kongenitale Herzkrankheiten, Pylorusstenose, Hirschsprung-Krankheit und Hydrozephalus sind hierfür Beispiele. Obgleich die Risiken für die Nachkommen solcher Personen verhältnismäßig gering sind (gewöhnlich unter 5 %), gibt es keinen Zweifel, daß beim Fehlen von Tests oder pränatalem Nachweis die Reproduktion solcher Personen einen langsamen, aber beträchtlichen Anstieg der genetischen Belastung der Population verursachen wird.

Bestrahlung und die Population

In Kapitel 24 wurden die allgemeinen, niedrigen Risiken für die zukünftigen Nachkommen strahlenexponierter Personen unterstrichen. Die Populations- und Langzeiteffekte stehen dazu im Gegensatz, sind aber schwer zu veranschaulichen, da sie räumlich und zeitlich schwer abgrenzbar sind. Selbst eine leichte Zunahme der Hintergrundstrahlung wird wahrscheinlich eine bedeutende Zunahme an Punktmutationen und Chromosomenkrankheiten verursachen, obwohl im Falle rezessiver Mutationen der vollständige Effekt für viele Generationen verborgen bleiben wird. Die Exposition einer Population von 1 Million Menschen auf ein erhöhtes Niveau von 1 Gray (Gy) pro Generation wird nach Schätzung bereits in der ersten Generation zusätzlich 2 ‰ genetische Krankheiten verursachen. Der eventuelle Gesamtbetrag einschließlich der Effekte in den nachfolgenden Generationen würde aber beträchtlich größer sein. Da diese Fälle nicht von den sich „natürlich" ergebenden Mutationen unterschieden werden können, werden sie meist übersehen. Ist ein solcher Vorfall auf eine Stadt konzentriert, wäre mit einer Katastrophe zu rechnen.

Zur Zeit kommen die meisten Keimdrüsenbestrahlungen, die über dem Background-Niveau liegen, auf das Konto von medizinisch diagnostischen Röntgenstrahlen; eine Verpflichtung für alle Ärzte, dazu beizutragen, diese Last auf ein notwendiges Minimum zu reduzieren. Der Autor ist der Auffassung, daß der hippokratische Eid gleichzeitig eine Verpflichtung ist, dafür zu sorgen, daß diese Last in der Zukunft durch zusätzliche Strahlungsquellen, wie etwa durch den Einsatz von Kernwaffen, nicht weiter erhöht werden darf.

Ehen unter erkrankten Personen

Diese Tatsache wird häufig in einigen Krankheitsgruppen, wie zum Beispiel angeborene Taubheit und Blindheit oder Zwergwuchs, beobachtet. Die genetischen Risiken für Ehepaare in bestimmten Situationen sind schon diskutiert worden. Die Sorge ist aber bezüglich der populationsgenetischen Gesamteffekte derartiger übereinstimmender Ehen berechtigt. Tatsächlich sind solche Effekte in Fällen von seltenen mendelnden Krankheiten und gewöhnlich auch für die häufigeren polygenen Krankheiten (z. B. Diabetes) zu vernachlässigen. Der allgemeine Effekt ist eine Neuverteilung erkrankter Kinder, so daß wahrscheinlich eine größere Anzahl von erkrankten Eltern geboren werden und eine kleinere von gesunden. Obgleich die genetische Beratung für diese High-Risk-Ehepaare von großer Wichtigkeit ist, wird ihre Fortpflanzung einen geringen Gesamteffekt auf die Populationsfrequenz der Krankheit oder Gene haben.

Inzucht und Auszucht

Viele Inzuchtpopulationen sind durch einen hohen Spiegel an autosomal-rezessiven Krankheiten charakterisiert. Wo dies der Fall ist, wird Auszucht die Frequenz der Krankheiten erheblich reduzieren. Eine merkliche Zunahme des Anteils von Ehen zwischen Ashkenasim-Juden und Gentiles würde daher die Inzidenz für die Tay-Sachs-Krankheit deutlich senken. Die *Genfrequenz* wäre nicht verringert, aber ein größerer Anteil der Gene würde bei den klinisch gesunden Heterozygoten vorliegen.

Umgekehrt vergrößert Zersplitterung und Isolation in Kombination mit Inzucht die Inzidenz autosomal-rezessiver Krankheiten, selbst wenn die Elternpopulation keine besonders hohe Frequenz schädlicher Gene aufweist. Wieder ist es nicht die Genfrequenz, sondern die Frequenz erkrankter Homozygoter, die erhöht ist. Ausgedehnte Inzucht über mehrere Generationen hinweg kann tatsächlich schädliche rezessive Gene durch deren fortschreitende Elimination über die Homozygoten „auszüchten“. Wie dem auch sei, dieses Vorgehen kann nicht ohne Einschränkung empfohlen werden. Die genauen Effekte auf Gen- und Phänotyphäufigkeiten sind in einer Anzahl von Büchern über Populationsgenetik sorgfältig analysiert.

Häufige Krankheiten und Merkmale

Viel von dem unangebrachten Enthusiasmus früherer Eugeniker war auf die Verminderung von Krankheiten und unerwünschten Merkmalen gerichtet, wie z. B. Kriminalität, deren genetische Komponente oftmals erheblich überschätzt wurde. Gegen die Fortpflanzung von Krankheitsgruppen wie Epileptikern und Schwachsinnigen, die eine eindeutige genetische Basis haben, wurden einschränkende Gesetzgebungen erlassen. Sie riefen zu Recht Widerstand hervor, so daß fast alle derartigen Gesetze heute aufgehoben sind. Die meisten Menschen stimmen darin überein, daß es nicht Anliegen der medizinischen Beratung ist, das allgemeine Intelligenzniveau in der Bevölkerung zu verändern. Wie die meisten normal verteilten Merkmale ist der Gesamtpopulationsspiegel überwiegend durch die Aktionen der großen Mehrheit von „normalen" Personen in der Mitte der Kurve bestimmt. Was sich zufällig bei den Extremen als Ergebnis der Fortpflanzung ereignet (sowohl bei den Plusabweichern als auch bei den Minusabweichern), ist für die genetische Struktur der Population von geringer Bedeutung, obwohl die Konsequenzen für die Eltern beträchtlich sein können.

Daher ist die Fortpflanzung zweier Personen mit unspezifischer leichter geistiger Retardierung im Hinblick auf die Risiken für die Nachkommen von großer Wichtigkeit, nicht aber in bezug auf die Bevölkerungsstruktur als Ganzes. Eine genetische Beratung in einer solchen Situation gilt im wesentlichen den Nachkommen. In der gleichen Weise sind auch „positive eugenische" Mühen von hochintelligenten Ehepaaren, das allgemeine Intelligenzniveau etwa durch hohe Familienstärke anzuheben, von geringem gesamtgenetischen Wert. Die soziale Wirksamkeit einer kleinen Zahl hochintelligenter Menschen steht dagegen zweifellos weit über deren genetischem Effekt. Nur eine weitverbreitete und fortgesetzte Zunahme der Familiengröße im oberen Bereich der Intelligenz würde hier einen signifikanten genetischen Wandel in der Population hervorbringen.

Wenn sich die genetische Beratung mit der einzelnen Familie beschäftigt, kann sie die Entscheidungen des Ehepaares beeinflussen. Das trifft dagegen selten für die Population zu. Hier sollte der Kliniker skeptisch sein und nicht glauben, daß sein Rat irgendeine populationsgenetische Wirkung haben wird, weder nützlich noch schädlich, sieht man von einigen wenigen Situationen ab. Das ist insofern von Vorteil, als es bedeutet, daß es für Arzt und Patienten selten einen ethischen Konflikt zwischen der Handlungsweise gibt, die am nützlichsten für eine Person oder eine Familie ist und der für die Gesellschaft als Ganzes.

Abschließend sollte nicht vergessen werden, daß Variabilität die Basis des Lebens und der menschlichen Evolution ist, und daß genetische Merkmale, die heute noch als schädlich angesehen werden, es nicht immer sein müssen. Der „sparsame Genotyp" des Diabetes könnte einmal für seinen Träger vorteilhaft gewesen sein und kann es sogar in einer Welt mit abnehmenden Nahrungsressourcen wieder werden. Der PKU-Genotyp, bis vor kurzem genetisch letal, ist nun fast von neutraler Wirkung, zumindest für Männer.

Die genetische Beratung wird in diesem Buch als wichtiger Teil der Gesamtführung der Patienten und Familien mit einer genetischen Krankheit angesehen. Wie eingangs betont, sollte sie ein wesentlicher Aspekt der Arbeit aller interessierten und informierten Ärzte und nicht nur das Aufgabengebiet einer Gruppe von Spezialisten sein. Das Buch sieht seinen Zweck in der Vermittlung von Kenntnissen über die Notwendigkeit, das Ausmaß, die Begrenzung, aber auch mögliche Irrtümer der genetischen Beratung.

Literatur

Dietl, H.-M., Gahse, H. und Kranhold, H.-G.: Humangenetik in der sozialistischen Gesellschaft. Philosophisch-ethische und soziale Probleme. Fischer, Jena 1977.

Göhler, W. (Hrsg.): Medizinische und gesellschaftliche Probleme der Humangenetik. Ergebn. exp. Med., Bd. 45. Verlag Volk und Gesundheit, Berlin 1985.

Harper, P. S., Walker, D. A., Tyler, A., et al.: Huntington's chorea. The basis for long term prevention. Lancet **II** (1979): 346–349.

– Tyler, A., Smith, S., et al.: Decline in the predicted incidence of Huntington's chorea associated with systematic genetic counselling and support. Lancet **II** (1981): 411–413.

Kakulas, B. A., and Hurse, P. V.: The muscular dystrophies: results of carrier detection and genetic counselling in Western Australia. Records of the Adelaide Children's Hospital 1 (1977): 232–243.

Körner, U.: Positionsbestimmung zur In-vitro Fertilisierung und zum Embryotransfer beim Menschen. Z. Klin. Med. **40** (1985): 1815-1816.

Metzke, H. und Freye, H.-A.: Humangenetische Beratung. In: Magyar, K. (Hrsg.): Prophylaxe im industriellen Ballungsgebiet Halle. Halle 1979.

Steinbicker, V., Bach, H., Freye, H.-A., Göhler, W., Witkowski, R. und Schöneich, J.: Inhalt und technisch-organisatorischer Aufbau des humangenetischen Beratungsdienstes in der DDR. Dtsch. Ges.-wesen **32** (1977): 179–181.

Sachregister

MIX
Papier aus verantwortungsvollen Quellen
Paper from responsible sources
FSC® C105338

If you have any concerns about our products,
you can contact us on
ProductSafety@springernature.com

In case Publisher is established outside the EU,
the EU authorized representative is:
Springer Nature Customer Service Center GmbH
Europaplatz 3, 69115 Heidelberg, Germany

Printed by Libri Plureos GmbH
in Hamburg, Germany